自閉症：ありのままに生きる

──未知なる心に寄り添い未知ではない心に──

著
ロイ・リチャード・グリンカー
監訳
神尾陽子　黒田美保
訳
佐藤美奈子

星 和 書 店

Seiwa Shoten Publishers

2-5 Kamitakaido 1-Chome
Suginamiku Tokyo 168-0074, Japan

Unstrange Minds
Remapping the World of Autism

by

Roy Richard Grinker

translated from English

by

Yoko Kamio

Miho Kuroda

Minako Sato

イザベルへ

> 広汎性発達障害（自閉症スペクトラム障害とも呼ばれる）は、対人的やりとりや、コミュニケーションの能力など、いくつかの発達領域に重度で広範な障害があるか、あるいは常同的な行動、興味、活動の存在を伴うことを特徴とします。――［これらの障害には］自閉性障害、レット障害、小児期崩壊性障害、アスペルガー障害、特定不能の広汎性発達障害が含まれます。――これらの障害は、人生の最初の数年間に顕著になり、しばしばある程度の精神遅滞を伴います。
>
> 『精神疾患の分類と診断の手引き（DSM‐Ⅳ‐TR）』米国精神医学会、二〇〇〇

訳注：二〇一三年にDSM‐5が刊行され、広汎性発達障害は「Autism Spectrum Disorder（ASD）：自閉スペクトラム症／自閉症スペクトラム障害」に変更された。また、レット障害は、原因遺伝子がMethyl-CpG-binding ptotein2が特定されたことでASDには含まれなくなった。それ以外の自閉性障害やアスペルガー障害といった下位診断カテゴリーは廃止され、ASDにまとめられた。

もくじ

序章

自閉症に焦点を合わせる

1

一九九四年に娘のイザベルが自閉症と診断されたとき、私はこの病気についてほとんど知りませんでしたし、この病気の人を他に誰も知りませんでした。そもそもこの病気は、出生児一万人につきわずか約三人の、まれな障害と考えられていたのです。

それから十年あまりたち、自閉症危機が訪れます。科学者は、出生児一万人につき六十人という自閉症の高い有病率を報告しました。国会議員はもちろんのこと、主要な報道機関は自閉症の診断の急増を流行（epidemic）と呼んでいます。

この流行が家庭を破壊しつつある、と言われています。

身内に自閉症の人がいて直接的に影響されているというわけではない人たちでさえ、間接的な影響を受けています。メディアの報告や、自閉症の原因として考えうるものについての憶測が、多くの親御さんたちや、これから親になろうとしている人たちを心配させるのです。ますます多くの人たちが、わが子が自閉症に罹るのではないかという心配から、子どもにとって非常に必要とされているワクチンの接種を見合わせています。ワクチン接種と自閉症との関係がはっきりと確かめられたことはこれまで一度もないにもかかわらずです。この流行は、特別なニーズのある子どもたち全員に適切な教育を提供するというわが国の能力に重い負担をかけています。そしてわが国の小児科クリニックや病院は、この障害についての情報とわが子への支援を求める親御さんたちであふれかえっています。

けれども、人々が心配するとしても無理はありません。イザベルが診断された当時、自閉症に関する情報はほとんどありませんでした。しかし現在では、自閉症は大きな見出しで報じられています。そしてその数々の物語は人々を悲痛な思いにさせるでしょう。情報は洪水となって一気に押し寄せ、それは切迫感やパニックをも引き起こすのです。

この異常な勢いは、私たちが立ち止まり、距離をおき、自閉症に対する自らの恐怖をもっとよく見つめるべきだという信号に違いない、と私は信じます。明らかに、北米やヨーロッパにおいて報告されている自閉症の有病率は、増加傾向にあります。しかし、ではこの増加を引き起こしている原因とはいったい何なのでしょうか。これは本当の流行を示しているのでしょうか。それとも統計の収集方法、あるいはこの障害を定義し診断する方法が変化したことによる副産物なのでしょうか。

私は文化人類学者、つまり文化を研究する社会学者です。したがって、たとえ病気を研究するとしても、私は調査において染色体や抗体、毒物学、ワクチン、あるいは脳の回路には着目しません。そのようなことよりも、私は文化と病気が交差する部分に関心があるのです――つまり私たちが病気を定義し分類する方法に、文化がどのように影響するか、という点です。精神医学は、私のような人間にとっては格好の主題です。なぜなら、多くの内科医や外科医が毎日目にする問題――発疹、ウィルス、腫瘍、骨折――と異なり、精神科医が治療と研究を行う病気の多くは、信じられないほどに記述が困難であり、複数の解釈が可能だからです。医学の他科と比べ、精神医学の診断は非常に主観的なのです。

例として、肺炎について考えてみましょう。この疾患の最も一般的で重度の形態は、肺炎連鎖球菌という細菌が原因で起こります。ブラジルのスラム街の住人を苦しめるものであろうと、バングラデシュの稲作農家を苦しめるものであろうと、それはまったく同じ疾患です。顕微鏡で細菌を見ることも、治療法を考案することも可能であり、その治療法はどこにおいても同じでしょう。

では次に、自閉症のような障害について考えてみましょう。顕微鏡で自閉症を見ることはできません。実験室の検査によっても発見することは不可能です。自閉症であると判断する唯一の根拠とは、その人の行動だけです。自閉症とはまさにどのようなものであり、どのように治療したらよいのかについては、単一の文化内においてさえ、ほとんど同意がありません。

したがって、ある特定の病気または障害の有病率をめぐり、混乱し始めた場合には、次のことを思い出すとよいでしょう。ほとんどの精神医学の診断は、本質的には、特定の臨床家が期間内のある時点で目にし、強調したいと思った行動に基づいて記述したり分類したりしたものにすぎず、したがって診断は、個々の臨床家の個人的、文化的偏りを反映していることさえありうる、ということです。ある患者さんについての臨床家の記述、およびそれによってその患者さんに与えられる診断は、同じ症例についての別の臨床家の記述と著しく異なっていることがあります。たとえ両方の臨床家が同じ文化に属していたとしてもです。診断の違いは、文化が異なればいっそう大きくなります。たとえば、多くの社会には自閉症を言い表す語すらなく、また別の社会では、自閉症の症状は異常とは考えられておらず、霊的なもの、あるいは神秘的なものと考えられているのです。

さらに精神医学――特に、児童精神医学――は、どれほど重要であろうとも、科学としては厳密なものではありません。新しい考え、訓練の方法、とりわけ歴史的および文化的状況の変化に応じて急速に変化しうるものなのです。精神医学のさまざまな診断が現れては消えていきます──したがって、診断率は上下します。一時的な風潮と違わないのです。たとえば、これまでに数百万人のアメリカ人がうつ病と診断されてきました。しかしほんの五十年前ならば、うつ病とされる人たちの多く、おそらく数十万人は、そうとは診断されなかったでしょう。臨床的にうつ状態にあると報告される人々の数が増加したとしても、それは過去よりも現在においてうつ病がより一般的になったということではありません。単に、うつ病に対する私たちの定義の仕方が変わったにすぎないのです。五十年前、この用語は、長期の入院を必要とする、重篤で、人を衰弱させるうつ状態を記述するためにしか用いられませんでした。同様に、自閉症の発症率が増加したのではなく、自閉症に対する私たちの定義の仕方と数え方が、過去の方法とは異なっているという論理的可能性があるのです。もちろん診断によっては、一般的によく知られるようになるものもあれば、徐々に消えていくものもあるのは事実ですが、だからといって記述される状態が真実でないということではありません。たとえイザベルが自閉症、統合失調症、または他の何かと診断されるか、あるいはまったく何の診断もされなかったとしても、彼女は、いわゆる現在において自閉症と呼ばれる症状をもっていることに変わりはないでしょう。しかしながらこれは、「流行」と呼ばれるようなものが、実際には、ある病気または疾患に対する文化の受け止め方の変化を反映していることをまさに意味しているのです。

とはいえ、診断なしで有病率が増加するということはありえませんから、どのようにして、またなぜ自閉症と診断されることが多くなったのかを問うことには意味があります。また、診断数を数えるべき科学者が存在しなくても有病率は増加しませんから、彼らがどのようにして、またなぜより多くの症例数を見出しているのかを問うことにも意味があります。最後に、もし文化が実際、自閉症に対する私たちの見方に影響を与えるとするならば、私たちの文化とは非常に異なる文化にもはたして自閉症は存在するのか、もし存在するとすれば、それについて人々はどのような行動をとるのかにも目を向ける必要があります。

これらの疑問に対する答えを探し始めたとき、私は、米国での自閉症をめぐる現在の危機は、数十年前に始まった複雑なプロセスが頂点に達したものであることに気づきました。それは、一九四三年の自閉症についての最初の記述と、第二次世界大戦後の児童精神医学の誕生に端を発します。当時、科学者たちは子どもたちの行動を理解するために、医学的知識を用い始めたところでした。このプロセスは、社会が広範囲にわたる人々を、学校、職場、地域社会へと融合させ始めたとき、急速に進展しました。そして医師たちが自閉症を診断するための一連の基準を使い始め、昔ならばまったく何の病気とも診断されることがなかったであろう人々が含まれるようになったとき、その進展のスピードは最大に達しました――ジャーナリストのマルコム・グラッドウェルによって有名になった言葉でいうところの、「ティッピング・ポイント（閾値）」に達したのです。

したがって本書では、子どもと精神障害に対する私たちの見方を変えた文化的要因を詳しく解明することにより、自閉症の有病率の上昇――および、より正確には、現在、自閉症スペクトラム障害と呼ばれる病気の範囲――について検討します。自閉症に対する私たちの見方の転換は、言い換えれば、社会におけるより大きな転換の一部です。研究分野および実践領域としての児童精神医学の発展、精神分析の衰退、擁護団体の誕生、子どもの教育問題に対する一般の人々の関心の高まり、および政策の変化（たとえば、一九九一年に通過した障害者教育法〔IDEA：Individuals with Disabilities Education Act〕のもとで、米国では自閉症が合法的な特別支援教育のコードとして認められました）などが共に、自閉症の診断と定義の仕方を変えたのです。社会として私たちは、ますます早い年齢で子どもの行動や学習能力の違いを認識し、診断、薬、および精神医学用語に対してもさほど抵抗なく受け止められるようになりました。現在、自閉症という見出しの下には、かつては他の診断名を与えられていた、あるいは正常の範囲内とさえ考えられていた多数の情緒的および認知的問題が挙げられています。そして、自閉症に対する医師の認識も高まり、より頻繁に診断が下されるようになりました。米国の公立学校は、一九九一～一九九二学年次に初めて自閉症というカテゴリーを用い始め、現在では、自閉症についてより頻繁に報告し、自閉症のある児童を支援する方法を開発するとともに、親御さんたちに適切な資源を紹介しています。疫学者による、自閉症の症例数の数え方も向上しています。

その結果、今日、私たちは、自閉症についてこれまでにないほど正確な統計を手にするようになりました。現在、自閉症という診断をもつ人の数は、歴史上のどの時代にもまして多くなっています。結局、近年になって私たちは、自閉症が大きな公衆衛生問題であることに気がついたのです。それでもまだ、これらの有病率からは、これが流行であるとは断定できないでしょう。なぜでしょうか。それは、古い有病率が不正確だったから（症例が報告されていない、または誤診されていた）、あるいは自閉症の定義が現在用いられているものとは異なっていたからです。現在よく知られている基準が米国精神医学会（ＡＰＡ：American Psychiatric Association）によって初めて標準化されたのは一九八〇年のことです。確かにそれ以前には、自閉症とは何であり、何はそうではないのかについて、臨床家と研究者のあいだで合意されていることなどほとんどありませんでした。今日では実は、自閉症というのは、一つの障害だけを指すわけではありません。かつてないほどに幅広い人々を包含する、障害のスペクトラムなのです。このような、より広義で自閉症と考えられる人たち――つまり「自閉症のスペクトラム上にある」人たち――の中には、非常に高機能であるため、昔なら単に一風変わっているとみなされただけだったかもしれない人たちもいます。有病率を比較しようとするなら、まったく同じ定義が必要です。しかし過去にさかのぼり、現在の基準にしたがって統計を集めるのは不可能ですから、比較は無理なのです。そして比較しないかぎり、どこが発症率の頂点なのかを知ることはできないのです。

「流行」というのは強力な概念です。危険を暗示し、恐怖を呼び起こします。街中に大流行する恐れがある疫病、人が呼吸する空気や口にする食物の中にある伝染性のものを連想させ、愛する人々の安全をおびやかすものです。自閉症に関して言うと、「流行」というレッテルは恐怖と不幸の両方の響きをもちます。

しかし逆説的に、学校関係者や疫学者、公衆衛生当局によって集計されたような自閉症の有病率の上昇が、悲劇の証ではなく、よいことの証だとしたらどうでしょう? 「流行」という用語の力が、新しい病気を生み出すことにではなく、それに対処してその治療法を見つけることにあるとしたらどうでしょう? かつて私たちは、人々の間にある、ある種の違いに顔を背けていましたし、また今でも多くの文化ではそれらを家庭や施設の中に隠し込むか、さもなければ風変わりであるとして中傷しています。本書で議論するのは、自閉症に関する、より新しく、より高度で、より正確な統計は、私たちがついにそのような違いを認め、正しく評価しようとしている証なのではないかということです。新たな有病率が示された結果、幸運にも、ますます多くの研究や慈善活動が行われ、家族の人たちがいかに対処に苦しんでいるか、理解を深めつつあるのです。

ちょうど三十年前であれば、私の娘のイザベルは、精神遅滞というレッテルを貼られていたかもしれませんし、この世に彼女の居場所を見つけることはほとんどできなかったでしょう。私たち家族も、どうしたらいいのかわからず途方に暮れていたでしょう。イザベルは、おそらく最低限の教育計画しかもたない入所施設に入れられ、症状はいっそう悪化していたと思います。同じ時期、自宅で暮らしていた軽度の自閉症のある子どもであれば、あざけりを受け、情け容赦なくいじめられ、特別支援教育サービスを利用する術がほとんどないまま学校では落第し、深い情緒的苦痛を負っていたことでしょう。小児科医、精神保健の専門家、言語療法士／作業療法士、および教育者は、今なお自閉症についてより一層知識を深める必要がありますが、それでもかなり理解が進み、大きな違いが表れるまでになりました。自閉症のある子どもたちは、これまでにないほど早い年齢で診断を下され、治療を受けるようになっています。そして自閉症の症状のいくつかを緩和させるための、安全で効果的な薬の使用方法が明らかになりつつあります。現在、十代になった私の娘は、一日のうち何時間かは高校の通常学級に通っています。数々の検査から、彼女が標準を上回る知能をもっていることは明らかです。彼女は学校のオーケストラでチェロを演奏するまでになったのです。

自閉症は過酷な、生涯にわたる障害です。しかし、自閉症であることにおいて、これほどよい時代はかつてありませんでした。自閉症と診断された子どもは、今までにないほど多くの福祉サービスと教育の機会に恵まれるようになりました。その結果、ダウン症候群も含め、対人的、言語的障害あるいは精神遅滞を伴う染色体異常のある子どもの親御さんたちの中には、わが子が自閉症と診断されることを望む人も現れるようになったのです。もっとも、自閉症について記した初期の執筆者たちは、この用語がまさかこれらの疾患に対して用いられるようになるとは夢にも思っていなかったでしょう。それでも、ひょっとしたらこれはさほど驚くべきことではないのかもしれません。というのも、自閉症に付されていたスティグマは、かつてと比べればずいぶんと減ったからです。

イザベルが初めて診断を受けたのは一九九四年四月、彼女が二歳半のときでした。自閉症のある人たちをとりまく状況が変わり始めたばかりの頃です。四月のワシントンＤＣは美しく、桜の花は満開で、世界にはいくつかよいニュースもありました。インドでは最下層である不可触民の人たち、すなわち階級から追いやられた人たちが市中に姿を現し、よりよい職業と賃金を求めて抗議しました。韓国はシベリアから逃亡してきた百人の北朝鮮の人々をちょうど受け入れたところでした。当時、韓国の人たちは、北朝鮮の人たちの様子をほとんど知りませんでした。さらに南アフリカでは、F・W・デクラーク大統領が選挙でネルソン・マンデラ氏の勝利を認め、黒人の人たちに彼らの当然の権利である政治的権利と議員団を与えることが認められました。そして私が住む、世界の片隅、ワシントンDCの郊外では、ますます多くの特別なニーズのある子どもたちが、通常学級に組み入れられるようになっていました。彼らは意欲を駆り立てられ、かつてはほとんどの教育者たちがそこまでやれるとは考えなかったほど、学業的に成功しつつあったのです。

インド、韓国、南アフリカにおける変化は、かつては表に現れていなかったものを目に見えるようにしました。自閉症もまた、より目に見えるようになり、しかも予想されていなかった場において、表に現れるようになっています。

二〇〇五年の冬、ヒマラヤ山脈の麓にあるナイニタル出身の若い母親、マムタは、家族の反対を押し切り、三歳になる息子のオージュを列車で七時間かけてニューデリーまで連れていきました。ナイニタルの医師が誰も、彼女の言うことを信じなかったとしても、彼女はオージャが自閉症であると確信していました。たとえそれが、夫や義理の両親を何カ月間も故郷の山村に残していくことを意味し、友人や近所の人たちの多くからは突飛と思われるような行動だったとしても、彼女はオージュとのやりとりの仕方を学び、彼の学習を助けようと思ったのです。侮辱は覚悟の上でした。デリーに到着して数日以内に、息子は自閉症と診断され、彼女は適切な治療計画を得たのです。

南アフリカのクワズル - ナタルでは、スザンナ・クマロとゴールデン・クマロは、彼らの六歳の息子、ビッグ・ボーイのことをどうしたらいいのかわかりませんでした。彼は話すことをやめてしまい、名前を呼ばれても返事をせず、両手を奇妙に動かし、アイコンタクトを一切避けていました。スザンナとゴールデンの両親と言い争いました。彼の両親は、ビッグ・ボーイをニャンガ、つまり呪術医のところへ行かせるべきだ、と強く主張したのです。しかしスザンナとゴールデンは、呪術医がやりそうなことを考えると恐ろしくなりました。呪術医は、おそらく祖先に捧げるための生贄のヤギを並べ、ビッグ・ボーイに嘔吐剤を与えて嘔吐させ、彼の身体の中の邪悪さを追い払うために、下剤を飲ませるだろうと思われました。しかし結局、スザンナとゴールデンも慣習に逆らうことはできず、ビッグ・ボーイを呪術医のところへ連れていきました。彼らが呪術医の村で三日間を過ごしたあと、呪術医はとうとうビッグ・ボーイに診断を下しました。「自閉症」と、その呪術医は言いました。それは呪術医の口からよもや聞かれるとは誰も予想していなかった言葉でした。スザンナとゴールデンは、今では自閉症について多くのことを知っています。スザンナは私に、南アフリカでは一六六人に一人の子どもが自閉症である、と言いました。彼女は、いったいその数値をどこから引用してきたのか答えられませんでしたが――私はアフリカでは疫学的調査が行われたことがないことを知っていました――それを探すと約束しました。翌日、ビッグ・ボーイの学校の駐車場で会ったとき、彼女は私に、「あれはニュージャージー州のブリック郡での数値です！」と大きな声で言いました。

リマの近郊では、一九七五年、リリー・メイヨーというペルー人の若い教師が、教会病院を訪れました。そこには自閉症のある子どもや大人たちが監禁されていました。大人用の収容所には、「注意、かみつきます」と書かれた標識が神父たちによってぶら下げられていました。村人も神父も、ここの子どもたちは悪魔にとりつかれたか、さもなければ子どもの親が犯した罪のために罰せられているかのどちらかに違いないと信じていました。リリーは州立病院の庭で、自分の身体をかんだか、あるいは頭を激しく打ちつけた罰として、全裸の少年たちが柱につながれているのを目にしました。リリーは、リマのアン・サリバン・センターで当時のことを振り返ります。アン・サリバン・センターは、彼女が管理する自閉症の治療教育施設です。彼女のアシスタントである三十二歳の自閉症のある男性が、彼女の署名が必要な書類をもってきます。彼女が自閉症に出会ってからちょうど三十年後の二〇〇五年、リリーは、ペルーのいくつかの大企業との間で交わす、自閉症の成人した若者たちを雇用するための合意文書を書いているのです。彼らはコミュニティの一部となっていく人たちです。わずか三十年間でこれほどまで大きく変わってしまうとは、メイヨーには信じがたく思われます。「あの古い詩句のようです」と彼女は言います。「過去とは外国のようなものである。行動の仕方が異なっているのだ」

まるで最近出会う人のほとんどが、自閉症について何かしら知っているかのように思われます。自閉症は、主要な新聞や雑誌の第一面で取り上げられ、朝のトーク番組やベストセラーになるような本の中でも話題にされていますし、著名人が注目を集めながら率先して基金を募る姿勢を見せています。自閉症は、一九四三年に児童精神科医レオ・カナーによって初めて名前をつけられたときにはまれな病気であり、米国では出生児一万人につき三人未満しか発症しないと考えられていました。現在の推定は、一万人に三十症例（三百人に約一人）という少ないものから、一万人に六十三人（一五八人に約一人）というものまで幅があります。三百人に一人という、より低い推定値から考えても、自閉症はまれな障害ではなく、子どものがんや糖尿病、二分脊椎症、ダウン症よりも多いことがわかります。米国教育省が示した数値は、九学年次間（一九九二〜一九九三学年次から二〇〇〇〜二〇〇一学年次）の自閉症の診断数が全国で五四四％増加したことを示しています。なかには驚くべき増加を示した州もあります（たとえば、アラバマ州では千、アーカンソー州、ケンタッキー州では二〇〇〇％の増加）。ウィスコンシン州の教育局は、一九九二〜一九九三学年次に公立学校の児童で新しく自閉症と診断されたのは十八症例だったのに対し、二〇〇〇〜二〇〇一学年次には新たに一八二三症例が自閉症と分類されたと報告しました。自閉症の主要な擁護団体である米国自閉症協会は、現在百五十万人のアメリカ人が何らかの自閉症に罹患していると推定し、二〇一四年にはその数が四百万人に達するだろうと予告しています。

多くの国々、とりわけ米国、カナダ、英国の国家、州、地方の担当行政機関では、自閉症に要する公衆衛生上の重い負担に対応するための取り組みがなされてきました。特別支援教育プログラムが拡張されつつあり、米国では、国立衛生研究所から自閉症研究に新たな資金が投入され、何百万ドルもの寄付金が親の擁護団体や私立学校、研究団体へ寄せられています。神経科学あるいは遺伝子学といった関係領域にたずさわっていながら、以前は自閉症に一度も関心をもたなかった科学者たちでさえ、徐々にその数を増しつつある自閉症研究者の列に加わりつつあります。二〇〇三年から二〇〇四年にかけて、自閉症研究を主導する民間財団である自閉症研究全国同盟への補助金の申請数は二倍になりました。世界中の遠隔地の人たちが、インターネットを通じてこの流行について新しい情報を得ています。メディアは自閉症の症例の「爆発的な増加数」を引用して、「隠れた流行」「なぞの大発生」といったフレーズでひっきりなしに自閉症について言及しています。そしてワクチン接種、水銀中毒、あるいはその他の環境への曝露（本書では、この点について詳しくは取り上げません）が、自閉症の症例数増加の一因となっているのではないかという懸念を誘発しています。

しかし、はたして自閉症は本当に増加しているのでしょうか。それとも単に頻繁に目にされるようになってきているだけなのでしょうか。診断数の増加についての説明は数多くありますが、そのいずれもが正しいとは証明されていません。「増加」は、より積極的な疫学的方法が用いられるようになったことによるもので、この方法によって研究者は正しい症例数をより容易に把握できるようになったのだろう、と考える科学者もいます。そのほか、ここ二十年にわたって診断基準が拡大され、より多くの症状が含まれるようになったことで、医師や心理学者がクライアントを自閉症の枠組みに当てはめやすくなったのだと考える科学者もいます。さらに、自閉症の症例が増加し始めたのは、一九三〇年代から一九四〇年代にかけて、チメロサールと呼ばれる水銀含有の防腐剤が多くの一般的な子ども用ワクチンに添加された時期であると考える科学者もいます――ただし、ほとんどの科学者はそのように考えてはいません（チメロサールは、現在ではもうワクチンには使われていません）。［訳注：研究により自閉症へのチメロサールの影響は否定されています］

しかしながら、それ一つで増加を説明できる単独の要因はないように思われます。また、いかなるものであれ、単独の要因を原因として鵜呑みにしないほうがいいでしょう。たとえば、科学者が以前よりもより正確に症例数を把握するようになってきていると認めるなら、どのようにして、またなぜ、彼らはそうできるようになったのか、ということについても調査するべきでしょう。有病率の増加は新しい診断基準に起因するものだと認めるのなら、ではどのように、またなぜ新しい基準が、私たちの歴史のこの時代に現れたのでしょうか。自閉症に対する認識がかつてないほど高まっていると信じるなら、なぜこのようなことになったのでしょうか。自閉症は、それまでもっぱら恐ろしい疾患と信じられてきたのが、いったいいつの時点で「流行」へと転換したのでしょうか？

自閉症の原因と性質をめぐる、あらゆる意見の食い違いと議論の真っ只中にあって、自閉症というのは簡単な定義に収まりきらない、非常に多様な症候群であるということについては、ほとんどの専門家が同意するでしょう。多くの症状があり、その布置は人それぞれ異なります。しかもこれらの症状のほとんどは、子ども時代を経て大人になってからも、その種類や程度が変化します。また、自閉症と診断された人たちの中でも、症状の度合いは人によって非常に大きな違いがあります。現在の「自閉症」というのは、実際には自閉症ス゛ペ゛ク゛ト゛ラ゛ム゛なのです。そのスペクトラムは、言葉を話さない、重度の精神遅滞を伴う自閉症の人たちと、超優秀頭脳をもちながらも対人的に不器用な数学者や物理学者との、両方を含んでしまえるほど幅広いものです。自閉症のさまざまな現れ方（たとえば、広汎性発達障害、アスペルガー障害、および自閉性障害）を「自閉症スペクトラム障害」、すなわちＡＳＤ（autism spedtrum disorder）と言及する人が多いのもそのためです。実際、すでに自閉症の研究者たちは、単一の「自閉症」といったものがあるのではなく、むしろ多くの「自閉症」、おそらくさまざまな症状によってだけでなく、多くの関連遺伝子によっても定義される、多くの別々の障害が存在するだろう、と示唆し始めています。

また、自閉症スペクトラム障害に関する知識のほぼすべてが、北米と英国における調査に基づくものであり、世界の他の地域における自閉症についてはほんのわずかしか知られていないということについても、ほとんどの専門家が同意するでしょう。しかしながら私たちには、自閉症が脳の障害であり、いかなる文化のいかなる人も自閉症に罹る可能性があるということがわかっています。また中国やインドのように、これまで医学的診断として自閉症というカテゴリーをほとんど使用してこなかった巨大国家が、現在ではより頻繁にこのカテゴリーを使用し始め、自国の症例数を数えるようになってきていることもわかっています。

他の国々においては、自閉症についての情報不足が、見逃すことのできない知識の欠落となっています。複数の国々における病気の調査がどれほど重要なものとなりうるかは明らかです。たとえば、一九七〇年代に行われた統合失調症に関する世界保健機構（ＷＨＯ）の研究は、たとえ統合失調症の発症頻度が世界中どこでも同様であるとしても、発展途上国の統合失調症の人たちのほうが、産業国における統合失調症の人たちと比べて、徐々に機能が改善していくことを明らかにしました。発展途上国の人たちのほうが治療も薬もさほど必要なく、外傷的、精神病的なエピソードを起こすことも少なかったのです。ある特定の文化状況が、自閉症のある人たちが自らの学習能力やコミュニケーション能力、および社会・経済生活に参加する能力を向上させるのに役立つかどうかを知るために、現在私たちは、世界中の自閉症についてこれと似た情報を必要としているのです。

本書は、自閉症に対する私たちの見方に文化がどのように影響するかについて述べています。本書は、自閉症を世界的規模の現象としてとらえます。また、生物学的障害としてだけでなく、特定の時代と場所において特に意味をもつようになった症状の集合体としても、自閉症を考えます。本書の第I部では、まず自閉症が米国において広く診断される障害となるまでの複雑な過程について記述し、最後に自閉症の変わりゆく有病率を分析します。そして第II部では、さまざまな国々（なかでも特に、南アフリカ、インド、韓国）に触れ、米国以外の世界の国々においても自閉症が以前より顕在化しているかどうかを明らかにします。と同時に、障害についての文化を越えた調査が、自閉症をめぐる私たち自身の経験と解釈に関していったい何を教えてくれるのかを理解したいと思います。

ここ数年にわたり私は、コンゴ共和国、南アフリカ、インド、韓国、および米国で、自閉症のあるお子さんや大人たちに会ってきました。これらの地域のいずれにおいても、自閉症は一見したところ同じように見えます。韓国の田舎の村、マンハッタン、あるいはニューデリーのいずれにおいても、自閉症は通常、ちょうど子どもの二歳の誕生日を過ぎた頃から、重度の言語の遅れ、他者との関係における問題、および反復的あるいは常同的な行動の中核症状を伴って現れます。こうした症状は生涯にわたって変化します。なかには徐々に消えていく症状もあれば、新たに現れるものもあります。しかし、同じ症状が、文化を越えて、さらには私たちが遠い過去の自閉症について知っていることに基づけば、時代をも越えて、認められるのです。

しかしながら、すべての障害と同様、自閉症も文化と無関係に存在しているわけではありません。それは、何かを異常なものあるいは悪いものとしてみなす文化であり、それに名前をつけ、それについて何らかの行動をとる文化です。そしていずれの文化も、病気に対してそれぞれ異なった反応をするのです。たとえば私は実際、南アフリカでエフェ・ピグミー族について研究したときに、重度の、あるいは難治の病気の人が一人で医者のもとへ行くことはまれであり、その家族全員が行くことに気づきました。個人の内部にある病気というのは、その家族にまつわる、より大きな、根本的な問題の表れであると彼らは信じているのです。したがって、病気の当人と、その親族の両方を治療することが重要なのです。また、もっと早くこのことを知っておくべきだったのですが、細菌感染の治療のために、私がある人に薬を二十八錠（一日に四錠を一週間分）与えると、その人はそれを二十八人の親戚それぞれに一錠ずつ分け与えようとしました。そしてまた、私のいた村からさほど遠くないところの少年が、話をすることも、アイコンタクトもしようとせずに発作を起こし始めたとき、彼の両親は一家の祖先が彼を攻撃したのだと考えました。両親は少年に薬草を与え、彼を遠く離れた、彼が血縁者と接触することは一切なさそうなところへ送り出したのです。

韓国の都会では、自閉症のスペクトラム上にある子どもを精神科医が反応性愛着障害（RAD：Reactive Attachment Disorder）と診断することがよくあります。RADは、ネグレクトと関連づけて考えられることの多い精神疾患なのですが、二つの障害のうち、どちらかというとRADのほうが文化的に受け入れやすいからです。韓国では、RADか自閉症かの診断は、かなり早い年齢で下されます。二歳の誕生日前ということが結構あるのです。それに対して、南アフリカなどの他の国々では、六歳ぐらいで子どもが小学校に入学する際に診断される傾向にあります。自閉症またはRADの韓国の子どもたちは、早期に診断を受け、医学的には世界的に発達した社会に暮らしているにもかかわらず、障害に対する医学的な治療をめったに受けることがありません。一方、南アフリカの人たちは――貧しい、田舎の人たちでさえ――いくつかの異なる治療法を見つけ出して利用します。

各国内においてもさまざまな違いがあります。大都市とはまったく対照的に、私が訪れた韓国の田舎の村では、自閉症のほうがRADよりも一般的な診断です。しかも、自閉症のある子どものことは誰もが知っています。彼らは地域生活によく溶け込んでいることが多く、かなりの程度までありのままに受け入れられています。しかしながら、人口千百万人を超える大都会であるソウルでは、自閉症のある子どもたちは近所から隠され、親戚の人たちと会うこともめったにありません。障害児がいることに関連する異常なまでのスティグマが、その大きな理由です。南アフリカでは、白人が西洋医学的な治療だけを求める傾向があるのに対し、ズールー族やコーサ族の人たちは、対照的に、西洋医学、伝統医学、癒しの儀式を含め、さまざまな治療体系を利用します。米国では、白人の子どもたちのほうが黒人の子どもたちと比べて、早い年齢で診断が下されます（平均して白人の子どもたちが六・三歳であるのに対し、黒人の子どもたちは七・九歳です）。

この種の多様性についての調査は、私が専攻する文化人類学が専門とするところです。文化人類学というのは、文化と生物学の間の複雑な関係を調査することが多い学問です。文化人類学者であるマーシャル・サーリンズは、かつて文化と生物学の間の関係を芸術家とその表現媒体との関係になぞらえました。ミケランジェロと、手を加える前の大理石の平板というようにです。石にはその自然の特性による制約があります。そのため人が石に対してできることはさほど多くありません。しかしそもそも、大理石に決めるのは——すべての石の中から一片の石を選ぶのは——文化です。そして誰かがそれを見て、その未来を想像するまで何の意味ももたなかったその石が、ローマの円柱になるのか、それともダビデ像になるかを決めるのも文化なのです。この考えを医学の文脈に置き換えると、病気は生物学的なことかもしれませんが、決して単に生物学的なことだけではないのです。

皮肉なことに、自閉症を理解する過程自体は文化人類学者がしていることとよく似ています。自閉症のある人たちの心は、ときとして外国の文化と同じくらい理解しがたいことがあります。文化人類学者たちは、他の文化の慣習について日々教えていますが、その中には大学生たちが非合理的だ、あるいは恐ろしいとさえ感じるものがたくさんあります。私たちの目標は、未知のものに慣れ親しむことです。実際、過ぎていく日々のなか、自閉症の擁護者、親御さん、研究者たちによって人間の行動の複雑さが明らかにされるにつれ、自閉症はさほど風変わりでなく、「未知ではない（unstrange）」ように感じられてくるのです。「未知ではない」というのは、詩人のE・E・カミングスが、画一化の奴隷となった社会を強烈に非難する、無題の詩の中で作り出した言葉です。

しかしその一方で、文化人類学者は、よく知っていることを未知のものとするために、私たちに自国をじっくりと見つめさせ、自分たちの文化を新しい光のもとでとらえさせようともします。実際にそうしてみると、科学者もまたさまざまな文化に属しており、彼らの研究というのは、往々にして時代と場の産物であることが明らかになります。これから説明していくように、自閉症の発見というのは、新しい真実の発見ではなく、むしろ一群の認知的、対人的違いを探究する新たな手段でした。自閉症は、少なくとも数百年の間に、人々の間に広まったように思われます。にもかかわらずごく最近まで、そのための明確なカテゴリーをつくろうと考えた人は一人もいませんでした。それは私たちの文化――社会的、教育的、医学的システム――に、まだそのための準備ができていなかったからです。

自閉症は、一九四〇年代に米国で初めて定義され、記述されました。しかし米国精神医学会がその診断のバイブルである *Diagnostic and Statistical Manual of Mental Disorders*（DSM-III、一九八〇）（精神疾患の分類と診断の手引き 第三版）の中で正式に名称を与え、分類し、子どもの精神病とは別のものと考えるようになるまでには、それからさらに四十年近い歳月がかかったのです。その後、フランスの精神医学界が自閉症は統合失調症の一種ではなく発達障害である、と二〇〇四年十一月に正式に表明するには、さらに二十四年がかかりました。ただしこれは親御さんたちがそう要求したからというだけであり、フランスの精神科医たちが実際に何か新しいことを学んだからではありません。文化が私たちの科学を変えたほどには、科学は私たちの文化を変えなかったのです。

ほんの十年前まで、マムタも、ゴールデンも、そしてスザンナも、「自閉症」という言葉を一度も聞いたことがありませんでした。ズールーランドでゴールデンの両親が相談した地元の癒しの専門家も、一度もその言葉を聞いたことがありませんでした。現在では、かつてなかったほど自閉症に対する認識が高まっています。インターネットが重要な働きをしたのです。スザンナが、一六六人に一人という数にたどりついたのも、インターネットを通してでした。彼女が、政府のサービスを求めて闘い、ビッグ・ボーイにできるかぎり最善の教育環境を見つけてあげようとして自閉症についての十分な知識を身につけたのも、インターネットを介してだったのです。

ちょうど自閉症と診断されたばかりのお子さんをもつ親御さんたちを、私は羨ましく思います。一九九四年にイザベルが初めて診断を受けたとき、私たちの地元の公立学校制度は、彼女をまるで他の惑星から来た存在であるかのようにみなしました。自閉症はほとんどの人たちにとって聞き慣れない言葉だったのです。「つまり、『レインマン』のダスティン・ホフマンのようだ、ということでしょうか?」「彼女は〝芸術家肌〟〔訳注：artistic（芸術的）は autistic（自閉症）と一字違い〕であるとおっしゃるのですか?」。よくそう尋ねられたものでした。一九九四年には、新聞や雑誌で自閉症の話が取り上げられることはまれでした。話題にされたとしても、たいてい「サヴァン」［訳注：他の領域に比べて突出した才能をもつ人を指す。本来はフランス語で「賢者」を意味する］のような本当に普通でない人でした――アイザック・ニュートンの数学の計算の一つに間違いがあることを指摘した人や、たくさんのシェイクスピアの戯曲を暗唱できる人といったような、奇跡的な才能をもつ自閉症の人たちだったのです。

自閉症のある人は、もはや奇妙な人ではありません。都会から離れたアパラチア山脈のある地域で、私は、自閉症の子どもたちの貧しい親御さんたちに会いました。高校に通ったことが一度もなく、読み書きがほとんどできず、インターネットへのアクセスなど、明らかに不可能な人たちです。ところが彼らは全員、「チメロサール」という言葉を知っていました。これはかつて、いくつかのワクチンに含まれていた水銀含有の防腐剤です。彼らはこの言葉を、彼らが出席した支援団体の親御さんたちから聞きました。その人たちは、ワクチンと自閉症に関するウェブサイトを何十ページにもわたってプリントアウトしていたのです。

わが子がちょうど自閉症と診断されたばかりの親御さんは、自閉症に関する何十冊という本を見つけることができるでしょう。それらの多くは、この五年間に出版されたものです。これらの本は、他の国々でも入手できるようになっており、ブルーノ・ベッテルハイムの一九六七年の著書 *The Empty Fortress*（邦訳『自閉症・うつろな砦』みすず書房）に、ゆっくりと、しかし着実に取って替わりつつあります。自閉症のための用語をこれまで一度ももたなかった社会が、それを表す言葉をつくりつつあります。そして、世界中の親御さんたちが自閉症協会を設立しています。

イザベルが、もし十年遅く生まれていたとしたら、妻も私もこれほど孤独に感じることはなかったでしょうし、彼女の学校の先生や職員の人たちも、彼女にどのように話しかけ、他の生徒たちが彼女とやりとりできるようにどのように助けたらいいのか、また彼女にどのように教えたらいいのか、わかっていたことでしょう。私たちの地元の小学校に配属された郡の心理学者は経験豊富な人でしたが、イザベルによく似た子どもはそれまで一度も見たことがないと言いました。つまり、最初にちらっと見たときには普通に見える――彼はイザベルが「とても知的に見える」と言いました――けれども、コミュニケーションを図る能力も、またその願望もほとんどなく、人から言われることは何でもそれをまねし、ビデオの単語やセリフを繰り返し、アイコンタクトをほとんど、あるいはまったくしないような子どもです。

いったいどうしてこのようなことが起こりうるのでしょうか？　実は、通常学級の学校心理学者としての仕事の中で彼は、自閉症という診断をもつ子どもにそれまで二、三人しか出会ったことがなかったのです。一九九三年にメリーランド州は、州の公立学校が一九九二～一九九三学年次に特別支援教育サービスを提供した自閉症のある子ども（六歳から二十一歳まで）はわずか二十八人だけだった、と米国教育省に伝えました。そのほかの州ではもっと多かったのですが――カリフォルニア州では一六〇五人、ジョージア州では二六二人、フロリダ州では五八二人、ニュージャージー州では四四六人――人口密度の高い州の中でも、わずか二十二例のオハイオ州のように、もっとずっと低い数字を示した州もありました。イザベルが診断されたとき、メリーランド州の公立学校は、幼稚園からコミュニティカレッジおよび大学レベルで一九九三〜一九九四学年次に在籍した二十二歳未満の自閉症の学生は三百人しかいなかった、と主張しました（少人数ですが、それでも前年と比べるとかなりの増加です）。

途方に暮れていたのは、イザベルの小学校の校長先生も同じでした。この校長先生はすでに二十年間勤務しており、自分の学校で教育を受ける毎年の障害児の数を報告する責任がありました。最も制限が少ない環境で、すべての子どもが自由で適切な教育を提供されることを保障する連邦法である、一九九一年の障害者教育法のもとでは、公立学校の障害児は「重複障害」もしくは「外傷性脳障害」といったコードを与えられることになっています。そうしてそれぞれのカテゴリーに入る子どもたちの数は、米国教育省に報告する必要があるのです。しかしその校長先生は、自閉症コードは新しいので、自分はそれについてよく知らないし、精神遅滞の子どもにしか用いていない、と言いました。彼女によれば、「精神遅滞という呼び名を親御さんたちが好まないから」ということでした。イザベルは、精神遅滞があると言われたことは一度もありませんでした。そのため校長先生は、「自閉症」という診断に混乱してしまったのです。

のちに、本書を執筆中にようやく私も気づいたのですが、「精神遅滞」という言い方は非常に軽蔑的な表現になっており、自閉症という診断は、以前に精神遅滞と分類されたお子さんをもつ親御さんたちにとっては、大きな希望を与えるものとなっているのです。私がお会いした親御さんたちの多くは、自閉症とは、心の檻に「正常な」人が閉じ込められている（ベッテルハイムの「砦」という表現に倣う）ことを意味し、正しい治療または薬物療法を受ければわが子の真の自己が表に現れてくるだろう、と確信していました。

イザベルが自閉症と診断されたのは、ちょうど自閉症という診断が急増し始めた頃でした。メリーランド州の公立学校システムにおいて、自閉症というコードをつけられた子ども（三歳から二十二歳まで）は、二〇〇三年までに四〇八四人を超え、一八三人に一人の割合になるだろうと予想されました。

診断名によって、実際、私たちの人を見る目が影響されることは確かです。一九五〇年代から一九六〇年代には実際そうなっていたと思いますが、もし仮にイザベルが統合失調症と診断されたならば、心理学者はすぐに彼女が入居可能な精神科収容施設を紹介したか、さもなければ精神的に障害がある子どもたちのためのクラスまたは学校に彼女を入れたはずです。もし彼女が精神遅滞があると診断されていたら、非常に多くの自閉症の人たちが過去そして現在においてもそうであるように、心理学者は、認知的に障害がある子どもたちのためのさまざまなクラスのうち、どこにでも彼女を入れることができたでしょう。というのも、精神遅滞は非常に一般的に見られることだからです（米国の人口の一％にのぼります）。私たちの州全体のわずか二、三百人の自閉症と診断された子どもたちのうちのたった一人の子どもに対し、私たちの学校はいったいどのような対応ができたというのでしょうか？

ここでのキーワードは、「ラベリング」です。なぜなら、自閉症のある人が三百例を少し超えるとメリーランド州が報告した当時、実際に自閉症のある人がこの州で何千人といたことは確かだからです。もちろん、なかには私立の特別支援学校に在籍していた人もいたでしょうが、政府の援助を受けていたならその人たちも数に入っていたはずです。では、自閉症のある子どもたちはいったいどこにいたのでしょうか？　彼らのほとんどは学校に通っていた、というのがその答えです。つまり「自閉症」と分類されていなかっただけのことなのです。

「自閉症」というカテゴリーは、公的サービスとしての特別支援教育を受けた子どもたちの年一回の「児童数調査」用に、米国教育省のカテゴリーとして、一九九一〜一九九二学年次に限定して――しかもこの期間内においても、オプションとしてのみ――導入されました。したがって、それ以前、自閉症のある子どもたちは別の名称で呼ばれていました。自閉症、あるいはかつて自閉症の人たちに与えられていた、その他の一般的であいまいな診断、たとえば「非特異的発達遅滞」「脳機能不全」「脳機能不全を伴う強迫性障害」「けいれん性疾患」または何であれこれらの用語の組み合わせたものをもち、入学した子どもたちは、しばしば「精神遅滞」あるいは「重複障害」というコードを与えられたのです。というのも当時、学校制度で利用できたのは、これらのコードだったからです。現在では、もっとよくわかっています。自閉症にはしばしば精神遅滞――軽度、中等度、重度――が伴います。しかし、精神遅滞というのは主として知能指数によって定義されるもので、自閉症に特徴的な、コミュニケーションや対人的やりとりにおける障害がまったくなしに、多数のさまざまな障害に現れることもありうるのです。

現在でも、学校が連邦政府への報告の中で用いるコードはまだほんのわずかしかありません。それらの中には、学習障害、発話／言語障害、重複障害、精神遅滞、自閉症、および外傷性脳損傷が含まれます。注意欠如・多動性障害（ＡＤＨＤ：Attention Deficit Hyperactivity Disorder）は、アメリカで最も一般的な児童精神医学的診断の一つですが、この障害にはコードさえ与えられていません。ＡＤＨＤ、脳性まひ、筋ジストロフィー、およびエイズの子どもたちは、どの子どもにも同じコードが与えられます。「その他の健康障害（ＯＨＩ：Other Health Impaired）」です。

当然のことながら、自閉症というコードが加えられたとたん、自閉症であるとされる生徒数は急激に増加しました。自閉症がコードシステムに加えられた一年後の一九九二～一九九三学年次の米国教育省の統計は、自閉症の症例が全国的に二三％増加したことを示しました。新しいカテゴリーが導入された当初は、割合の増加がいかにも劇的に見えることがあります。たとえば、オハイオ州では一年間に二十二例から六十六例へと一気に増加したとします。オハイオ州の人口は千二百万人です。とすると、これは有意な増加のようには見えないかもしれません。しかし別の言い方をすれば三倍の増加であり、それは人を不安にさせます。

対照的に、自閉症コードが導入された同じ年に、教育省は報告カテゴリーとして「外傷性脳損傷」もつけ加えました。二〇〇〇年までに「外傷性脳損傷」の子どもたちの数は、五〇〇〇％を超える増加を示したのです。これは数年という期間に、全国的に外傷性脳損傷が実際に五〇〇〇％増加したということではありません。新しいカテゴリーが加えられたことで、外傷性脳損傷の症例を報告する道が開かれたというだけのことなのです。同様に、自閉症のための新しいコードにより、自閉症の症例報告が可能になりました。そしてこれはまた、自閉症のある子どもたちが適切な支援を受け始めることを可能にしたのです。

イザベルは、幼稚園児として初めて学校制度に加わったとき、通常学級に入れてもらうことができませんでした。彼女はじっと座っていることも、先生や他の園児たちとコミュニケーションを図ることもできませんでした。彼女は単に、注意散漫すぎたのです。心理学者は、情緒障害がありながらも正常な知能をもつ子どもたちのクラスへの配属も検討しましたが、そうすると彼女のクラスメートはほとんどが、注意力と攻撃性の問題のある男の子たち――好ましくない対人的モデル――となってしまうことから、その考えを退けました。私たちの精神科医も同じ意見でした。自閉症のある子どもたちは、対人的に適切な方法でやりとりをする子どもたちの周りにいる必要があると、彼は確信をもって論じました。そのため、代わりに学校心理学者は、脳性まひや多数の染色体異常といった、重複障害のある子どもたちのクラスにイザベルが入ることを勧めたのです。

学校側が考えるよりもイザベルは知能が高く、教育が可能である、と私たちは確信していました。そのため私たちは、アイビーマウントと呼ばれる、精神遅滞や自閉症、およびその他の重度の障害のある子どもたちのための地元の私立学校を検討することにしました。その学校なら、彼女をまさしく適切な環境に置いてもらえるのではないかと願ったのです。しかしアイビーマウントの担当者は、イザベルがその学校に入るには高機能すぎることから、ワシントン・ラブ・スクールという学校への入学を検討してみてはどうか、と言いました。そこは、聡明な頭脳をもちながらも学習障害がある子どものたちのための学校でした。そしてラブ・スクールを訪れたとき、私たちは「お宅のお嬢さんは極めて深刻な障害をおもちです。アイビーマウントを検討されたほうがよろしいでしょう」と言われたのです。

イザベルが精神遅滞であったなら、公立にしろ私立にしろ、彼女にはもっとたくさんの選択肢があったでしょう。彼女の自閉症がもっと軽度であったなら、彼女は公立学校制度の中で通常学級に入れてもらえたでしょうし、特別な子どもたちのための私立学校への入学も考えられたでしょう。しかし、自閉症のある多くの子どもたちと同様、彼女もどっちつかずの状態にありました。そして誰も、彼女のことをどうしたらいいのかわからなかったのです。ワシントンDCおよびその近郊には、彼女にふさわしい私立学校は一つもありませんでした。

新たに診断を受けたお子さんをおもちの方の中には、こうした私立学校のことで同様の経験をした方がいらっしゃるかもしれません。しかし現在では、米国の全土にわたって多くの、より優良な公的な場が設けられており、利用することができます。多くの郡の通常学級では、アパラチア山脈のような米国の最も田舎の地域であっても、軽度の自閉症のある子どもたち専用のクラスが存在します。

親御さんたちは、自閉症のあるわが子のために適切な場所を見つけようと今も奮闘しています。彼らは学校制度と闘い、さらに弁護士を雇って告訴すら行います。しかし「流行」というのは、新たにそう診断された子どもがもはや不可解な存在ではない、ということを意味します。そしてたとえ一、二年の経験しかない心理学者でも、イザベルのような子どもを一度も診たことがないという人は、現在は一人もいないでしょう。流行が存在する、という考えを私たちが信じようとするかどうかにかかわらず、明らかなことが一つあります。自閉症はかつてないほどによく知られ、表に現れてきたということです。そしてこれはワシントンＤＣの郊外であろうと、ソウル、ケープタウン、あるいは北インドの山岳地帯であろうと、当てはまることなのです。

第 I 部

第Ⅰ章

三百人に一人

ときどき、夜、イザベルは、なかなか寝つけないことがあります。私が彼女の寝室の椅子に座っていてあげるといいようです。部屋の向こう側から彼女を見ると、私には二人の異なるイザベルが見えてきます。目を覚ましているときのイザベル——たいていは多動で孤立していま す——と、眠っているイザベル、静かな夜へただよっていく美しい子どもです。そのとき私は、心を騒がせるあることに気づきます。私は眠っているイザベルに、より愛情を感じているのです。眠っているときの彼女はとても安らかで、リラックスしているように見えます。そして私は思うのです。いったいこのことは、私についてのどんなことを意味しているのだろうか、と。彼女が現実の人間で、目を覚まし、この世界にいるとき、私は彼女のことをそれほど愛していないのでしょうか？

一回一回の息遣いが聞こえてくるようになれば、彼女がやっと眠りに落ちたことがわかります。それでも私はそれからもう一分間、座っています――ただ確認のため、私は心の中で思います。必死になる必要なく、彼女と同じ部屋に一緒にいられるというのは、なるほど確かに素晴らしいことなのです。

イザベルはこれまでも常にほっそりとした少女でしたが、顔は、思わずキスしたくなってしまいそうなほどふっくらとしています。ジョイスは、彼女のほっぺを「ボボボス」と呼びます。これはジョイスが子どものときに習い覚えた韓国の赤ちゃん言葉で、かわいらしくぽっちゃりとした赤ちゃんの脂肪のふくらみを表します。イザベルの部屋を出る前に、私は彼女のほほにキスをします。子どもというのは眠っているとき往々にしてそうなのですが、彼女もたいてい汗ばんでいます。彼女にとっては混沌としているに違いないこと、しかし私たちのほとんどにとっては単なる日常の生活にすぎないことに対処するためだけに、彼女は毎日いったいどれほどもがき苦しまなくてはならないのだろう、と私は考えます。

私は、他の十代の少女たち――地元の中学校の外で見かける、うわさ話に花を咲かせ、男の子たちの話をしている少女たち――はどうなのだろうと考えないようにし、イザベルだけに集中します。私が彼女を世の中の他の人たちと比較すると、彼女がひどく損なわれているように感じられます。しかし彼女を彼女自身と比較し、彼女が達成した、今までどの医師も予言したことがなかったほどの進歩のすべてを考えると、私は突然、彼女に対する敬意でいっぱいになるのです。どうして彼女はこんなに幸せでいられるのか、私にはわかりません。

このような瞬間に、私は奇妙な解放感を覚えます。私は、子ども時代にいとこの一人が、重度の障害がある子どもをもつことを「投獄刑の宣告」と述べたことを思えています。しかし私にはそうは感じられません。なぜなら私は、永遠にイザベルと一緒にいたいと思っているからです。ジョイスと私は、イザベルを有名な高校や大学に行かせなくては、というストレスの大きな野望を抱いてはいません。わが子が親もとを離れ、どこか別のところに住んだり結婚したりすることに悩まされることもないのです。

私は宗教的な人間ではありませんが、自閉症のある子どもの父親であることで、何か霊的ではないとしても、真、善、美といった、高尚で深遠な人生の本質をいやがおうにも考えさせられるところがあります。とはいえイザベルに、交通の激しい道路沿いの歩道で私のそばから離れないようにさせたり、宿題に目を向けさせたり、テレビを消させたりしようとして、彼女に手を焼いているときには、実際、それらの本質をなかなか見出せずに苦労します。

今、彼女は右腕にプラシ天生地のパンダのぬいぐるみを抱え、夜の眠りに就いています。彼女が目を覚ましたら、あの毎日の戦いがまた一から始まるのです。

それは、彼女にコミュニケーションをとるようにさせ、簡単な質問に対して「はい」か「いいえ」で答えささえ、夕食のテーブルに来て彼女の妹のオリビアと一緒に席に着かせ、ホットドックとピザ以外のものも食べるようにさせ、そして他の誰も気づかないような何かの音や振動に反応して両耳を手で覆うのをやめさせるといった戦いです。

とりわけ最初の数年間、私は彼女がコミュニケーションを図れないことに対する欲求不満に陥り、腹を立てました。ジョイスもよくかんしゃくを起こしたものです。下の娘であるオリビアは、私たちが声を荒らげるとよく泣きだしました。どの家庭でも感情的になる瞬間はあるものですし、たいていの人がそれを悔みます。しかし自閉症のようなものを前にしていると、病気のわが子の状態が深刻であるかどうかにかかわらず、親はほっと息をつくときがなくなってしまうのです。イザベルとて、人間のあらゆる感情にさらされる必要があると主張することで、かつて私は、自分が怒りや欲求不満を表に出すことを正当化したものでした。ただ問題は、イザベルがたいてい怒りとどなり声に対しては反応するけれども、優しく静かな声を無視してしまうことでした。私はまず静かに、「おまえはお風呂に入らなくてはならないかな？どうだい？」と尋ねます。しかし彼女は、私が大声をあげないと気づかないのです。「返事をしなさい！」。しかしながら私は、自分の欲求不満を表現すればするほど、罪悪感に駆られました。特に夜、彼女がとてもかわいく眠っているのを見ると、そうなりました。いったいどうして私は、このような天使に向かってあんなにひどく腹を立てることができたのでしょう?　そして彼女が今ではどれほど進歩したかを知ったら、おそらくみなさんも私に同じ質問を投げかけたことでしょう。

ジョイスと私は一九九〇年の夏に結婚しました。私はその前にハーバード大学で文化人類学の博士号を取得し、当時はザイールと呼ばれ、現在ではコンゴ民主共和国と呼ばれている国でピグミー族の人たちと一緒に二年間暮らしました。私が研究していたのは民族紛争とナショナリズムであり、精神障害や自閉症とはまったく無縁でした。ジョイスは新米の精神科医で、ハーバード大学医学部で医療人類学の特別研究員をしていました。病気に対する私たちの経験と対処の仕方に文化がどのように影響するかを研究するのが今では私の専門であり、彼女の医療人類学というのはその一部門です。

私たちの初めての子どもであるイザベルは、一九九一年九月にミネアポリスで生まれました。ミネアポリスは、私たちが初めて仕事を得たところでした。イザベルは、韓国人と白人の容貌を併せもった神秘的な顔だちをし、その美しさは並々ならぬものがありました。彼女はジョイスの美しい黒髪と私の色白の肌、それに遺伝的にはありえないと私たちが考えていた灰青色の瞳に恵まれ、その瞳は、本物には見えないほど長いまつげで縁どられていました。一九九三年に私たちがワシントンＤＣに引っ越した翌年まで、異常をうかがわせるものは何もありませんでした。そしてジョイスは私たちの二番目の娘、オリビアを産んだのです。

イザベルは二歳でした。彼女は話をすることができませんでした。

イザベルが自閉症と診断された日――あたかもその日は、彼女が初めて本当に自閉症をもった日のようでした――その日のことを考えるとき、私はいかに記憶というものが時の経過の中で出来事を特別なものとしてとらえるかに気づかされます。たとえば、私たちは自分の結婚について考えるとき、初めてのデート、婚約、結婚式として思い出します。わが子の人生なら、誕生日、あるいは初めて学校に行った日で区切って考えるでしょう。しかし現実の社会生活というのは、漸進的な時の進行であり、人間関係を築いていく複雑な過程なのです。

自閉症とイザベルのアイデンティティについて私が理解するようになったきっかけは、一つの事件、一九九四年のある美しい春の日の出来事にさかのぼります。その日、背の低い、小太りの愛想のよい児童精神科医が、私たちにこう言ったのです。「イザベルちゃんは、ＰＤＤ-ＮＯＳ、すなわち特定不能の広汎性発達障害（Pervasive Developmental Disorder Not Otherwise Specified）と呼ばれるに十分なほどの自閉症の特徴をもっています。これは、彼女がさほど重度の自閉症ではないということです」。しかし実際、そのときはすでに私たちがイザベルのことを心配するようになって六カ月以上もたっており、私たちは、彼女にはどこか人と違ったところがあると確信していました。その診断は実際のところ、たとえ私たちがそれを自分自身に対して認めていなかったとしても、最初からずっとわかっていたことを、信頼できる人の口からまさに告げられてしまった、ということだったのです。

一九九三年十一月に私たちの二番目の娘が誕生して喜んだのもつかの間、一九九四年はひどい幕開けとなりそうでした。イザベルは生後二年間、ほかのどの子とも変わりないように私たちは感じていました。生後十二カ月のときに、彼女は言葉の始まりのように思われる音をいくつか発し始めました。しかし、彼女は私たちにとっての初めての子どもでしたから、実際のところ私たちには、比較の基準となるものがありませんでした。彼女は何ら問題ない、と私たちは思っていたのです。しかし今日、わが家のホームビデオを見ると、彼女が私たちと一度もコミュニケーションを図ろうとしていないことに気づきます。生後十八カ月、二十四カ月のイザベルのビデオのどれを見ても、彼女が言葉を発しているものは一つもないのです。

彼女が言葉ないしジェスチャーを使ってコミュニケーションを図ろうとしたことはなかったかもしれません。しかし実際、私たちとやりとりをしたことは確かですし、彼女はまったく普通に見えました。メリーランド州のチェビーチェイスの借家の居間には、私たちを抱きしめ、キスし、かくれんぼやリング・アラウンド・ザ・ロージー［訳注：輪になってまわりながら歌う、幼い子どもの遊び］をしている、かわいい、幸せな、黒みがかった髪の小さな少女がいるのです。彼女がつま先立ちでダンスをするとき、私は電子ピアノを弾きます。ジョイスは、一方の手をカメラに、もう一方の手をイザベルのおなかの上においてイザベルをくすぐります。彼女たちは二人ともキャッキャと歓声をあげます。もし誰か他にこの様子を見ている人がいたら、幸せそうな家族だ、と思ったことでしょう。

イザベルはどこへ行くにもミッキーマウスとミニーマウスの人形と一緒でした。あるビデオを見ると、イザベルはミッキーとミニーを私たちの寝室の外で床に放り投げたあと、部屋に入り、ドアを閉めています。二、三秒後、彼女はドアの外をちらっとのぞき、人形がまだそこにあるかどうかを確かめます。わが家の新しい赤ん坊、オリビアが眠っていると、イザベルは妹の両脇に非常に慎重に人形を並べ、彼女とミッキー、ミニーをまるで三つの人形のようにベッドに寝かせ、布団でくるむのです。

それまでずっと私たちは三人だけでした。三人というのは、単一であまりにも完璧なまとまりであるため、人を盲目にしてしまいます。二番目の子どもや三番目の子ども、および四番目の子どものすべてがそうであるように、オリビアは新参者です。今、ここにそのオリビアが加わったことで、私たちは初めてイザベルを困惑の目で見始めたのです。それまで私たちとイザベルはどのようにやってきたのか、そして今、オリビアはいったいどのような両親――と、どのような姉――に遭遇しようとしているのかを私たちが評価しようとしただけだったとしても、オリビアの誕生は、私たちにイザベルを新しい目でとらえさせました。そうして明らかになったことについて、私たちは改めて考えさせられたのです。すでに夕食を食べ始めてしまったときに家族の誰かが帰ってきたので、食事を中断して何かほかに食べ物がないかと調べ、自分たちだけで食べ始めてしまったことをやや気まずく思うときのようなものです。そうして改めて一から進んでいくこともあります。私たちはまるで初めて目にするかのように、イザベルに目を向けました。そして彼女が、彼女と同じ年齢の他の子どもたちとどれほど違っているかに気づき始めたのです。

イザベルの二歳の誕生日とオリビアの誕生の数カ月前、イザベルは、わずかながらももっていた言語を失っていくように見えました。その冬、一九九三年十二月に、ジョイスと私はイザベル以外のこと――夕食の支度、オリビアのおしめの交換、家の掃除――に集中しながらも、イザベルが一言、二言、言葉を発するのが聞こえたように思うと、ときおり、耳をそばだてたものでした。私たちはこれらの出来事を「エルビスの目撃」〔訳注：エルビス・プレスリーが死後も全米各地で目撃されているという噂話による〕と呼びました。なぜなら、たとえ彼女が何かを話したという確信がまったくなくても、私たちはやはり興奮したからです。私たちは、自分たちが信じたいと思うことを信じていただけかもしれません。しかし、彼女は予定通りにハイハイをし、歩きました。トイレット・トレーニングもほぼ完璧に修了しました。発話の問題を別にすれば、何か異常があるようには見えませんでした。彼女がほとんどアイコンタクトをしないことに、私たちは気づかなかったのです。

ワシントンＤＣの新米の小児科医は、私たちを安心させてくれました。彼は、無愛想だとしても温和な人で、イザベルが「正常」であり、どこも悪いところはないと強く主張しました。発話の遅れは、ジョイスと私が自宅でイザベルにかなりの韓国語を話しかけ――ジョイスは韓国系アメリカ人であり、私は韓国語を学びました――、しかも英語をほとんど話さない韓国人のベビーシッターを雇っているせいだ、と彼は言ったのです。

「正常」。それは親ならば誰もが聞きたいと思う言葉です。小児科医はその言葉を使うよう、とてもよく訓練されています。いい加減彼らもうんざりしてしまうのではないか、とこちらのほうが思ってしまうほどです。ほとんどのケースで、彼らの言う通りですし、新しく親になった人は往々にして安心させてもらう必要があります。バイリンガル家庭ではときおり、発話の遅れがあるらしいということは、私もよく承知しています。しかし、私の中には皮肉な側面があるのです。それは、新人の小児科医がどこかのトレーニングセンターに出席して、どうしたら優しそうに見えるかを学んだり、ほんの少しこっけいに見せるためにディズニーのネクタイや蝶ネクタイ、あるいはスカーフをつけ、そして「お宅のお子さんは問題ありませんよ」などと言って、ヒステリックな母親たちにそのまま帰ってもらえるよう学んでいたりする姿を想像してしまう面です。

結局、私の皮肉な側面はまんざら的外れでもなかったことが明らかになります。何年かのち、私は、自閉症のお子さんをもつ大勢の家族に数カ国で――インド、南アフリカ、韓国で、そしてトリニダード、クロアチア、ペルー、ケニア、ナミビア、ベネズエラの親御さんたちとは電話で――インタビューをしたところ、同様の話をさまざまな形で繰り返し耳にしたのです。一般的には、小児科医のところへ子どもを連れていくのは母親です。医師は母親の心配を軽く受け流し、ヒステリックではないとしても心配しすぎであるかのように母親に思わせます。その子どもが男の子なら、医師は、男の子というのは話し始めるのが遅いものなのですよ、と言うでしょう。またそれが女の子なら、お嬢さんは本当にお行儀がいいですね、と言うかもしれません。小児科医というのは、人を安心させるよう訓練されているのです。しかし、親が運営する擁護団体の理事たちに言わせれば、自閉症への認識を促そうとする彼らのあらゆる努力の中で、そのいちばんのターゲットは小児科医ということになるでしょう。

彼らがそうするのも当然です。小児科医の中には今でも、自閉症をかなりまれな病気と考えている人たちがいます。彼らは、一般的でない障害については追及しないよう教えられているのです——医学教育での教えは、ひづめの音を聞いたらシマウマではなく馬を探せ、ということです。しかし、自閉症はいち早く「突き止めれば突き止める」ほど、それだけよい予後が見込まれることがわかっています。多くの小児科医は、いよいよ抜き差しならない事態になるまで——ある医師から聞いたところによれば「子どもの遅れが相当ひどくなり、当然予想される行動を子どもができなくなってしまう」まで——診断を下すのを待とうとします。問題は、一、二歳の子どもに対して当然のように予想されることなどほとんどない、ということです。ときおり、それくらいの年齢で自閉症の症状が現れることもあります。しかし、この年齢では子どもの発達速度がまちまちであるため、小児科医は親の心配を受け流してしまう可能性があるのです。

公平を期すために言うなら、私は、小児科医がいささか不当な扱いを受けているとも思います。小児科医は次のように言うことがあります。「お子さんにはおそらく何ら問題はありません。何か問題があるかどうかは、今のところ何とも言えません。さしあたっては、お子さんに刺激的な環境を与えてあげてください——野球の試合に連れていってあげるとか、キャンプに行くとか、何か楽しいことを一緒にしてみてもいいでしょう。そうして六カ月後にお子さんの成長の様子を見てみることにしましょう」。後に親御さんたちはこの話を、嘘つき、あるいはヒステリック呼ばわりされてきた苦々しさをもって語り直すのです。「あの小児科医は私たちに、野球の試合に行きさえすればいいって言ったのに」

ジョイスは、私たちの最初の小児科医のことが気に入りませんでした。彼女は、彼の態度があまりにも温情主義的すぎると思ったのです。私としては、二番目の医師は心配しすぎのように思われたのですが、ジョイスは医師仲間にその女性医師を紹介してもらったので、安心できたのです。「イザベルに何か問題があるのかどうか、私たちは知らなくてはいけないのよ。それを追求する必要があるの」とジョイスは言いました。最初の検査から、イザベルは聴覚には問題がないことがわかりました（聴覚の問題は、言語の遅れを評価する際に最初に除外されるものの一つです）。しかし発達診断については、はっきりとした結論は出ませんでした。その女性小児科医は私たちに、数カ月後にまた来るように言いました。私たちは彼女が私たちの懸念を真剣に取り合ってくれたことに満足していました。しかし、彼女が診断的な表現を一度も用いなかったことは確かでした。ジョイスと私は自閉症について話したことが一度もありませんでした。そのようなことは考えもしませんでした。私は自閉症のある人を一人も知らなかったのです。

私たちは、乳飲み子と、不可解な発達上の問題のある子どもを抱え、しかも私は大学教員の終身在職権を獲得するための準備中でした。教授というキャリアにおいて、運命を左右する時期だったのです。生涯にわたる職を保障されるか、それとも解雇されるかが、この時期に明らかになるのです。ジョイスは、ジョージタウンの入院病棟で精神科医長として長時間の大変な仕事をしていました。ときどき私たちのストレスは耐えがたいほどになり、夫婦生活や、各自の両親および義理の両親との関係に犠牲を強いることもありました。

イザベルはこのとき生後二十五カ月でしたが、ほんのわずかアイコンタクトをするだけでした。彼女はときおり、両手と両腕をパタパタと動かすようになり、名前を呼んでも一貫して応じるということがなくなりました。私たちは医師に、明確で正確な回答を求める時期に来ていました。イザベルはいったいどこが悪いのかについての妥当な診断は、破滅的というよりもむしろ満足させてくれるように思えました。しかし、もはやどの医師も、イザベルが正常であると言ってくれることはないだろう、と私たち夫婦は思っていました。

この時点ですでに、小児科医によるイザベルのフォローアップ診察の時期になっていました。医師も、私たちが気づいたのと同じ症状に気づきましたが、なかでも特にイザベルの発話に着目しました。彼女の発話能力は、音を出す能力でさえ、前回の診察以来低下していました。医師はその翌日、勤務中のジョイスを呼び出しました。「イザベルさんの検査について考えたのですが、自閉症専門の児童精神科医の診察を、ぜひ受けてみてはどうでしょう」。ジョイスは、自閉症についてほとんど知りませんでした。ハーバード大学マサチューセッツ総合病院での研修といえば、おそらく米国でも最高のものに違いないでしょうが、彼女は、そこでの精神科研修期間を通じて、自閉症のケースを一度も目にしたことがなかったのです。

その小児科医は、児童精神科医だけでなく、ワシントン小児病院の言語病理学者の診察も受けることを勧めました。その言語学者の診断によると、生後三十二カ月の時点でイザベルは約七十語を話すことができるということでした。二歳半という年齢にしてはさほど悪いと思われないかもしれませんが、それは、標準的な子どもは二歳までに約百語、三歳までに約五百語、そして四歳までには優に千語を超える言葉を覚えるということを別にすればの話です。より重要なことは、標準的な二歳児ならば、他者とやりとりをするためにわずかながらも自分が知っている言葉を使おうとするということです。イザベルの七十語はすべて名詞でした。三分の一は『機関車トーマス』に出てくる名前で、もう三分の一はディズニーのキャラクターの名前、そして残りは数字と、ジョイスかわが家の韓国人のベビーシッターから習い覚えた韓国語の名詞でした。

そのリストには「ママ」という言葉も、「パパ」という言葉も含まれていませんでした。イザベルは文を作ることも、命令することさえもできませんでした。彼女は自分が空腹なのか、それとも喉が渇いているのかを伝えることもできなかったのです。「はい」や「いいえ」を言うことすらできませんでした。おなかが空いたときにジョイスか私を冷蔵庫へ引っ張っていくことを除けば、コミュニケーションを図るために身振りを用いることもしませんでした。それから五カ月たっても、彼女は新しい単語をまだ一つも覚えていませんでした。プラス面としては、彼女の発音が素晴らしく明瞭だったことです。そのため、もし彼女が実際に言語を身につければ、おそらくもう何も発話の障害がなくなるのではないかと思われました。また言語病理学者は、イザベルが簡単なパズルをするのが得意らしいことにも着目しました。彼女は視覚的、空間的な記憶力に優れているように見えました。そしてこれは高い知能があることを示していると言われたのです。

私たちが最初に会った児童精神科医は、私たちにとってはとんだ災難でした。というのもその医師は、イザベルの自閉症をジョイスのせいにしたからです。ジョイスは怒ってその医師の診察室を出ていってしまい、私は自分がひどい父親に違いないという思いでその場を去ったのでした。こうして私たちは、ボルチモアの児童精神科医に移ったのですが、予約を取れたのは、私たちの運がよかったからです。というのも、アメリカ合衆国では児童精神科医が不足しているからです。

新しい精神科医との初めての面接時までに、私たちは自閉症に関する書籍を数冊読み、イザベルの問題とはいったい何なのか、強い疑問を抱くようになっていました。ボルチモアでその精神科医は、イザベルと一緒に静かに床に座りました。周りには人形やおもちゃが散らばっています。イザベルは人形の髪をとかすための小さな櫛を手にとり、その医師の髪の毛をとかし始めました。超然とした医師が科学者らしく子どもを観察しているのとはまったく違い、その医師はイザベルが彼の髪の毛にブラシをかけている間、イザベルに関心を集中し、心地よさそうにしていました。彼の診療室には、当時一般的に使用されていた診断の手引き、DSM-III-R（精神疾患の分類と診断の手引き第三版 改定版）がありました。彼は私たちに自閉症とその関連障害の基準を示しました。それらはすべて「広汎性発達障害（PDD）」という項目に分類されていました。それから彼は、イザベルの診断である、特定不能の広汎性発達障害（PDD-NOS）へと私たちの注意を促しました。しかし私には、イザベルが自閉症の診断に確かに一致しているように感じられました。彼女は友だちをつくることも、言葉や身振りを用いてコミュニケーションを図ることもできません。反復的な話し方をし、物を一列にきちんと並べることに夢中です。なのになぜ、その医師はイザベルが自閉症であると言わなかったのでしょうか？

医師の説明によると、確かにイザベルには自閉症の特徴のほとんどが認められるものの、彼が児童精神科医としての長年の業務の中でそれまでに診察した他の多くの子どもたちと比べ、イザベルはより程度が軽く、彼女が精神遅滞を伴っているとする根拠はまったく見られない、とのことでした（ただし、精神遅滞が認められないからといって、自閉症の診断を除外できるわけでは決してありません)。振り返ってみて思うのですが、彼は、イザベルがあれほど幼く、しかも彼がそれまでに診察してきた他の子どもたちよりも高レベルで機能している点がいくつかあったため、自閉症のような衝撃的な診断を私たちに与えるのに躊躇したのかもしれません。たとえば、コネチカット州のフェアフィールド郡出身のある児童精神科医が、最近、私に次のように言ったようにです。「今では事情が違うのです。九〇年代中頃でさえ、自閉症は〝c〟のつく言葉(cancer がん)のようなものだったのです。ですから私は、使わなくてもいいのなら自閉症という言葉を使いませんでした。そのため私から自閉症のような診断を受けたのは重度のケースだけでした。その他のケースには『PDD-NOS』という診断が与えられたのです」

実際、私は、自閉症についてほとんど知らなかったにもかかわらず、イザベルが自閉症ではなく、その代わりにPDD-NOSという診断を受けたことを嬉しく思ったことを覚えています。当時の私は、やがてPDD-NOSがあいまいで、厄介な診断であることが明らかとなり、「自閉症」または「自閉症スペクトラム障害」に取って代わられるようになることにも、自分がPDDという用語をめったに使わなくなるということにも気づいていませんでした。現在、イザベルは単に「自閉症」のある子どもなのです。

イザベルは、メリーランド州チェビーチェイスの小さな幼稚園に入園しました。よい対人的モデルとなるであろう「障害のない」子どもたちと一緒に過ごせるように、彼女をそこに入れたほうがいい、と精神科医から勧められたからです。一対一の集中的な家庭治療が話題になったのは、ほんのわずかな間だけでした。その後ジョイスは、誰もまず拒絶しないような幼稚園の噂を耳にしました。それはスミソニアン協会の、博物館を基盤とした実地体験的な幼稚園でした。

私は、スミソニアンへイザベルを連れていった日々の朝をよく覚えています。彼女の教室は、国立アメリカ歴史博物館の中にありました。しかし彼女はよくその外でぐずぐずと木々の間や庭を散策していたものでした。そこで彼女の様子をじっと見ていて、私は初めて彼女が優れた視覚能力をもっていることに気づいたのです。彼女は周囲をしきりに見てまわり、すべてを記憶してしまいました。

冬の朝は、国会議事堂の上空に朝日がまばゆく輝きます。ときおりそれは、ワシントン記念塔をオレンジ色、または黄色、あるいは紫色にさえ見える光の陰影に変えます。紫色はとても淡く、それが何色なのかわからないほどです。多くの博物館の周りには、六メートルほどのモクレンがあり、菩提樹、西洋ヒイラギ、イチョウ、しだれカバノキもありました。イザベルは立ち止まり、それらの形や質感をじっと見つめていました。そうしていれば学校に行かなくてもよくなるだろうというのではありません。それは、彼女が今、日中ずっと過ごしている場所の記憶を心の中にしっかりと根づかせるためであるように私には感じられました。私が最も鮮明に思い出すのは、ところどころに見え隠れするコリルス・アヴェラナ・〝コントルタ〟です。それはみなさんが今までに見たことがないような非常に奇妙な木です。コントルタは冬になると枝があらわになります。よじれて、渦巻き状に巻き、まるで奇妙な疾患に苦しんでいるかのようです。それは、木ならばこのように育つだろうというふうには成長しないのです。

スミソニアン早期情操教育センターでは毎日、子どもたちはスミソニアンの十八以上ある博物館群のうち少なくとも一つか、あるいはワシントンモールを横切り、ナショナル・ギャラリーのような近くの博物館を訪れます。彼らは形について学ぶときには、絵画あるいは彫刻における形を発見するために、ハッシュホーン博物館と彫刻の庭、スミソニアン現代美術館に行きました。また、昆虫について学ぶときには、国立自然史博物館の昆虫学部門を訪れました。情緒について学ぶ必要があるときには、できるだけ多くの情緒を探し求めるために、子どもたちは国立肖像画美術館に行きました。これはイザベルにとって最も難しい課題の一つでした。彼女は人の顔を見るのが好きではなかった、というのがその大きな理由です。イザベルのように優れた視覚的、空間的能力をもちながらも、言葉に関する能力に乏しい子どもにとって、スミソニアンは理想的な場でした。あちこち動き回る機会を手にできるうえに、彼女にとって対人的行動モデルとなる、障害のない子どもたちと一緒にいることもできたのです。

スミソニアンがイザベルの発達にとって重要な鍵となったかどうかは、私にははっきりとはわかりません。しかし彼女は、たとえ対人的には依然としてぎこちなかったとしても、コミュニケーションを図ることがより多くなっていきました。イザベルが人とのやりとりを始めるようになるにつれ、私たちにとっては人前に出ていくことがより難しくなりました――恥ずかしく思う瞬間も何度かあったのです。しかし彼女が対人的なやりとりを始めることに興味をもってくれたことを私たちはうれしく思いました。フロリダのディズニーランドで、彼女は知らない人のほうへ歩いていき、何であれそのときに彼女の注意を引いた文を相手に繰り返させようとしました。「ミッキーは男の子」と言い、そのあと「ミッキーは……」というようなことをよく口にしたものです。彼女は、相手がその続きを言ってくれるのを待っていました。それは、現在でも彼女がもっと複雑な文を用いて続けている練習です。シンデレラ城のそばのトイレの外で、彼女は大きなビール腹の男性に近寄っていき、彼の下腹を指さすと「おなかに赤ちゃん」と言いました。その男性は別に感激などしていませんでしたが、私たちは、彼女が前置詞を用いたことに拍手を送ったのです。ホテルのプールでは、彼女は知らない人のビキニのトップを引っぱってパチンと鳴らしました。その女性は、例のおなかに赤ん坊がいる男性ほどユーモアのセンスがなかったとみえ、母親がいけないのよ、とジョイスに説教しました。

イザベルは言葉の言い回しを、ときには奇妙な効果をもたらすほどに歪曲して用いることがよくありました。このようなことは――ごく最近では――彼女が十歳のときに医師の診察室で血液検査を受けたあとにも起こりました。彼女は標準的な血球数を測るための、針をチクンと指に刺すだけの採血でも、自分の血が抜かれることにひどく怯えたことから、彼女が泣き叫んで激しく手足をばたつかせる間、数人がかりで彼女の身体を抑えていなければなりませんでした。結果的に、私たちは二年間、ワクチン接種の注射を一つ遅らせたほどです。このような、まるで今にも殺害されるのを確信しているかのような彼女の様子を見るのは恐ろしいことでした。私たちは、「指にチクッと刺すだけだよ」という言葉を彼女に繰り返させました。彼女が自分自身を安心させることができればと願ったのです。あるとき、医師の診察に訪れたあと、ジョイスは仕事に行く途中でイザベルを私のオフィスに置いていきました。会議を終えた学部の教授陣で文化人類学の校舎のロビーがごった返すなか、「刺したところが血でいっぱいなの！」と、イザベルが泣きながら駆け込んできたのです。

六歳になって公立学校制度にのるまでに、イザベルは、大部分は名詞と固有名詞でしたが、約二百語を覚え、学校の日課にうまく適応できるようになりつつありました。しかし学校側にイザベルのことを理解してもらい、彼女にはどのようなタイプの教室が最も適しており、またどのようにしてそれを提供したらいいかわかってもらうのは、骨の折れる長期戦となりました。そのことについては、本書でのちほど紹介するためにとっておいたほうがよいでしょう。障害のある子どもの親御さんまたは保護者の方なら、その闘いがいったい何を意味するのかすでにおわかりでしょう。

実際、私たちの場合は、幸せで希望のもてる話となりました。イザベルは私たちが想像した以上のことをできるようになりました。彼女も今では十代です——チェロを演奏する、素晴らしい芸術家です。優しいお姉さんでもあります。彼女はわが家の二匹のフレンチブルドック、リネアとナターシャが大好きで、よく世話をします。彼女のおかげで、ジョイスと私はよりよい親になることができました。また、彼女の妹のオリビアがより思いやりのある人間になれたのも、彼女のおかげです。自閉症ももはやそれほどひどくはないようです。とりわけ私たちが日々、新聞で目にする多くの悲惨な事件と比べると、そう思われます。

私たちは、もうイザベルのことでそれほど恥ずかしい思いをすることはなくなりました。それは、彼女が人前で常に適切に行動するからではありません。イザベルが生まれて以来、アメリカ社会の事情が大きく変化したからです。自閉症は隠すべき疾患ではなく、むしろ適応すべき障害です。家族に悪く影響するスティグマではなく、人間存在のあり方の一つです。最近、ショッピングモールでイザベルが妙な行動をとったとき、私は、イザベルが自閉症であることをレジ係りの人に話しました。いったいどこからそのような考えが生じたのか、私には依然として謎なのですが、そのレジ係りの女性は、何の根拠もない一般的な考えを繰り返しました。「自閉症の人たちというのは、とても素晴らしいのですってね」。私は、この見知らぬ人が自閉症を知っているということに唖然としながらも、彼女が自閉症について非常にポジティブに考えていることには干渉しないことにしました。私たちの地域では、イザベルが成し遂げたことばかりでなく、彼女が他の人たちの生活にどのように貢献しているかについても噂を耳にします。つい先日も私は、イザベルと同じ学年の「神経学的に典型的な（neurotypical）」（「定型の」）お子さんのお母さんから、イザベルのおかげで彼女の息子さんが人間的に成長することができた、という話を聞きました。多様性という概念は、単に人種的あるいは民族的な相違についてだけでなく、学習や知能における相違について考えるうえでもよい方法であることを、その息子さんはイザベルから学んだのだそうです。

時が経るにつれて私は、イザベルの障害についてより気楽に考えられるようになってきています。ありのままの彼女により感謝し、自閉症がなかったら彼女はどうだっただろうかと悲嘆することもなくなってきました。そして眠っているイザベルと、起きているイザベルの間の違いがだんだんと小さくなってきているように感じるのです。今では私は、彼女に関する、また自閉症に関する本を執筆できるほど、気持ちが楽になりました。以前の私だったら、そんなことは夢にも思わなかったでしょう。

正直に言えば私は、イザベルが生まれてからこの方ほぼずっと、自閉症についてはほとんど何も発言してきませんでした。しかし、自閉症の子どもをもつ親御さんのほとんどと同様、おそらくどんな障害ないし疾患の子どもがいてもそうでしょうが、私も十分にわかってきました。自分の娘が人前で何か恥ずかしいことをしたときには、見知らぬ人にも基本的なことを説明できます。自分が住む郡の教育制度について紹介もできます。そして、六歳まで言葉を話さなかったと言われるアルバート・アインシュタインのように、イザベルもいつか成長して自分の対人的、言語的問題を克服するのではないかと言い張る親戚を説得することもできます。それほど私は十分に理解したのです。いったいそれ以上にどれほど知る必要があったでしょうか？

私の心を変えたのは、私が会ったことすらない人でした。一九九九年、私は文化人類学者コリン・ターンブル（一九二四〜一九九四）の伝記、*In the Arms of Africa*（アフリカの腕の中で）の執筆を始めました。物書きの天賦の才能をもつ彼は、情熱と科学、感情と知性を等しくあわせもった書物によって、文化人類学を、象牙の塔を越えて、読者の手の届くものにしたのです。私は執筆を進めながら、学生や同僚たちと、イザベルや自閉症のことについてもっと話すようになりました。そして彼女が私の講義や資料に徐々に登場するようになるにつれて私は、自分もまた文化人類学的なものの見方を、一般の人たちにとって理解可能で関わりのあるものにしようとしていることを認識したのです。

文化人類学というのは、人が個人として文化に関わっていることを伝えるとともに、人間の経験の多様性についても教える手段になりうると、ターンブルはよく言ったものでした。本書は、文化人類学というのは、単に遠方の文化へとはるばる出かけていくだけのものではまったくないという、ターンブルの信念に導かれています。文化人類学というのは、自分の生まれ故郷に帰り、自分自身の世界やわが子さえをも新しい目でとらえることでもあるのです。それは結局、自分に最も多くのことを教えてくれる人というのは、ひょっとしたらごく身近にいるのかもしれない、と気づくことなのです。

予想外のこと、あるいは素晴らしくすらあることというのは、嫌なことからさえ生じうるということを、イザベルは私に教えてくれました。それは泥の中から成長していく蓮の花のようであり、その美しさと純粋さは、泥によっても汚されないのです。そのような美しさというのは、たった一人の人間の中にも見出すことができます。その人の内側には、何かが存在し――それは「正常な」何かというのではなく、輝かしい光、または花開こうと苦しみもがいている内面的な真実です。

したがって、私の娘のことで人が私を気の毒に思うとき、私にはその心情が理解できません。私はイザベルのために大変な思いをしますが、それを嘆いたり、自分自身を哀れんだりはしません。一日が終わり、イザベルをベッドに寝かせるとき、彼女は自閉症の患者でもなければ、対人的障害と言語の遅れのある子どもでもありません。彼女は単純に私の娘です。私の仕事は、何であれ芽生えようとするもののために土壌を整えることです。ときには、そのようなことが起こるとは誰も信じなかったとしても、またスミソニアン前のコントルタのように曲がりくねった成長であるとしても、です。

イザベルが初めて自閉症と診断されたとき、私たちが相談した専門家たちは、彼女は一九九〇年代に生まれて幸運だった、と言いました。もしこれが昔だったら、彼女は精神遅滞か、さもなければ統合失調症と診断され、施設に入れられていただろう、と言ったのです。自閉症それ自体は新しいものではないということでした。新しいのは、この障害の診断と対処法だったのです。

この十年間にわたり、私たちは自閉症がまれな障害から一般的な障害となるのを見てきました。それはまるで一夜にして「流行」が生じたかのようです。しかし、そうなるまでには実際には何十年という歳月がかかっています。何といっても、レオ・カナーが初めてそれを同定し、自閉症と名づけたのは一九四三年にまでさかのぼるのですから。一九四〇年代初めに、彼はそれまで他に誰も目にしたことがなかった、何を見たのでしょうか？　さらに、自閉症が知られるようになるまでに、なぜこれほど長い時間がかかったのでしょうか?

第2章　主題とバリエーション
――自閉症の「発見」――

自閉症に関する今日的理解の生みの親、オーストリア人医師レオ・カナー（一八九四～一九八一）のアメリカ合衆国における精神科医としての初めての職場は、精神病院でした。そうする以外、仕様がなかったのです。ほとんどすべての精神医学的な仕事は、大規模施設で行われ、それらの施設の多くが「慢性的な精神異常者」のための収容所となっていました。カナーの医学生時代、米国精神医学会はまだ、精神異常者のための米国施設の医療監督者協会（the Association of Medical Superintendents of American Institutions for the Insane）と呼ばれていました。

これらの施設のほとんどは設立後三十年未満でしたが、一九〇四年までに、アメリカ人の千人に二人がそのような施設で暮らすようになっていました。二十世紀の半ばまでには、五十万人以上、つまり千人に三人を超える人たちが精神科収容施設で暮らしていたのです。患者は、多くが暴力的で精神病の兆候を示す人たちで、しばしば殺風景な独房に監禁、拘束されました。驚くには及びませんが、通常、彼らはそこに長くいればいるほど、状態が悪くなっていきました。ほとんどの精神病院は陰鬱で人が住むようなところではなく、非衛生的で換気もよくありませんでした。精神科医の労働環境は悲惨であり、彼らは誰かの回復を実質的に助けられるという望みなどほとんどもてず、いったい何のためにこのような抑制を行うのかと疑問を抱いていました。単に異常な人を判定し、その後それらの人たちを社会から隔離することだけが目的なのか、それとも人々を治療し、彼らを社会の生産的なメンバーにすることが目的なのか？　医師たちはやる気をくじかれ、二流の世話人として、医学界から軽視されているように感じました。一九二八年、精神科医のヴェルナー・ハインツは、精神科医になろうとする医師は「失敗を恐れている」「身体的にも知的にも不十分だ」と言って、自分自身や同僚をからかいました。彼らは施設を楽しんでいる、なぜなら「そりゃ、そこならさほど目立たなくてもすむからね」と彼は冗談を言いました。

これは私の祖父、サー・ロイ・R・グリンカーが精神科医になったのと同じ時代でした。祖父のキャリアは、一九三〇年代初めから彼が亡くなる一九九二年まで、二十世紀の大半にわたりました。その期間の大部分、彼はハインツと同様、精神医学の将来については冷笑的で、悲観的でした。一時期、彼は、精神医学に何か一つ希望があるとしたらそれは精神分析しかない、と考えていました。少なくとも、精神分析家は患者を治療しようと努力していましたが、それはたいていかなり健康的な患者で、現実に進歩することが可能な人たちでした。精神分析家は静まりかえった独房に患者を追いやり、閉じ込めてしまうのではなく、彼らの話に耳を傾けました。患者たちには、きっと何か言うべき重要なことがあるに違いない、と彼らは信じていたのです。一九三五年に祖父は、シカゴ大学精神医学教室を開設しました。当時の年収は一万ドルに届きませんでした。これは、彼がウィーンから帰国してほんの数週間後のことです。彼はそれまで、ウィーンでジークムント・フロイトから高額な分析を受けていたのです（一時間二十五ドル。これは今日の相場では三三〇ドルに相当します。これらはすべてロックフェラー財団によって支払われていました）［訳注：精神分析家の養成のための教育分析］。

しかし最も重度の患者に対して彼らができることはあまり多くなく、せいぜい鎮静剤を与えることだけでした。その後、一九五四年五月、スミスクライン＆フレンチ社が、初の抗精神病薬であるソラジンを紹介するまで、この状態はほとんど変わらなかったのです。それ以前、医師たちは、抱水クロラールやパラアルデヒドといった催眠剤を用いるか、さもなければそれらを混合し、色鮮やかな調合剤を作ることもありました。多くの医師はそれを「グリーン・リバー（緑色の川）」と呼びました。しかしそれは肝臓によって代謝されないことから、患者の口から吐き出され、しかも果物のような香りをもっていたため、虫を呼び寄せたのです。「統合失調症の患者さんなら、見ればすぐにわかる」と、祖父は私に言いました。「顔の周りにハエがブンブン飛びまわっている患者さんがそうだ」

レオ・カナーは、チャスケル・ライプ・カナーとして、一八九四年にクレコトウというオーストリアの小さな村で、ユダヤ教正統派のユダヤ人の両親のもとに生まれました。そして以後彼は、生涯にわたりこの名前に苦しむことになります。彼は、チャスケルという名前の音が嫌いでした。それはエゼキエルという名前の、イディッシュ語での呼び方なのです。また彼は、ライプという名前も好きではなかったため、それをレオに変えました。そして米国で彼は、カナーは「コナー」と発音すべきだ、と人々に言い続けたにもかかわらず、一貫して正しくそれを理解した人は、たった一人、ボルチモアにあるフィップス精神病院のアイルランド人の長期入院患者だけだったのです。この患者は常に彼を「ファザー・オコナー」と呼び、自分はいつでも懺悔する覚悟です、と言っていました。退職後になって、カナーは、世間の名前や命名をめぐる大騒ぎは本当にそれだけの価値があるのだろうか、としばしば自分自身に問うたものでした。

カナーは自分の父親を、異常に短気で対人的に不器用であり、タルムード〔訳注：ユダヤの律法とその解説〕の研究に強迫的なまでに傾倒し、何であれ世間についての大量の無駄な情報を吸収することに熱心だった、と記述しています。もし彼の父親が二十一世紀に生きていたら、おそらくアスペルガー障害と診断されていたでしょう。カナーは、彼の母親が父親をおもちゃのようにして、そのたぐいまれな才能をもてあそび、父親に人前でその驚くべき記憶力を披露させて喜んでいたことを覚えています。彼女に何か才能があるとしたら、それは抵抗の術に長けていたということでしょう。彼女はユダヤ教の伝統とはしばしば距離を置いていました。結局、彼女は息子を公立の、非ユダヤ系の高校へ入れました。その学校でカナーは、科学がとても優秀でしたが、自分は孤立しており周囲になじんでいないように感じていました。彼はその学校でただ一人のユダヤ人だったのです。

カナーも、彼の四人のきょうだいたちも、そして彼らの両親も、子どもたちが人生で何かを成し遂げるにはクレコトウを出なくてはならないことを知っていました。そうしてカナーは十二歳のときに、ベルリンで彼のおじさんと一緒に暮らすことになりました。彼のあと、すぐに残りの家族も続きました。レオの父親が古物商の仲買人になり、ガリシア移民たちによって占領された小さなユダヤ人街で暮らしている間、カナー一家は小さなホテルを経営しながら質素に暮らしました。

カナーはもはや父方の祖父母の近くに住まなくなってしまったので、できるだけ頻繁に彼らのもとを訪れていました。彼は、なぜ自分がこれほど彼らのことを好きなのかまったく理解できませんでした。しかしそれはおそらく、彼らが彼や彼の父親と同じくらい対人的に不器用だったからでしょう。祖父母は二人とも、実際、極端なまでに感情の起伏が乏しく、まるであまり多くの感情を表に出すことができないかのようでした。後にカナーは、彼らの人格や感情が――彼らの息子（レオのおじさん）が第一次世界大戦中に軍に召集されたとき、あるいは彼らの十七歳の娘（レオのおばさん）が腸チフスで亡くなったときのように――悲劇の最中や後でも変わっていないように思われたのがいかに奇妙であったかを思い出したものでした。祖父が亡くなったとき、カナーは涙を流しませんでした。彼は、現在では米国精神医学会に保管されている彼の未発表の論文に、祖父母は「肉と血から成る本物の人間というよりも、むしろパラダイム（思考的枠組み）であった」と叙述しています。本物の人間の影のようであり、感情が決して表に現れてこない人たちのことをいったいどうしたら愛したり、嘆き悲しんだりすることができるだろうか、と彼は思いをめぐらしたのです。

このようにカナーは、風変わりで表情に乏しい人たちによって育てられた孤独な少年でした。そして自分が社会の辺縁にいるように感じることがしばしばでした。だとすれば、大人になって彼が、障害のある人たちのニーズに非常に敏感で、自閉症の診断が間違いないことの証明となるであろう対人的障害を鋭く認識するようになっていたとしても、不思議はないのではないでしょうか?

カナーは実際、ベルリンで成功しました。そして第一次世界大戦中に軍役のために学業を中断したこともありましたが、結局、ベルリン大学の医学部へ進みました。一九二四年、新婚で、新しく医師になったばかり、しかも精神医学についてはまったくの未経験で——もっとはっきりといえば、専門が何もなかった——カナーは、アメリカへ行くことを決意しました。主に経済的な理由でした。一九二〇年代前半のドイツは非常なインフレで、人々は受け取ったその日に給料を使ってしまおうとしました。なぜなら、今日稼いだお金もその翌日には価値が下がってしまったからです。

一九二四年にカナーは、サウスダコタ州のヤンクトン郡の州立病院で医科助手としての職を得ました。ヤンクトンは、クレコトウよりはるかに大きいというほどの都市ではありませんでしたが、精神医学のような評価の低い医学分野では、ともかくどこかで始める必要がありました。一八七九年、サウスダコタが州になる十年前に、ダコタ準州の政府はヤンクトンの千七百エーカーを精神異常者のための新しい病院の敷地として選定しました。それは州立病院となり、当初、患者は十七人だったのですが、カナーがそこに赴任したときには千三百人ほどにまで膨れ上がっていました。病院は、プレーリーのど真ん中に位置し、素晴らしいところでした。ゆったりとした芝生に沿ってペチュニア、グラジオラス、そして巨大なカンナが一列に並んでいました。本館は現在もそこにありますが——カナーにちなんで名前がつけられています——精神医学とはほとんど関係のないものとなっています（ストレスが大きな場所ではありますが）。現在、そのカナービルディングは、ヤンクトン在住者の自動車免許更新所となっているのです。

当時は、精神医学の研修医をしなくても単に精神科収容施設で働いているだけで精神科医になることができました。ソーシャルワーカーも、訓練を受けた看護師も一人もおらず、たった六人の医師と、付添人として働く数十人の農家の子どもたち、千三百人の患者がいました。比較的良好な患者用の、出入り自由な建物もありましたが、自制のきかない、あるいは暴力的な多くの患者は、消毒剤のにおいが強烈な建物に監禁されました。カナーはそれを、精神疾患に関する当時の有名な本にちなみ、「蛇の穴」と呼びました。カナーは、誰をも治療できない精神医学の無能さに欲求不満を感じるとともに、診断ラベルについては相反する感情を抱いていました。ある面、彼は、利用できる診断名が一握りしかないという事実を嘆かわしく思っていました。現在では、米国精神医学会の精神障害のマニュアルに三百近い診断名が挙げられているのとは異なり、当時、精神科医は、早発性痴呆（統合失調症）、躁うつ病、パラノイア、老人性痴呆、てんかん、および最も一般的な「診断不能の障害」といった、少数の用語しか使わなかったのです。

その一方で、彼はラベリングを嫌悪してもいました。ラベリングというのは人間性を失わせることであると感じていたからです。彼は怒りを爆発させることなど滅多になかったのですが、あるとき、同僚の症例検討会からものすごい勢いで飛び出したことがありました。その患者さんは、近東の文化人類学者で、カナーは自分の論文の中で彼女のことを「ミス・ジェラル」と言及しています。彼女には幻覚が見られました。主治医は、その患者さんの前で、「私には、彼女が早発性痴呆なのか、それともヒステリーなのか、判断つきかねます」と言ったのです。カナーは激怒し、「彼女はミス・ジェラルだ」と言うと、彼女の腕をとり、部屋まで彼女を送っていきました。調査がいかに疾患名やその頻度を明らかにしながらも、その疾患を治すためには何の役にも立たないかについて、彼は大声でがなり立てました。「調査：非万能薬」というタイトルの論文の中で、カナーは、精神科医は自分が数えたいものをすべて数えあげてかまわないが、最終的には誰かがその患者さんを治療しなければならない、と述べています。この論文は今日まで発表されたことがないのではないかと私は思います（彼のかつての同僚であるレオン・アイゼンバーグ氏が私に話してくれたのです）。

写真を見ると、レオ・カナーは姿勢が悪く、身長一五七・五センチの彼の父親よりもほんのわずかに背が高いだけの、あまりぱっとしない男性だったようです。頭ははげ、疲れ切った表情で、沈んだ目をしています。エドヴァルド・ムンクの『叫び』に描かれた人物は、叫び終わった後にこんな感じだったのかもしれない、と私が想像するのに似ています。しかしその不恰好な、悲しそうな外観の下には、とりわけ子どもたちの幸せのこととなると、大きな自信と野望に、思いやりをも兼ね備えた人物が隠れていたのです。

カナーには悲しむべき理由がありました。第二次世界大戦が始まる直前に彼の父親は亡くなりました。そして、それは一家で唯一の自然な死でした。ナチスは、彼の母親が揺り椅子で昼寝をしていたときに彼女を射殺しました。彼の三人の女きょうだいとその家族は、強制収容所で殺されました。そして彼の男きょうだいのクリアスは弁護士だったのですが、住んでいた小さな村にナチスが接近してきたときに自殺しました。唯一生き残ったのは、レオの妹のドーラと、男きょうだいのウォルフだけでした。ドーラは、カナーがサウスダコタ州にいたときに生まれた妹です。彼女は夫と共に逃げ、結局、エルサレムでヘブライ大学の図書館司書になりました。また、ウォルフは上海に逃げ、オーストリアに戻るまでの七年間、そこで薬剤師として働き、その後、帰国してウィーン・フィルハーモニー・オーケストラのバイオリニストになりました。障害のある人や社会の辺縁に追いやられた人たちを助けることへのカナーの献身は、少なくともその一部は、ナチスに対する憎しみから生じているのではないか、と考える人もいます。ナチスは、病気と障害のある人たちを「生きる価値のない生命」と呼び、撲滅しようとしたのです。

カナーの人格の大部分は、その奇妙な記憶力で定義される、彼の父親の人格にとてもよく似ていました。彼は子どもの頃に習った詩を、学校で自分が読んだ教科書のページそのままのイメージを心の中に思い浮かべることで、暗唱することができました。しかし、彼が暗唱しているのは言葉であって、意味ではありませんでした。彼はそうするよう求められれば、その詩を繰り返すことができましたが、人がロマンチックな手振りでシェイクスピアのソネットの一部を暗唱するときのように、特定の文脈と関連させてとなると、それを話題にすることも、暗唱することもできなかったでしょう。私はカナーが自閉症だったと言っているのではありません——彼の対人的能力と、患者に対する並々ならぬ思いやりや共感は、このように断定することと矛盾します。しかし彼が、自閉症患者の身になって考えるのに役立ったであろう性質をもっていたことは確かです。現在、科学者はこれらの微妙な性質を「サブクリニカル」と呼びます。

以前彼は、免許の更新を必要とする公立学校の教師のための講座で教えていたことがありました。あるとき、彼と同僚がボルチモアの通りにいたとき、女性が彼のほうへ近づいてきて、「カナー先生、先生は私のことをまさか覚えていらっしゃらないでしょうが、私は先生が教えていた教職の授業の一つを受けました。十年ほど前です」と言いました。カナーは、彼女の名前をわかっていたばかりか、彼女のすぐ前と後ろ、および左右の席に座っていた四人の学生の名前も続けて挙げました。その日、彼と一緒にいた同僚で、以前、ハーバード大学で精神医学の講座を担当していたことがあるレオン・アイゼンバーグは、私にこう言いました。「私はこれまで、彼以外にあのような記憶力をもちながら、自閉症でないような人に会ったことがありませんよ」

一九四三年に、エイブラム・ブラウというニューヨークの精神科医が論文を執筆し、その中で、ペニスを表す言葉は正式なものもスラングも多数存在するが、女性のそれに相当する器官であるクリトリスを表す言葉はほとんどなく、事実上スラングは一つもない、と論じました。この仮説に基づき、ブラウは、人類にとってのペニスのもつ普遍的な象徴的重要性について壮大な議論を行いました。カナーは、当時の精神医学においては誰にも劣らないほど根拠を重視しており、データ集積に基づいていないブラウの仮説にひどく憤慨しました。そしてすぐに「性器用語に関する言語学的覚書」という無味乾燥なタイトルの論文を執筆し、それを精神分析の雑誌に発表しました。その中でカナーは、世界中の言語の中からクリトリスを表す単語を、しかも彼の主張によれば、すべて彼の記憶を頼りに多数挙げ連ねたのです。彼はブラウの主張を打破しました。

サウスダコタ州での四年間のあと、カナーはますますその名を広めました。実際、彼の素晴らしい才能と臨床技能は容易に見て取れました。彼が最初に発表したのは、彼がヤンクトンで治療したアメリカン・インディアンについての論文でした。ヤンクトンは、アメリカ合衆国において、おそらくアメリカン・インディアンの治療を受け入れた数少ない州立病院の一つでした。その論文は全国的な注目を浴びました。カナーは、インディアンたちの中には、その他の住民と比べて精神病を患う人の数が少なく、それはおそらく当時、精神病の主な原因の一つであった梅毒の発症率が、インディアンのコミュニティでは不可解なまでに低いことが原因だろうと主張しました。

彼の見解は、今振り返って考えると、非常にシンプルに思われます。しかし、それ以前にそのようなことを考えた人は一人もいませんでした。それは彼の臨床的才能を示す最初の兆候でした。カナーは非常に大きな注目を集めました。ドイツ人医師エミール・クレペリンが、アメリカへの旅行中にヤンクトンを訪れようと決意したほどでした。クレペリンは、現代の科学的精神医学の創設者であり――おそらく、二十世紀初めにおいて、世界で最も有名な精神科医だったでしょう。カナーはまもなくボルチモアのジョンズ・ホプキンス大学の教授になり、スイス人精神科医アドルフ・マイヤーのもとで働き始めました。マイヤーは、当時、米国で最も尊敬されていた精神科医であり、世界中のどの小児病院よりも早く、児童精神科病棟を設立した人物です。

カナーといえばもちろん、自閉症に関する記述で最もよく知られていますが、彼が残りの人生を過ごしたメリーランド州では、彼のことを、精神遅滞のある人たちのために尽力した人物として記憶している人が多いでしょう。一九三〇年代半ば、悪辣な弁護士たちが州立施設の、精神遅滞のある一六六人の入居者の退所を手配し、彼らのほとんどは、ボルチモアの家々に無賃金の家事手伝いとして住まわされました。カナーは、彼らの足取りをたどり、元に戻そうと決意しました。

精神医学のこのような初期の段階にあったとしても、ある程度、彼は科学的研究におけるバイアスを防ぐ必要性を理解していたにちがいありません。彼は、以前の住人たちを一人残らず見つけ出そうと決意しました。そしてそれこそ大変な困難を経て、彼らのうち一〇二人を見つけました。十一人は三十歳になる前に亡くなっていました。十七人は結核か、あるいは性病に罹っていました。二十人は売春婦になっており、精神病院に入っているのは八人、刑務所に入っているのは六人でした。ある女性は、三人の異なる男性との結婚歴がありました。一六六人全体では、一六五人の子どもをもうけていました。しかしそれらの子どもたちの多くは孤児か、あるいは育児放棄で死亡していました。カナーの報告は、『ボルチモア・サン』（「軽愚者を無賃金で家庭で働かせるための陰謀」）と、『ワシントン・ポスト』（「愚かな少女たちの解放への苦難の記録」）の見出しを飾り、その結果、精神遅滞のある人たちに対する保護はずっと高まることになったのです。

二十世紀半ば、医師たちが「精神薄弱者」のための安楽死を擁護し、最高裁判所が精神障害者の強制不妊術を支持し続けるなか、カナーは次のように記しました。「人類の歴史において、人道性や科学の遅れやそのための迫害を精神薄弱者個人またはその集団の責任に負わせた一つの例を思い起こしてみようではありませんか」

一九四三年に発表され、現在では有名になった彼の論文「情緒的交流の自閉的障害（Autistic Disturbances of Affective Contact）」において、カナーは十一人の子どもたち（全員が一九三〇年代に誕生）について記述しました。彼は、これらの子どもたちが非常に異なっていながらも、彼が「幼児自閉症」と呼ぶものを共有し、よく似ていると確信しました。しかし「自閉症」という言葉は、彼が考案したものではありませんでしたし、精神医学においてそれを用いたのも彼が最初というわけではありませんでした。

自閉症（autism）という用語は、「自己」を意味するギリシャ語の autos に由来します。この用語は、自分の内的な世界以外には無関心でいる人々の行動、後に統合失調症という診断名で呼ばれることになるのですが、それを記述するための形容詞として、一九一二年にスイス人医師オイゲン・ブロイラーによって用いられました。カナー以前には、「自閉的（autistic）」

という言葉は、症候群ではなく一つの「症状」を表していたのです。ジークムント・フロイトも、「自閉的」という言葉について言及しています。「対人的（social）」という言葉を「自己愛的（narcissistic）」と呼ぶものと対比させながら、彼は、「自己愛的」という言葉によって「自閉的」と同じものを意味させており、「その場合、本能の満足は部分的にしろ、全面的にしろ、他者に影響されない」ことをいち早く指摘しました。フロイトは、「自閉的」という言葉をまったく好きではありませんでしたが、その理由は明らかではありません。ひょっとしたら彼は、一九二〇年代初めには、すでに一部の精神科医が白日夢と空想に言及するために「自閉的」という言葉を用い始めていたことに反発していたのかもしれません。もし仮に「自閉的」という言葉を用いるのなら、対人的機能における障害に言及して用いるべきだ、とフロイトは考えたのです。あれほど昔に、フロイトがこんなにも明敏であったことには驚かされます。

　自閉症の多くの他の特徴は、その後何十年にもわたって精神医学文献に紹介されることになりますが、カナーの記述の大部分は現在でも依然として適切であり、彼の鋭い観察眼を証明しています。他のどの精神障害に関しても、ほとんどすべての古い記述が現在では馴染みがなく、時代遅れとなっていることを考えると、これは驚異的である、と歴史家のクロエ・シルヴァーマンは言っています。カナーは、こうした子どもたちが統合失調症の人たちとは根本的に異なっている、と論じました。彼らは幻覚や妄想をもつようには思われませんでしたし、しかも統合失調症が早期児童期に現れることはめったになかったことから、カナーには、彼らの障害が統合失調症であるようには見えなかったのです。しかし皮肉なことに、自閉症と統合失調症の関係に関する一九四九年に発表されたカナーの見解は、自閉症が確固たる一般的な診断として登場するのをますます難しくしてしまいました。彼は、「早期幼児自閉症が、統合失調症から分離される必要が生じる可能性はほとんどないと信じる」と記したのです。これはとんでもない間違いでした。

一九七〇年代に入っても、自閉症のある人の大勢は、「児童精神分裂病」と診断されていたでしょう。なぜなら、それが唯一、米国精神医学会の正式なカテゴリーの中で「自閉的」という言葉が現れるものだったからです。「児童精神分裂病」には、自閉症の症状、特に「内閉」と精神遅滞のある人たちも含まれました。カナーは、自閉症、すなわちカナーがしばしば「幼児自閉症」と呼んだものはそれ自体、独立した症候群であると確信しつつも、この幼児自閉症の状態が統合失調症の前兆、つまり後に現れるものの早期の兆候ではないか、と疑っていました。実際には、臨床家は「幼児自閉症」および、ときには「カナー症候群」という名前を用いて自閉症を統合失調症と区別しましたが、自閉症の正式な名称は依然として「精神分裂病」のままでした。カナーの最初の十一人の患者さんのうち二人は、彼のところに来たときにはすでに別の医師から「精神分裂病」という診断を受けていたのです。

カナーは、彼の患者たちが生まれながらにして自閉症であると考えました。そのため、彼らの状態を「内に閉じこもった」と呼ぶことには抵抗し、「以前は関わりが存在し、そこから閉じこもった『内閉』ではない」と言及しました。言い換えると、これらの子どもたちは、対人的世界にこれまで一度も関与したことがないということです。カナーは、その状態が精神遅滞と同じであるとも考えませんでした。というのも彼は、自分が診察した十一人の子どもたちのほとんどは標準的、あるいはそれを上回る知能をもっていると確信したからです。彼の患者の中の最年長は、バージニアという、一九三一年生まれの患者さんでした。彼女は言葉を話すことができませんでしたが、ビネーやメリルパルマーの知能検査の非言語的項目において、ＩＱスコアが九十四でした。そのテストを行った心理学者は、「明らかに彼女の知能はこれよりも優れている」と記しています。また、アルフレッドという別の少年はめったに話をしませんでしたし、話をしたとしても代名詞が混乱し、同じ抑揚で同じ文を何度も繰り返していました。にもかかわらず、心理学者は彼に、ビネー式知能検査を完了させることができ、スコアは一四〇に達しました。一四〇を超えると、天才に近いとみなされます。カナーは十一人について、「彼ら全員が生まれながらに素晴らしい認知能力をもっていることは疑いようがない」と記しています。また、集団として彼らを記述するのに「知的である」という言葉を頻繁に用いました。

カナーは自らの記述を次のように始めています。「一九三八年以来、今までに報告されてきたものとは顕著にまた比類なく異なった病状をもつ、多数の子どもたちが私たちの関心を引くようになってきました。それぞれの症例の興味深い特性は詳しく考慮するに値します――いずれそうなることを私は望んでいます」。これらの子どもたちは、事実、普通とは違っていました。しかし、彼が自分の論文から除外した子どもたちはそれ以上にいました。彼が除外したグループの中には、自閉症の症状だけでなく、発作を起こしたり、あるいは精神遅滞のある子どもたちも多く含まれていました。

カナーは、新しい症候群を定義することに興味を抱いたため、自閉症とみなしうることと、そうでないことの境界を定める必要がありました。二十一世紀の精神医学の観点からすると、自閉症についての彼の定義は極めて狭いものでした。現在では、自閉症のある人のうち約半数が精神遅滞をもち、約四分の一にあたる、主により重度遅滞のある子どもたちは十代でけいれん性障害を発症することがわかっています。しかし、当時の誰の目から見ても、その自閉症の基準は広く思われたかもしれません。彼が自分の症候群の中に含めた子どもたちは、途方もなく多種多様でした。他の精神科医たちは皆、カナーのグループの中の言葉を用いない子どもたちを精神遅滞か、さもなければ脳損傷があると言ったでしょうし、言葉を用いる少数の子どもたちは統合失調症と診断されたかもしれません。

カナーの報告の中で記述された十一人の患者たち全員が、対人関係に問題がありました。カナーはこの状態を「極めて自閉的な孤独」と呼びました。これはカナーにとって、自閉症の決定的な特徴に思われました。しかも、子どもたちのほとんどに発話の遅れ、あるいは異常な言葉遣い（自分が聞いたことを繰り返す、あるいは代名詞を逆にし「私」を用いるべきときに「あなた」を用いる）が見られました。また、人並み外れた機械的記憶力と、常同性と反復性への強迫がありました。ほとんどの子どもたちは、一つか二つの課題、たとえば動物の分類、住所や列車の時刻表の暗記などに非常に優れた能力をもっていました。他の人なら相違点としかみなさなかったかもしれないところですが、カナーはこれらを類似点ととらえたのです。

彼の最初の患者さんは、一九三三年生まれで、名前はドナルドと言いました。ドナルドは、生後十二カ月で早くも素晴らしい記憶力をもっていました。成長するにつれて彼はますます早熟になり、二歳のときには聖書の詩篇二十三篇を暗唱できるようになりました。二歳半で、アメリカ合衆国の歴代大統領と副大統領の全員の名前を、年代の古いほうからも新しいほうからもそらんじることができました。彼は十九世紀後半のフランスの医師たちが「過剰記憶症（hyperamnesia）」と呼んだような驚異的な記憶力をもっていました。しかしこの人並み外れた記憶力は、優れた能力であるのと同じくらい、障害であるともみなされたのです。

ドナルドの両親は、彼は一人でいるときが最も幸せそうで、自分から何かを尋ねることも質問に答えることもせず、会話に加わろうとしないことに気づきました。ドナルドは四歳になるまでに、常同的な指の動きをする、頭を左右に振る、独り言をつぶやく、床に物を並べてくるくると回転させるといったことをするようになりました。カナーがドナルドに出会ったのはドナルドが五歳のときでしたが、このときカナーはドナルドにアイコンタクトをさせることができませんでした。ドナルドは、ときおり言葉を実用的に使用することはありましたが、使用するのはまったく同じ表現に限られていました。また彼は相手に、自分がその人に言ってほしいと思うことをまさしくその通りに言ってくれるよう頼むのです。たとえば、彼は母親に「『ドン、［ベッドから］出ましょう』って、言って」と言いました。彼の母親がその言葉を言うと、ドンが「じゃあ、今度は、『いいわ』って、言って」と言うので、母親はその言葉を繰り返すのです。彼は明らかに聡明で、算数の計算もできました。しかし、そのやり方は一風変わっていました。「十ひく四は？」と尋ねると、彼は六角形を描いたものでした。

フレデリックは、カナーが彼に会ったとき、六歳でした。彼も内閉的でしたが、ドナルドとはかなり違っていました。フレデリックは理解できないような音しか発せず、彼に話しかけ、一緒に遊んでくれる大人が周りにいることに気づいている気配はまったくありませんでした。三歳のリチャードは、耳が聞こえていないように見えました。他の十一人の子どもたちの大半と同様、彼も、話をせず質問にも答えないため、耳が聞こえないと思われたのです。また、やはり他の子どもたちの多くと同様、彼も二歳頃までは、正常な認知的発達を示す兆候が見られました――少なくとも彼の両親は過去を振り返ってそう主張しました。その後のことは、彼の母親がカナーへ書き送っています。「彼は、この二年の間に徐々に精神的に退行していったようでした。これは彼が自分の頭の中にあることを表にあらわそうとしないからで、別に大丈夫だろうと私たちは思ってきました。でも今では、彼は本当に多くの音を発するようになり、私たちは混乱しています。なぜなら、今となっては、これは彼が話せないということの証拠だからです――以前、彼は語らぬ賢者のように私には思えたのですが」。カナーがリチャードに会うまで、リチャードは人に話しかけることなく「エェ！　エェ！　エェ！」といった、短いスタッカートの音を出すだけでした。

バーバラは、ジョンズ・ホプキンス大学を訪れたときには八歳になっていました。二歳のとき、彼女の話し言葉は人並みの語彙をもっている程度でしたが、綴りと読み書きは非常に優れていました。彼女は基本的な算数の原理を理解できていないようでしたが、暗記によって算数の計算をすることができました。彼女は、誰だろうと人を喜ばせたいという願望を一切もっていないように見え、ただ言われるままにいくつかの心理学的検査を行うことに同意しただけでした。そして最初から最後まで、自分の両手と舌で遊んでいました。バーバラの読みは素晴らしく、十歳児レベルでしたが、自分が読んだことについての質問に対してはまったく答えることができませんでした。彼女は絵を描くことが好きでしたが、彼女の描いたものは型にはまっていて、想像力を示す根拠はまったく見られず、一般的な八歳児が描き出すものとは明らかに異なっていました。彼女と、リチャードのような話せない子どもとを同じ障害として分離することがどうしてできたのでしょうか？

リチャードと、ハーバートという少年、そしてバージニアという少女は、三人とも話すことができませんでしたが、他の七人の子どもたちは正確に、はっきりと発音しました。問題は、彼らが意味を伝えるために言葉を用いないということでした。親たちは、わが子が数や童謡、祈りの言葉、一連の動物の名前、外国語の歌さえ口にするのをとても喜んでいました。しかし、わが子が物の名前を列挙し、記憶し、他の人が言うことを繰り返す以外に言語をほとんど用いることができないことがはっきりすると、がっかりしました。これらの子どもたちのうち誰一人として、代名詞を一貫して正確に用いることができませんでした。ある子どもは、自分の母親がそう言うのを聞いたことから、まったくその通りに、「ミルクがほしい？」と言って、ミルクを求めたことがありました。

ところで、もしカナーがこれらの患者さんの一人だけを診察していたら、彼はさほど興味深く思わなかったかもしれません。しかし、この場合はそうではありませんでした――十一人の患者さんたち、つまり八人の男の子と三人の女の子は全員、非常に異なっており、言葉を極めてよく話す子どももいれば、話せない子どももいました――けれども全員が対人的に、そして言語的に、障害がありました。これは確かに価値のある症例報告でした。カナーは、それぞれの子どもを独自の特徴をもつユニークな一個人としてとらえました――これは、その人の全体を知ろうとするべきであると、彼の師であるアドルフ・マイヤーが強く主張したことによります。その一方で、カナーは、これらの子どもたちには何か共通点があるらしいということも認めていました。それは精神遅滞でも、てんかんでも、あるいは何か明らかな神経学的疾患でもありませんでした。それは何か他のもの、まだ名前をつけられていないものでした。しかも、これらの子どもたちが非常に異なっていたことを考えると、彼らに共通する特徴を見つけ出し、単に症状の寄せ集めではなく、彼らの多様性に形を見出すためには、カナーのような並はずれた観察者が必要だったのです。

振り返ってみて、彼の仕事は実際のところとてもシンプルに見えます。子どもたちは全員、自分の孤独を侵害するものは何であれ、締め出してしまうか、さもなければ無視しました。そしてどの親たちも、それぞれわが子の幼少時代を振り返るとき、その孤立は微妙に姿をくらましながらも確かに存在していたことを認めました。たとえば、バーバラは幼かったとき、両親が彼女のベビーベッドに近づいても、決して自分の体位を変えたり、上を見上げたりしないように思われました。これは生後四カ月の赤ん坊でさえすることです。しかし、十六世紀の解剖学者が、それが目の前にあったにもかかわらず、静脈に弁があることにまったく気づかなかったように、カナー以外、どの医師も自閉症を完全に見逃していました。彼らはそれを探し求めていませんでした。彼らには探す理由がなかったのです。あるいは、ひょっとしたら彼らは、カナーが祖父と父親から受け継いだような、自閉症に似た性質をもっていなかっただけなのかもしれません――それゆえ、カナーがこれらの患者さんたちを見た特定のレンズを他の医師たちはもっていなかったのでしょう。カナーは、これらの子どもたちを見るとき、そこに自分自身の姿を見ていたのです。

これらの子どもたちの対人的な孤立に加え、カナーは、彼ら全員の中に「常同性の保持に対する切実なまでの強迫的願望」が存在することに気づきました。それは、「その子ども以外、他の誰も乱してはいけないもの」でした。彼らは毎日の日課、家具の配置、あるいはある場所から別の場所へどの道を通っていくのかさえ、変わることをひどく嫌いました。限られた種類の食べ物しか食べようとしない子どもが多く、初めての食べ物を試すのを拒みました。いつもと同じ食べ物であっても、調理法が違うと、受け入れようとさえしないこともありました。感覚の問題もありました。これらの子どもたちのほとんどは、水道水の流れる音やトイレの水を流す音といった、特定の音に対して非常に敏感でした。

そしてまた、この子どもたちはいずれも具象的な思考の持ち主でした。実際、自閉症スペクトラム上にある人は、その知能レベルのいかんにかかわらず、抽象的あるいは象徴的な思考がおそらく困難でしょう。彼らの長所は、言語的で概念的というよりも視覚的で具象的な点にあるのです。彼らはそろばんに驚異的な才能を発揮することがあるのですが、現実の生活状況に数学の原理を当てはめることができません。ペルーのリマで数年前、警察が自閉症のあるカルメンという名前の、行方不明の十代の少女の大規模な捜査を開始しました。彼女の学校から、自閉症のある少年が「カルメンを見つけたよ！　カルメンを見つけた！」と叫びながら、警察へ向かって通りを走り下りてきました。彼は実際には彼女を見たのではありませんでした。彼は、教室で見つけた彼女の写真を握り締めていたのです。具象的な思考の持ち主というのは、SFドラマの『スター・トレック』のミスター・スポックに似ていないでもありません。危険な状況でカーク大佐が「うまく物事を処理すれば」〔訳注：If we play our cards right. 直訳すると「正しくトランプをすれば」〕という表現を用いたら、スポックは、「どうしてあなたはトランプをしたいのですか？」と尋ねることでしょう。

今日、私は一九四三年に書かれた、十一人の子どもたちに関するカナーの真に迫った記述を読むとき、ほとんどすべてのページにわが娘の姿を見ることができます。私は、イザベルが二歳になるまでは正常に発達していると思っていました。しかし、ホームビデオを見返してみると、彼女が幼少時、どれほどアイコンタクトをすることが少なかったか、私たちとコミュニケーションを図ろうとすることがいかにまれであったかがはっきりとわかります。今でも彼女は、どこだろうと可能なところでは同一性を見つけてそれを維持し、繰り返し何度も同じ絵を描くことであろうが、同じ箇所を見るためにビデオやＤＶＤを何度も巻き戻したりすることであろうが、同じように遊びます。

彼女は、いつもと違う食べ物を試してみることをためらいます。私が調理の仕方をちょっと変えただけでも、彼女はそれに気がつきます。私たちはスペインにいたとき、マクドナルドからハインツのケチャップの小さなパックを持ち帰り、ためては、他のレストランへと持ち歩かなくてはなりませんでした。スペインのブランドのケチャップは、味が違ったからです。また、トイレを流す音は彼女を非常に不快にさせました。そのため私たちは新しいトイレを購入しなければならず、イザベルが耐えられる音のトイレが見つかるまで、すべてのトイレを一つ一つ存分に試したのです。彼女は朝、私が「起きなさい、起きなさい」と同じ言葉を二回繰り返す以外、他にどのような言葉を使っても混乱してしまいます。彼女は非常に具象的です。そのため私が放心したように「へとへとで死にそうだ」などと言おうものなら、彼女は、実際に私が死んでしまうのではないか、とギョッとして縮みあがってしまいます。幸いにも、今では彼女も「それは単なる表現なの？」と聞き返せるようになりました。また、ドナルドが図を描くことで算数の問題に解答したように、彼女も間接的な関連づけを行おうとします。社会科の試験で、彼女の学校の先生が「カール大帝の死後、フランスに侵入したのは？」と尋ねました。正解は「バイキング」です。しかしイザベルは、「ダンテ・カルペッパー」と記入しました。そして先生が、違う、と言っても、彼女は断固として自分の解答を撤回しなかったのです。ダンテ・カルペッパーというのは、アメリカンフットボールチームのミネソタ・バイキングスのクォーターバックだった人物です。

このように多様な子どもたちの集団の中に共通する特徴を見つけるカナーの能力は、実に注目に値します。自閉症についての彼の基本的な定義は、現在でもそのまま使われています。しかし、彼は多くの子どもたち——たとえば精神遅滞やてんかんの子どもたち——を、一貫したパターンに当てはまらないという理由で自閉症の診断から排除してしまうという過ちを犯しました。自閉症のある人たちが知能が遅れていたり発作を起こしたりすることはない、とカナーは思っていたのです（彼の当初の患者さんの一人だった、自閉症のジョン・Fは、実際に発作を起こすことがあったにもかかわらずです）。

彼はまた、社会に影響する、重大な過ちも犯しています。それは、精神科医が自閉症を独立した症候群として受け入れるのを難しくしてしまうものでした。彼は自らの論文を、自閉症は生物学的障害である、と述べて結んだのです。「したがって、これらの子どもたちは、人に生物学的に備わっている、通常の情緒的交流を形成するための能力を生来もたずにこの世に生まれてきたと考えなければなりません。それはちょうど、他の子どもたちが生まれながらの身体的あるいは知的なハンディキャップをもってこの世に生まれてくるのと同じようにです。――なぜなら、ここに私たちは生得的で情緒的交流の自閉的な障害の純粋培養例を見ていると思われるからです」（強調は原文による）

これほど突拍子もないことに耳を傾けようとした精神科医がいったい何人いたのでしょうか？　一つに、一九四〇年代は、ほぼすべての精神科医が精神分析的な考え方の影響下にあり、精神障害のほとんどすべては心理学的問題が原因で生じると信じていました。そのような中で、カナーの仮説が受け入れられる見込みはほとんどありませんでした。さらにもう一つ、精神科医たちは精神疾患が生物学的、遺伝学的に引き起こされるとしたらそれは治療不可能であるのに対して、心理学的問題が原因で引き起こされる心因性の疾患は、精神療法、事実上それが当時唯一の治療法だったのですが、それによって治療可能だと考えていたのです。自閉症であろうが他のどの精神疾患であろうが、それらが精神医学とは無関係であろうから精神療法によって治療不可能である、といっても彼らは信じそうにありませんでした。

したがって、「カナーは新しい障害を見つけつつあったのですか？」という問いに対しては、「はい」と「いいえ」の両方の答えがあります。「はい」という場合、それは新しい障害でした、なぜなら、これほど多様な特徴がどうしてぴったりと一つのパターンに収まってしまうのか、それまで誰も気づいた人がいなかったからです。カナーはそれに名前を与え、症候群にしました。しかし、「いいえ」という場合、それは新しい障害ではありませんでした、なぜならその症状は、おそらく人類と同じくらい古くから存在するものだから、ということになります。

私はときどき尋ねられます。「もし自閉症の流行などというものがまったく存在しないのだとしたら、自閉症の子どもたちは以前はいったいどこにいたのでしょうか?」。また、年上の友人や同僚たちは言います。「今では私も自閉症のある子どもたちを知っていますし、商店街や通りでそういった子どもを目にします。しかし以前はまったく見かけたことがありませんでした。あの子たちはいったいどこから現れたのでしょうか?」。それに対する私の最初の答えは、次のような質問となります。「では、統合失調症や双極性障害の人たちは全員、それらのカテゴリーが作られる以前は、いったいどこにいたのでしょうね?」。自閉症が新しいのは、この一世紀にわたり私たちが精神障害についてより正確に記述し、それぞれの障害を互いに区別し、それらに名前を与えてきたからなのです。

では、自閉症は、名前をもつようになる以前にも存在していたのでしょうか? 今日、私たちが自閉的と言うであろう人たちが存在していたという意味では、答えは「はい」です。しかし、他とは区別される病気として自閉症という概念は存在しておらず、したがって私たちがそれを認めていなかったという意味では、「いいえ」になるでしょう。私たちは、てんかんか統合失調症か、精神遅滞か脳機能不全かの区別はしましたが、自閉症については認めていなかったのです。自閉症は今日でも名前がないままに存在しています。現在でもまだ世界には、自閉症に対する名前がなかったり、私たちが自閉的と言う症状を病的であると認めることさえしない文化が存在します。セネガルの「Nit-ku-bon」と呼ばれる、いわゆる「驚くべき子どもたち」や、アメリカ南西部のナバホ族インディアンでは、単に永遠の子どもとみなされているのです。

現在、自閉症として知られている一群の症状は、おそらく長い間ここかしこに存在していたでしょう。しかし、本当のところは誰にもわかりません。また、そのような人たちが存在していたと仮定するとしても、いったい何人いたのかは、誰にもわかりません。では歴史上、自閉症がどのように考えられていたかについて詳しく調べるにはどうしたらよいのでしょうか。もし仮に十九世紀あるいはそれ以前にさかのぼることができるのなら、私たちが現在用いている診断基準に当てはまる人がはたして見つかるかどうかを問うてみるのが、おそらく最善の方法でしょう。

歴史的な史実に基づいて診断を行うことは、不可能ではないにしても困難です。しかし、遠い過去に自閉症が存在していたことを示す何らかの根拠について少しでも論じることは、現在私たちが自閉症と呼ぶものの側面が近代精神医学の発明よりもはるか以前に存在していたことに気づくためだけでも、価値があります。数百年前のヨーロッパには、現在であれば私たちが自閉症を連想する症状を示す人たちが存在しました。しかし、私たちが知っているのは物語であり、なかには非現実的なものもあります。また、その叙述がはたして正確なものかどうかを見極めるのは困難です。

中世には、森で発見されたり、あるいは排水溝に隠れていたりした異質な子どもたちの話が見つかります。たとえば、「緑色の子どもたち」という、十二世紀英国のニューバラのウィリアムによって叙述された少年、少女がいました。彼が言うには、その子どもたちは緑色の肌の色をしており、コミュニケーションを図ることができませんでした。対人的慣習に従う方法も知らなかったといいます。英国の心理学者ウタ・フリスは、「聖フランシスの小さな花」と呼ばれる十三世紀の伝説について記述しました。この物語には、ブラザー・ジュニパーという名前の人物が登場します。彼は、人が自分とは違う意見をもつこともありうるということを理解できません。これは自閉症の特徴です。そのため彼は、たとえば、おなかを空かせた病人に与えるために豚の足を切り落とすという罪を犯したときにも、詰問する人々すべてに対して嬉しそうに告白し、しかも悔やむ様子は見られません。つまり彼は、どうして豚の足を切り落としてしまったのか、と繰り返し問われます。しかし彼は、自閉症のある人と同様、具象的に物事を考えるため、どんな手順で足を切り落としたのか、を繰り返し話すことしかしないのです。

ロシアには、十六世紀から十九世紀にかけての、いわゆる「神聖な愚か者」についてのたくさんの記録が残っています。それは、反復的な行動に没頭し、ふらふらとうろつかないように監禁しておく必要があり、しかも発作を起こす子どもや大人たちです。彼らは口をきけないことが多く、そうでないとすれば、反響言語を示す（聞いたことを一語一句そのまま繰り返して答えることはするが、自分から率先して話を始めることはしない）か、あるいはわけのわからないことを話す人たちでした。フリスは、当時「神聖な」という言葉が実は「精神薄弱」あるいは「神の見るところ純真な人」を意味していたことに着目しました。ペラジージャ・セレブレニコヴァという人の例があります。この人は、十六世紀のロシアにおいて、精神遅滞もしくは精神疾患の当時の他の多くの人たちと同様、「村の白痴」とみなされていた一方で、よりはっきりと、神聖な、もしくは幸運なる白痴とも考えられていました。ペラジージャは、鎖でつながれていないときには川へ岩を運んでは、それを一つ一つ投げ込みました。それから彼女は水の中へ入っていき、その岩を取り除き、またもう一度はじめから繰り返すのです。しかし彼女は「神聖」ですから、社会の因習的な規則に従うことを期待されてはいませんでした。

「神聖な愚か者」の多くが発作を起こしたということを考えると、彼らは統合失調症ではなく自閉症であったことがうかがえる、とフリスは指摘しています。なぜなら、統合失調症の場合、発作の頻度は比較的少ないからです。

しかし実際のところ、十九世紀前のヨーロッパにおいては、自閉症にしろ、その他の児童期に始まる精神障害にしろ、私たちが明らかにできることはほとんどありません。メーヤ・ネイドソンという自閉症に関する歴史家は、ヨーロッパの施設では通常、子どもの入所を認めないことから、科学者が彼らの症状を観察し記録する機会はほとんどなかったことに注目しました。加えて、十九世紀にはヨーロッパで公立学校が広く発展しましたが、それまでほとんどの子どもたちは学校に通っていなかったのです。おそらく、子どもたちをお互いに比較するのに学校ほど都合のよい場所はないでしょう。したがって、当時科学者たちにとって標準から逸脱した子どもたちを確認することは、たとえそれを望んだとしても、容易ではなかっただろうと思われます。しかしおそらくもっと重要なことは、二十世紀まで、ヨーロッパやアメリカの人たちは、一風変わった子どもたちを容認していたか、さもなければ思いのままにさせていたということでしょう。とりわけ彼らにコミュニティで果たせる社会的または経済的な役割が存在した場合はそうでした。

しかし、乱暴であったり野生的であったりした子どもたちに関しては、ここ二百年にわたって発表されたわずかな書籍や記事の中にも、自閉症の症状を認めることができます。現在私たちは、これらの子どもたちの中で実際に野生的で動物と一緒に暮らしたりした子どもなど、ほとんどあるいは一人もいなかったことを知っています。しかし、野生に戻った子どもたちの存在を信じる社会はたくさんあります。本書を執筆している今でも、動物に育てられたか、もしくは少なくとも早期児童期のかなりの期間にわたって自然の中で一人で過ごしていたと思われる子どもたちのリストを長々と掲載する、feralchildren.com と呼ばれる精巧なウェブサイトさえ存在します。最も有名な例の中には、一七二四年に現在のドイツで発見されたワイルド・ピーター、その物語がフランソワ・トリュフォーの有名な映画『野生の少年』の中でまざまざと描かれたビクター、一八二八年にニュルンベルクで発見されたカスパー・ハウザー、および一九二〇年にインドの森の中で発見されたカマラとアマラという少女たち（おそらく姉妹）が含まれています。

リンネは、十九世紀に科学的分類法の父としての地位を確立した人ですが、その彼が自分の体系の中に、一三四四年に発見されたヘッセ出身の野生児、一六六一年に発見されたリトアニアの「クマ少年」、および一六七二年に発見されたアイルランドのヒツジ少年を含めたのは興味深いことです。彼は、Leco ferus（野人）というカテゴリーのもとにこれらの子どもたちを記載しました。このカテゴリーのサブタイプには、mutus（口がきけない）と hirsutus（毛深い）が含まれています。このような人たちの多くが、近代に至るまでずっと巡業遊園地で見世物にされてきたのに対し、アフリカのいわゆるブッシュマンやピグミー族など、その他の「外人」は世界見本市で紹介されました。私たちはこれらの子どもたちについて、数少ない歴史的記録や探検家の報告、および民話を通してしか知りません。しかし全員ではないとしても、動物に育てられたように見える子どもたちのほとんどは自閉症のある子どもたちであり、彼らが野生の中で生活したのは、おそらく彼らが発見される前のほんの数日間に過ぎなかったでしょう。

彼らが実際に自閉症であったとすると、たぶん彼らは自分の親に捨てられたのでしょう（深刻な情緒的剥奪が自閉症を引き起こすことはありえませんが、自閉症が親に、わが子を捨てさせる動機を与えてしまう可能性はあります）。そうして子どもたちはその後すぐに発見されたのでしょうが、あまりにも汚れて見えたことから、発見者たちは彼らが何年間もたった一人で動物に育てられてきたに違いないと思い込んでしまったのです（興味深いことに、昔の新聞あるいは文献に報告された中で私が見つけた野生児一〇五人のうち、七十三人は男の子で、女の子は三十二人でした。この男女比は、任意に抽出した自閉症のある子どもたち約百人について予測される比率からそうかけ離れてはいません）。

科学的に見ても、自閉症が早くから存在していたという証拠があります。ウィスコンシン大学出身のダロルド・トレファーは、自閉症が新しい障害ではなく、昔は単に「精神薄弱」または「白痴」といった、精神遅滞のためのカテゴリーに下位分類されていたにすぎないと確信しています。彼は、英国人医師J・ラングドン・ダウンが一八八七年に「賢い白痴（idiot savants）」（フランス語のsavoir「知ること」に由来）と呼んだものについての記述によって、自分の見解を支持しました。ダウン症というのは、ダウンの名前にちなみ、染色体異常による障害に対して科学者たちが名づけたものですが、ダウンは、素晴らしく優秀な音楽的、芸術的、あるいは数学的能力をもつ、さまざまに異なる「精神薄弱」の子どもたち、いわゆるサヴァンについても記述しました。ダウンによると、ある子どもは明らかに知的な遅れが見られましたが、ギボンの『ローマ帝国衰亡史』を大部分記憶していたといいます（このような人物は現在でも存在し、自閉症と診断されています。レスリー・レムケは盲目で、脳性まひを患っていましたが、十四歳のときにチャイコフスキーのピアノ協奏曲第一番をテレビで一回聴いただけで完璧に弾きこなしました。彼は一度もレッスンを受けたことがなかったにもかかわらず、名ピアニストなのです。その他、キム・ピークは、一九八八年の映画『レインマン』に登場するレイモンド・バビットという人物のモデルとなった男性ですが、彼は、七千六百冊もの本を記憶していました）。

J・ラングドン・ダウンの患者さんについてトレファーが最も興味をそそられたのは、どのカテゴリーにも容易には当てはまりそうにない集団でした。これらの子どもたちには、精神遅滞のある人の身体的な外観と思われるものが見られませんでした（しかも多くは正常な知能をもっているように見えました）。彼らの障害は生まれながらに存在していたようでもなく、また事故や分娩中の問題、あるいはその他の身体的外傷が原因で生じたわけでもありませんでした。ダウンはそれを「発達上の」障害と呼びました。

ダウンが記述した子どもたちは多くの場合、正常に発達したそのあとで退行し、話し言葉と、ダウンが「精神的成長」と呼ぶものを失いました。なかには言語を理解しているように見えながらも、反応することができない子どももいました。実際に話をするとき、彼らは代名詞を混同し、自分自身について三人称で話すことさえありました。これらの子どもたちは、現在では私たちがよく知っており、ときおり「退行を伴う自閉症」と診断されることもある、一群の子どもたちと非常によく似ていました。「発達上の障害がある」とダウンが呼んだ別の一群の子どもたちは、退行していませんでした。彼らにははじめから障害があり、常同的で反復的な方法で自分の両手、あるいは指を動かしました。ダウンは彼らのことを「素晴らしい」と言いました。ダウンは次のように記しています。「周りの環境に関係なく、彼らは自分だけの世界に住んでいる。唯一、その世界で彼らの気を惹くものは音楽である」。これらの子どもたちは、現代の自閉症の概念にぴったりと当てはまります。しかしダウンは、これらの子どもたちの障害を「発達上の」と呼んだにもかかわらず、彼らを精神遅滞として分類し続けたのです。

第八版までになった、アルフレッド・トレッドゴールドの古典的な *Textbook of Mental Deficiency*（精神障害についての教科書）の一九〇八年の初版では、現在私たちが知っている重度の精神障害の多くは、「白痴」「狂気」あるいは「精神薄弱」を含む少数のカテゴリーの中に一緒くたにされていました。そして、それらが今度は「障害者」という、より大きなカテゴリーの一部となりました。第十版（一九六三年）は、R・F・トレッドゴールドとK・ソディオによって編纂されました。これは障害の三つの程度区分について概説し、最も重度のものから最も軽度のものを、白痴、低能者、精神薄弱者へとランクづけしました。二十世紀半ばに入ると、英国ではIQが平均を下回る人に対して「精神薄弱」という用語が使われるようになりました――教育不可能だが仕事によっては働くことが可能な人たちです。英国の「精神薄弱」に相当する表現として、アメリカでは「軽愚者」という用語が用いられました。トレッドゴールドは、生後一年の時点では正常に思われたものの、その後、周囲の環境に対して無関心で反応しなくなり、しばしば精神遅滞のようになった子どもたちについて記述しました。これらの子どもたちは、反復的で強迫的な行動を示し、ときには「風変わりなバレエ」を踊っているように見えることもありました。彼らは儀式的に物に触り、物あるいは物の一部に異常に愛着があるように思われました――たとえば、彼らはおもちゃのトラックの全体を使って遊ぶというよりも、むしろ車輪の一つをいじって遊ぶことがあるのです。その記述は、今日私たちが自閉症と呼ぶものと一致しています。

カナーが彼の有名な一九四三年の論文の執筆に精を出していた頃、自閉症についてのもう一つの記述が、カナー自身の母国で独自に現れました。ハンス・アスペルガーもオーストリア人であり、彼は自閉的な子どもたちの調査を行い、そしてこれらの子どもたちを記述するために「自閉症」という言葉を用いたのです。今日のアスペルガー障害（自閉症スペクトラム障害の一つ）という呼称は、彼にちなんでつけられました。彼は、「児童期の自閉的精神病質」と彼が呼ぶものをこれらの子どもたちがもっていることを認めたのです。彼はこれらの子どもたちを「自閉的精神病質者」と呼びました。

二人の精神科医は面識がありませんでした。アスペルガーはドイツ語で出版し、カナーは英語で出版しました。二人はお互いについて何も知らないようでした。おそらくそれは、第二次世界大戦中、米国とオーストリアの間では情報交換が行われていなかったからでしょう。アスペルガーは、彼の研究室が連合軍の爆撃によって破壊されたあと、この主題への取り組みをほとんど行っていません。自閉症がスペクトラムであることは、アスペルガーのほうがカナーよりもはるかに強く確信していましたから、これは非常に残念なことです。スペクトラムという考えが米国やイギリスから羽ばたいていくのに、さらにもう三十五年かかりました。

アスペルガー（一九〇六～一九八〇）は、カナーよりも十二歳若く、ウィーンで生まれました。当時も、そして今日でも多くの児童精神科医がそうであるように、彼もまずは小児科医になり、その後、精神科医になりました。カナーとアスペルガーは、いくつかの点でよく似ていました。彼らは二人とも、同じドイツ医学の伝統の中で教育を受けました。二人とも、フロイトの影響よりも、実証主義者で精神疾患の分類を行ったクレペリンの影響を強く受けました。そのため、障害のとらえがたい原因の発見に努めることよりも、障害を記述することにより関心がありました。彼らはまた、自分の家族や仲間たちから一匹狼と評されていました。

最初からアスペルガーは、自閉症が生物学的（遺伝的）要因と環境的要因の複雑な相互作用の結果であると確信していました。彼は、「素因というのは運命ではなく、むしろ起こりうる運命である」と記しました。しかしどちらかというと、彼は生物学側に寄りがちな傾向にありました。彼は、「自閉的人格は、生物学的にも遺伝学的にも統合失調症と関係ない」ことが将来の研究によって明らかになるだろうと確信していました。

カナーの人生を振り返ると、なぜ彼が多様な子どもたちの集団に、一つの症候群を見て取ることができたのかが理解できる気がします。その子どもたちは、彼自身の一部を反映していたのです。しかし、ではなぜアスペルガーにもそれがわかったのでしょうか？　しかもなぜ、彼らはそれを同じ時期に認めたのでしょうか？

児童精神医学は、両大陸に同時に登場しました。それは医学理論と教育論が混じり合ったものでした。オーストリアには「治療的教育学（remedial pedagogy）」と呼ばれる分野がありました。それは単なる「治療的教育（remedial education）」とはまったく異なる分野で、学習障害を記述し、さらに治療するために医学的研究を用いることに関するものでした。カナーはアドルフ・マイヤーの下で働いていましたし、一方のアスペルガーは生物学を基盤とする小児科クリニックで働いていましたから、二人ともフロイト心理学にとらわれることはありませんでした。彼らは、「イド」「エゴ」あるいは「スーパーエゴ」といった、一般的によく知られたフロイト用語を用いさえしなかったのです。アスペルガーのクリニックでは、医師たちは精神療法と教育の区別をしませんでした。両者は一つであり、同一のものとみなされたのです。重度の精神疾患に罹っているというわけではないが、それでもどこか普通とは違う人たち、特に男の子に、アスペルガーは単純に魅了されたようです。

私たちは、アスペルガーの人生や人格についてはカナーのことほど多くを知りませんが、アスペルガーは少年の集いとキャンプ——オーストリアのボーイスカウトに相当するもの——の監督に関わるようになり、それがきっかけで、なぜ少年たちの中には仲間に加わろうとしない子がいるのかを明らかにすることに関心をもつようになったことがわかっています。うまく順応できないのはどのような子で、いったい彼らの何が問題なのだろうか、と彼は疑問に思ったのです。

今日、ほとんどの精神保健の専門家は、カナーとアスペルガーが違う種類の患者さんを治療したと考えています。カナーの名前からは、古典的で重度の自閉症の形態が連想されます。一方、アスペルガーというと、より軽度の自閉症か、さもなければ少なくとも非常に知能が高く、言語能力もかなり高い子どもたちが連想されます。二十世紀後半になると、子どもの発達を専門とする研究者たちは、アスペルガータイプの患者さん、つまり非常に豊富な語彙と高い芸術的センスをもつ子どもたちを、「小さな教授」と呼んでいました。アスペルガーも記述しているように、芸術という文脈に置かれると、「自閉症の人たちは絵画に表現された出来事を、その背景にあるものはもちろんのこと、表現された人たちの性格や、絵に浸透している気分も含めて正確に読み取ることができる」のです。わかりやすく言い換えると、これらの「普通とは異なる」子どもたちは、極めて「普通の」大人たちが到底到達できないような、視覚的媒体を正しく評価する能力をもっていた、ということです。「アスペルガー障害」というのは、結局のところ、単に自閉症のより高機能のタイプを指すのではなく、より高機能の自閉症の中の際立ったあるタイプということになるでしょう。言い換えると、アスペルガー障害のある子どもたちのほとんどは高機能であるが、高機能の子どもたちすべてが必ずしもアスペルガー障害であるとは限らないということです。

アスペルガーは、一九四四年の彼の論文「児童期の『自閉的精神病質』」の中で、この症候群について記述しています。彼は、彼のクリニックで診察された六歳から十一歳までの四人の子どもたちが「地球に降り立ったばかり」のように見え、高い知能と言語能力をもっているにもかかわらず、アイコンタクトを図ることはまれで、学校ではからかわれ、いじめられている、と述べました。なかにはつま先立ちで歩くといった、軽い運動障害のある子どももいました。彼らの能力は本質的に知的なものでした。アスペルガーは、たとえば化学に夢中になるあまり全財産を実験に費やしてしまった少年について記述しています。またもう一人、大学一年生のときにアイザック・ニュートンの計算間違いに気づいた子もいました。そしてさらに三人目、宇宙船の模型を組み立てては分解することに夢中になるあまり、社会生活から一切遠ざかってしまった子がおり、アスペルガーは、この少年が現実からも遠ざかってしまったのだと確信していました。

アスペルガーが記述した子どもたちと、カナーが記述した子どもたちの間には、いくつかの重要な違いがありました。カナーは自らの記述の中で、自閉症の子どもたちが物の扱いに優れており、それらを几帳面に並べていることを指摘しています。一方、アスペルガーは、彼の患者さんたちが概して不器用だったと述べています。アスペルガーの患者さんたちは、数学的、言語的能力により優れていたのです。実際、今日、多くの精神科医は、「カナータイプの自閉症」（通常、「自閉性障害」と呼ばれる）とアスペルガー障害は、対人的障害の連続体における二つの異なる表現型を表していると考えています。したがって、カナーが診断カテゴリーとしての自閉症の父だとすると、アスペルガーは自閉症スペクトラムという概念の父ということになるでしょう。

しかしながら、多くの点で、アスペルガーの患者さんとカナーの患者さんは異なっているというよりも、むしろよく似ているように思われます。アスペルガーは「自閉的精神病質」に関する彼の有名な論文の中で、たった四人の患者さんしか挙げていませんが、それらの患者さんの全員が極めて言語が流暢でした。二人は、幼い年齢で複雑な数学の計算をやってのけました。しかし彼らの行動上の問題のために、正確な知能を検査することは、不可能ではないとしても難しいことがわかりました。突出した能力を度外視すれば、これらの子どもたちが、カナーの患者さんたちのどの症例とも変わらないほど、対人的に障害があることがわかります。彼らは学校においてはまさに「手に負えない」子どもでした。注目することが苦手であり、尋常ではない反復的な行動を示しました。たとえば、六歳のフリッツは、早期児童期に「大人のように」話し、数学の能力に非常に優れていました。しかし地元の学校からは「教育不可能」とみなされ、アスペルガーの病院を紹介されたのです。彼は他の子どもたちと一緒に遊びませんでした。自分の太ももをトントンとリズミカルに叩き、テーブルをドンドンと叩き、そして唾で遊んだのです。また彼は鉛筆を丸ごと食べました。にもかかわらず、今日の教育者や臨床家、そしてメディアまで、「アスペルガー障害」を自閉症の非常に「高機能のタイプ」として描写します。

アスペルガー障害のある子どもたちの最も重要な特徴は、彼らには発話の遅れがないということです。実際、彼らは饒舌すぎることもあります。にもかかわらず、彼らはコミュニケーションと対人的やりとりにおいてかなりの問題が見られます。それは大部分、彼らの興味が非常に限定されており、その興味を他の誰とも共有しなくても気にする様子が見られないことが原因です。アスペルガー障害のある子どもたちは多くの場合、非常に知的であり、自分が好きな一つまたは二つの物事についてはは確かによく知っています。

私が知っているお子さんに、アンドリューという九歳の男の子がいます。彼は、中世の城について話し始めるとなかなか止めることができません。たとえ人が彼のそばから離れていってしまってもです。公共の場――飛行機の中、あるいはコンサート会場やレストラン――で、彼は自分の母親か父親以外、誰だろうと人の隣にじっと座っていることに耐えられません。最近、私はウィスコンシン州で彼の家族に話をうかがいました。そのとき私たちは一九五〇年代スタイルの小さな食堂へ行ったのですが、カウンター席しか空いていませんでした。アンドリューは、食事をしている二、三人のところへすたすたと歩いていき、カウンターから自分の左側へと視線を向けながら、こう言ったのです。「すみませんが、みなさん、僕は知らない人の隣に座るのが好きではありません。だからみなさんが移動してくださるとありがたいのですが」。あのような行動は、典型的な「自閉症」とは思われないかもしれません。彼の言語能力は、私の娘のイザベルよりも――あるいは古典的自閉症のどんな人よりも――はるかに優れたものでした。しかし彼もまたイザベルとまったく同じくらい、効果的にコミュニケーションを図ることができなかったのです。アンドリューとイザベルの障害は、著しく似通っています。二人とも抽象的な事柄について話をすることができません。アンドリューとイザベルはいずれも想像力に欠けており、興味が非常に限定され、少数の行動あるいは遊びの形式に没頭します。

これらの子どもたちは、自閉症スペクトラムのほとんどの子どもたちと同様、人に共感すること、すなわち「心の理論」とも呼ばれることがある能力にも障害があります。「心の理論」とは、自閉症研究者であるサイモン・バロン＝コーエンが、「行動を引き起こす精神状態のさまざまな種類（信念、願望、意図、想像力、情緒、など）を推測する」能力と定義したものです。バロン＝コーエンの例を利用すれば、自閉症スペクトラム上にある人は、赤ずきんちゃんは本当は意地悪な狼が寝ているのに自分のおばあちゃんがベッドに寝ている、と考えていることや、白雪姫が本当は毒リンゴなのにおばあさんが自分においしいリンゴをくれようとしている、と考えていることを理解できないということになるでしょう。カナーもアスペルガーも「心の理論」という現代的な表現を用いませんでしたが、彼らが報告した子どもたちは、他の人たちが自分たちと違う考えをもつこともある、ということをなかなか理解できませんでした。心の理論の不在を自閉症の基準とするべきか、あるいはそれが自閉症スペクトラム障害だけに限定されるものなのかについては議論の余地があります（米国精神医学会はこれを基準として挙げていません）。私には、心の理論がはたして何を意味するのか、またそれは学習可能なものなのかどうかはよくわかりません。私は、イザベルが心の理論をもてるようにしようと、何時間も費やしてきました。ときには、嘘のつき方を教えようとしたことさえあります。なぜなら、嘘をつくということは、別々の人間が同じ事柄について異なる考えをもつことがありうるということがわかることを意味するからです。

カナーの記述が、アスペルガーの記述よりもはるかに早いうちから、しかもずっと有名になったのは、おそらくカナーが英語で執筆したからでしょう。一九五〇年代初期までに、精神保健の専門家は自閉症に関する研究を開始し、多数の論文を発表していたのです。ローナ・ウィングは、英国の自閉症専門家であるとともに、自閉症の子どもの親でもありました。彼女は一九八一年に、アスペルガーの研究を「精神病質」から「アスペルガー症候群」へと名前を変えて、英語圏の読者に初めて紹介したのです。結局、一九八〇年代までアスペルガー障害に関する発表はほとんどありませんでした。米国精神医学会は、一九九四年までこの障害を正式に認めることさえしなかったのです。

ウィングはアスペルガーの観察を世界に知らしめただけでなく、他とは明らかに異なる症候群の存在を確証するために自分自身の診断例も示しました。しかし、彼女が行った素晴らしい貢献とは、アスペルガーの患者さんが対人的障害という点では全員よく似ていると同時に、障害が多岐にわたることを示した点です。その患者さんたちは、アスペルガー症候群が幅広いスペクトラム上にある自閉症と関係があることを示す根拠となりました。

ウィングの一九八一年の論文の発表以来、アスペルガー障害の基準の妥当性と信頼性について膨大な議論が行われてきました。その多くは、アスペルガー障害をいかに「自閉症」と区別すればよいかという問いに焦点を当てたものでした。しかし現在、ほとんどの研究者たちは、ウィングの考えに賛成しています。つまり、種々の問題をスペクトラムとしてとらえるのが最もよいという考えです。というのも、自閉症の核心的特徴——対人的やりとり、コミュニケーション、想像力における障害の三つ組（およびそれに伴う反復的な興味と行動）——が広範囲にわたって人々に生じるようにウィングには思われたからでした。また、実際にそれらが生じた場合でも、その重症度は非常に多様でした。そのため自閉症のある人たちの中には、顕著な精神遅滞がありまったく話をしない人もいれば、物理学の教授になる人さえいるかもしれません。

これは色のスペクトラムと同じようなものです。色の場合、たとえば、赤色とオレンジ色、青色と紫色のように、色と色の間には明確な境界線は存在しません。それと同じで、自閉症スペクトラムも、自閉症のさまざまなタイプの人たちの間に明確な境界線をもちません。人間というのは、特に科学者は、分類を旨としがちです。そのため私たちは、スペクトラムを個々の色のように、いかにも不連続のように見える断片に分割しなければならないと思い、それらをＰＤＤ、自閉症、アスペルガー障害、あるいは高機能と低機能、軽度障害もしくは重度障害と名づけるのです。だからといって、これらの疾患が実際に別個の実体として存在しているわけではありません。それは単に、分類はある意味で自閉症がいったい何を包含しているかを説明するのに役立つ、というだけのことなのです。すでに研究者たちは、自閉症を単一のもの(autism)としてではなく、複数の集合体(autisms)として論じ始めています。近い将来、新しい自閉症スペクトラム障害というカテゴリーが、さまざまな障害を表すために記述されるようになるでしょう。この分野の二大巨頭であるマイケル・ラターとエリック・ショプラーが述べたようにです。「一つの基本的な障害というものはありません。なぜなら、この障害は何らかの単一の病態ではなく、むしろさまざまなパターンの器質的な脳の機能不全を表すからです」

スペクトラムという考え方は一九七〇年代後半から一九八〇年代前半にかけて発表され、ローナ・ウィングやマイケル・ラターによる一連の家族研究によってその妥当性が検証されました。彼らの科学的論文は、「自閉症発端者」について記述していました。それはいわば、自閉症の家族内の遺伝的負荷のことであり、それは結果的に、親族に自閉症の亜型を生み出すのです。同じ親族の中に、口がきけないといったような重度の症状のある人もいれば、打ち解けない、あるいは単に対人的に不器用なだけといった人もいる、というふうにです。

シリコン＝バレーは、アスペルガー障害のことでちょっとした騒ぎです。二〇〇一年に『ワイアード』という雑誌に「ギリシャ症候群」と呼ばれる、広く読まれた記事を書いたジャーナリスト、スティーブ・シルバーマンは、ハイテク産業にはアスペルガー障害のある人があふれている、と示唆しました。ビル・ゲイツは、アスペルガー障害の診断を受けた人たちの中でも、日常会話に登場する、最も広く知られている人の一人です。アスペルガー障害の有病率がある特定の地理的区域、職業または社会経済的集団においてより高いとする科学的根拠は何もありません。しかし逸話的な報告には説得力があります。私は、ジョージ・ワシントン大学で教鞭を執っているのですが、この大学では、教授たちが自分たちの知っている物理学者と数学者のはたしてどちらが自閉的だろうか、と推測して楽しんでいます。

アスペルガー障害のある男児——約十対一の割合で男児が女児を上回っています——は数学に秀でており、物事を順序立てて考える優れた能力をもつ傾向があります。心理学者のサイモン・バロン＝コーエンによると、物事を順序立ててとらえるというのは、体系を理解し、それを築き上げようとする衝動として定義できるといいます。体系とは、たとえば数学、コンピュータ、天文学、音楽のように有限の一連の法則によって支配されるものであり、バスの路線やスポーツの規則も体系を形づくっています。バロン＝コーエンが指摘したように、大学というのは、自閉的な体系化志向者たちが生きて働くための素晴らしい場所です。なぜなら、物理学や数学教授の、対人的に見れば奇怪な行動も、大学のような状況においてならさほど問題にならないからです。自閉症と診断された人たちは数学の計算能力をもっていても、現実世界の状況にその数学を応用することができないというのが一般的ですが、それでもアインシュタインやニュートンのように——素晴らしい貢献をした——歴史上の偉大なる人物の中には、自閉的な人がいた可能性がある、とバロン＝コーエンは考えます。

シリコン＝バレーや主要な研究機関といった、物事を順序立ててとらえる人々であふれる場所にも、同様のことが言えるでしょう。自閉症に関する有名な著者、テンプル・グランディン［訳注：米国の動物学者。自閉症をもちながら社会的に成功を収めた人物として知られている］は、NASAを「世界最大の保護的作業所」と呼びました。憶測ですが、他にも、チェスのチャンピオンのボビー・フィッシャーや、ヴィンセント・ヴァン・ゴッホなど、大勢の名前を挙げることができるでしょう。これらの有名人たちは、人から疎んじられ、対人的に不器用でした。彼らは人間の微妙な表情に鈍感で、真実とユーモアの違い、心からの表現と皮肉の違い、そして普通の瞬き、驚いて目をパチクリさせること、わけ知り顔でのウィンク、あるいは顔のチックの違いを見分けることができなかったのです。

アスペルガー障害のある人たちの中に、知的な人が多いことは確かです。そのため、診断を受けないままますぎてしまうこともあります。また、診断されたとしても古典的自閉症の場合よりも遅くなります。なぜなら、彼らには発話の遅れや精神遅滞がないからです。私が教えている十八歳の大学生たちの中にも、一人、十六歳のときにアスペルガー障害と診断された学生がいます。やはり、アスペルガー障害のある子どもたちの多くは、古典的自閉症のある子どもたちと同じくらい障害があり、対人的に機能できないのです。私が知っている精神科医にはアスペルガー障害のある弟さんがいて、その弟さんは、言語能力は高いけれども対人的にかなり障害があるために働くことができません。彼は三十代半ばで診断を受けました。当初は、アスペルガー障害という診断が存在しなかったために見落とされてしまったのですが、この診断が存在するようになってからも、何年もたつまで、誰一人として彼をそのように診断しようと考えた人はいませんでした。今から考えると奇妙に思われるのですが、誰も――彼の両親も、児童精神科医である兄も、また彼を診た何人もの医師たちも——彼とこの診断名を結びつけることを思いつかなかったのです。

自閉症という概念をもっと包括的にすべきか、それとも逆にもっと狭く限定すべきか、という質問には、簡単には答えられません。「自閉症」のような広範囲で、一般的、包括的なカテゴリーは、擁護したり、認識したり、あるいは受容したりするには都合がいいのです。その一方で、それは個々の差異を覆い隠してしまいます。ときには、まったく異なる個々の障害の集団に対して、「フリーサイズの」アプローチを適用してしまうことにもなりかねません。もしカナーが現在生きていたら、おそらく彼は自閉症の範囲がこれほど包括的になってしまったことに異議を唱えるでしょう。

それでも、自閉症のサブカテゴリーは有益です。なぜなら、このスペクトラムがあまりにも大きくなってしまったために、いったいどのような人が含まれるのかを把握しておくのが困難になると考えられるからです。私たちは、どのような現象であれ、そのさまざまな現れ方について学べば学ぶほど、それらを説明するための新しい言葉とカテゴリーをますます生み出すようになるでしょう。私は中央アフリカで、レセ族、そしてエフェ族と生活を共にしたのですが、彼らは色を表す言葉を赤、黒、白の三つしかもっていません。人間の目が視覚可能な色はすべて彼らにも見えるのですが、彼らにはそれ以上多くの色のカテゴリーを作り出す理由がないのです。ピンク、オレンジ、濃い黄色は赤と呼ばれます。茶、緑、紫は黒、そしてとても明るい色は白です。彼らは、もっと特定する必要がある場合には、「バナナのような白」あるいは「葉っぱのような黒」と言うかもしれませんが、何について話しているのかは全員がわかっているのです。精神医学の分類もよく似ています。私たちはかつて、精神疾患を表す言葉を少ししかもっていませんでした――何であれほとんどが、「精神分裂病」、躁病、ヒステリー、神経症、もしくは老人性痴呆に分類されたのです。それらのカテゴリーは、かつて定義された時点では、大部分の精神医学的症状を包括できるほど大きなものでした。今日では、何百という診断名がありますが、それは、以前には存在しなかった何百という精神医学的症状を人々がもつようになったからではありません。心、脳、および行動の科学が――そして以前よりも個々人の違いに対応するようになった私たちの教育制度が――症状を特定することを必要とするようになったからです。

自閉症における類似点と相違点を説明するのに、自閉症のある人たちの家族があまりにもよく同じような説明をすることに、私は驚いてしまいます。自閉症のある人たちがたくさんいる部屋に足を踏み入れたときに最初に気づくことは、どの人もそっくりだということですが、次には、彼らが一人一人どれほど違っているかということに気づくでしょう、と。それは、初めて会った一卵性双生児に対する見方、また知り合いになりそれぞれの特徴がはっきりしてからの双子に対する見方と似ています。自閉症についてのこのような表現に、私がお会いした家族の方々がどうしてこれほどまでに共鳴するのか、私はその理由を次のように考えます。つまり家族は、自閉症のある人を疾患としてではなく一個人としてとらえたいからだと思います。これは、ヤンクトンで「ミス・ジェラル」の診断が公の場で下されたときに、レオ・カナーが非常に勇敢に表明した意見です。自閉症のある二人の人物と共に十分な時間を過ごしてみてください。そうすれば、その二人の間にある数え切れないほど多くの相違に気づくことでしょう。また、自閉症のある一人の人と共に十分な時間を過ごしてみてください。そうすれば、他の人にはない、その人独特の個性、好き嫌いや独特の気質、独自のユーモアのセンスに気づくことでしょう。そして、ある一つの主題をめぐる微妙な違いを観察しようとすれば、それこそまさにレオ・カナーとハンス・アスペルガーがかつて行ったことと同じことをすることになります。

カナーもアスペルガーも、実際には自閉症を発見したわけではありません。彼らはそれを記述したのです。自閉症は、一九三〇年代に生まれた新しい障害ではありません。事実上、すべての障害がそうであるように、自閉症も、現れ、観察され、記述され、そして名前をつけられるということが、すべて同時には行われなかったということです。

カナーとアスペルガーは、自閉症を科学文献に登場させました。しかも彼らは、精神分析がまだ優勢な心理学的思考様式だった時代にそうしたのです。はたして彼らの言葉に耳を傾けた人がいたのでしょうか？　結局、その真相が明らかになるにつれて、多くの専門家は確かに耳を傾けるようになりましたが、彼らが受け止めるようになった内容というのは、自閉症のある子どもやその家族にとって意義のあるものではありませんでした。実際には、それは彼らの生活をますますひどくさせてしまったのです。

第3章 スティグマ、羞恥心、秘密

二〇〇一年の冬のことです。

「もしもしグリンカーさんのお宅でしょうか？」。電話の女性が尋ねました。「わたくし、アイビーマウントの生徒の父兄でＪと申します。スクールオークションの件でお電話させていただきました」

「私には、アイビーマウントに通っている子どもはおりませんが、その学校のことは存じております。自閉症のあるお子さんたちのための素晴らしい学校ですよね？」。私は言いました。

電話のその女性は慌てて、すぐに訂正しました。「あら！　私、間違った学校の名前を申し上げてしまいました。ウッドクレストと申し上げるつもりだったのです。お宅のお嬢さんのオリビアちゃんは、そこに通っていらっしゃるのですよね？」

言い直しながらも、彼女は自分がとんでもない言い間違いをしてしまったと感じているようでした。

「私、言い間違えてしまいました。私にはアイビーマウントに通う息子がいるものですから」。彼女は言いました。「そして、もう一人がウッドクレストに通っているのです。でも、ウッドクレストの誰も、アイビーマウントに通うきょうだいのことを知りません。どうかこのことは秘密にしておいてください。人さまにお話しすることではありませんから」

それは、息子さんのことを秘密にしておこうとしている、ワシントンDC出身で、教養があり評判もよい専業主婦の母親でした。

この電話のことを考えながら、私はJ夫人に同情を感じ始めました。自閉症のある子どもの子育ては大変なのです。わが子を地域生活や通常の活動に参加させようとすると、それはますます大変になります。おそらく、彼女が息子さんのことを隠そうとするのもそのせいでしょう。

あるいは、ひょっとしたら彼女はきまり悪く感じているのかもしれません。あたかも彼の障害が、彼女や家族、または彼女の世間的立場に悪い印象を与えるかのようです。私は長い間、比較的貧しい家庭、または教養あるいは社会的地位が低い家族のほうが、暮らし向きがよい家族よりも障害によるスティグマをより大きく感じるだろうと推測してきました。社会的、経済的に恵まれない世界中の多くの人たちは、一家の社会的、経済的地位を向上させるため、わが子の成功に頼っているからです。すでに不利益な立場にある家族のほうが、自閉症のある子どもをもつことによって、失うものがより大きいのです。しかし、J夫人は生活に不自由しているわけではありませんし、自閉症の子をもつことが自分の世間的立場を傷つけるという理由だけでわが子を隠すのでもありません。

彼女はおそらく、深く浸透しているある文化的信念に影響されているのでしょう。その信念とは、精神分析の台頭と、とりわけブルーノ・ベッテルハイムの研究とともに二十世紀の中頃に発展したものです。精神分析全盛期の時代に自閉症の子どもをもつことの苦悩を、私は想像でしか知りようがありません。親たちは、わが子が一生涯、精神障害を背負っていくことになると知っただけではなく、その障害を自分たちが与えてしまったのだと言われました。極めて深い愛情をもつ母親たちは、わが子が自分の身を守ろうとして殻の中に引きこもってしまうほど、何か恐ろしくひどいことを自分がしてしまったに違いないと考えました。ある母親は、一九六〇年代にベッテルハイムによって息子さんが自閉症と診断されたときの面接を思い出し、こう語ってくれました。「母親は判決席にいて、彼はその裁判官であり検察官であり、その他すべてです。彼は、母親がこの子どもを自閉的にしてしまったのだとし、被告を母親地獄へ送ろうとしていたのです」

このような親御さんたちの罪悪感は、私にもある程度理解できます。イザベルが自閉症と診断されたとき、私も罪悪感に駆られました。しかしいったい何に対してそれを感じたのか、自分でもわかりません。私は無意識的に自分自身とジョイスに尋ねました。私たちは何かよくないことをしたのだろうか？　ジョイスは、妊娠中に自分の身体をいたわらなかったのだろうか？　ジョイスも私も、自分たちの仕事にあまりにもかまけすぎたために、イザベルは私たちに対してきちんと愛情を抱くことができなくなったのだろうか？

自閉症を引き起こす原因となるようなことを自分たちがしてしまったのではないかと疑わない親がはたしているでしょうか？　イリノイ大学の児童精神科医、ベネット・レーベンタールは、私にこう言いました。「私の患者さんの親御さんたちは、責任を問われるのを恐れるあまり、そのことについて尋ねもしません。間違いなく、私のほうからこの問題を取り上げなければなりません。そして私が彼らに、自分自身を責めないようにと伝えると、彼らは目に見えてほっとするのです」

J夫人と話をした後、ふと、自閉症というのは、本当は二つの病いなのではないか、という考えが私の中に浮かびました。自閉症というのは、私たちがよく知っている症状すべてであり、加えて、社会がそれに付したスティグマと排斥でもあるのです。自閉症のある人のほとんどは外見上、他の人たちと違って見えないことが多いため、スティグマもそれほどではないだろう、と最初は思われるかもしれません。逆説的なことに、目に見えないハンディキャップのほうが、容易に目につくものよりも実際にはより多くの重荷、スティグマ、羞恥心を生み出しかねないのです。これはかつて作家のスーザン・ソンタグが、彼女の一九八八年の著書*Illness as Metaphor and AIDS and Its Metaphor*（邦訳『隠喩としての病い・エイズとその隠喩』みすず書房）の中で強調して述べたことです。世界中の人たちは、精神疾患、結核、および多くのがんといった、明らかな身体的な兆候がほとんどない病いや、その症状や原因が人々を混乱に陥れたり、あるいは治療不可能であったりする病いに対して、道徳的な判断を与えがちなのです。

「疾患に意味を与えることほど酷なことはありません」と彼女は記しています。「その意味は常に道徳的なものです。因果関係があいまいで、治療も効果がない重大な疾患というのは、どのようなものであれ、意味という波にもまれているのです」。このような道徳的判断の最近の例としては、ＨＩＶ感染と、乱交や不法な薬物使用との関連づけが含まれます。陰部ヘルペスは、『タイム』誌の一九八二年八月号の表紙で「新しい緋文字」〔訳注：緋文字とは、昔の米国清教徒の間で「姦通（adulthery）」の罪を意味するA文字を緋色で示したもの」と記されました。文化人類学者のナンシー・シェパー＝ヒューズとマーガレット・ロックが記したように、第二の病い、すなわち病いの相棒は、患者を「これで二度目の犠牲者にし、さらに病いの檻の中へと押し込めます。つまり、患者は、非常に病んでいるということに加えて、遠ざけられ、沈黙を強いられ、そして辱められるのです」。スティグマというのは、烙印です。普通とみなされることの境界を逸脱することに対して、社会は私たちに烙印を押すのです。

私はこれまでに、ソンタグと同じ考えだろうと思われる人たちの何人かにインタビューを行ってきました。ソンキョンは、私がソウルで会った女性で、自閉症のある息子さんがいます。彼女は、次のように言いました。

私の子どもを見かけた人たちは、「どうして普通の子どもがこんな行動をするのだろう？　これはきっと、親に何か問題があるに違いない。親はあの子を学校に行かせていないのだろうか？」と言います。自閉症のある子どもたちは、しばしば行儀がよくないことがあります。そして、躾が悪い子どもを目にしたときに人がまず考えることは、彼らの学校あるいは学習能力に何か問題があるか、さもなければ母親が悪いということです。つくづく思うのですが、身体的にさほどひどい障害を負っているようには見えない子どもをもつ親御さんたちは、私が知っている自閉症の子どもの親御さんたちもそうですが、身体的なハンディキャップのある子どもの親御さんたちよりも、余計に苦しむことになるのです。

哲学者のイアン・ハッキングは、最近、パリのコレージュ・ド・フランスで自閉症についての連続講義を行いました。一度も話をしたことがなく社会生活もまったくしない子どもと、ほとんど普通に見える子どもとでは、はたしてどちらのほうが大変なのだろうか？と、彼は声を大にして疑問を唱えました。彼は、この質問に対して何か本当に回答があるとは思っていませんでしたが、哲学的な課題として、この問いを投げかけたのです。少なくとも、重度の障害がある場合は、明らかに障害とわかります。そのような人に対する介護の仕方について、ほとんど異論はないでしょう。しかし話をすることができ、友だちの一人や二人つくることまでできても、定期的に暴力的になったり、ときおり入院と強い薬が必要となる自閉症のある子どもの場合はどうでしょうか？　ハッキングによると、ジャンヌ‐マリー・プレフォーの場合がそうだったと言います。プレフォーというのは、一九九九年の本、*Maman, pas hopital!*（ママ、病院はイヤ！）の中で、軽度自閉症のある自分の娘を殺してしまった経緯を書き記した人です。ハッキングは、はっきりそう述べたわけではありませんし、フランス語で話していたわけですが、それでも彼の話は、もしプレフォーの娘さんがもっと重度の障害をもち、施設で暮らしていたなら殺人は起こらなかっただろうに、と暗に示唆しているように感じられます。

物事を合理的に考えることができ、経済的な余裕もあって、子どもを施設に入れている家族なら、さほどスティグマを経験しないかもしれません。ケニアで、モニカ・ムブルが私に次のように言いました。ムブルはナイロビ在住の、自閉症のあるお子さんの親であり、擁護者です。「もしあなたが貧しかったら、わが子を隠すことはできません。しかしあなたが裕福で、より多くの部屋をもっていれば、わが子を部屋に引きとめておくことができます。そして、人々はたとえあなたにこのようなお子さんがいることを知っていたとしても、誰も何も言わないでしょう。近所の人たちは、今以上にあなたを困らせたいとは思いません。しかし、もしわが子を外へ連れ出そうものなら、あなた方は世間の憐みの対象になってしまいます」

十分に裏づけされたものではありませんが、アフリカの国々の中でも、特に南アフリカ、ケニア、ウガンダで、自閉症のある子どもがベッドに鎖でつながれているのが警察によって発見されているという噂が広く知れわたっています。ひょっとしたらそれは、子どもが自分自身を傷つけないようにするため、という理由も一部にはあるでしょうが、大部分は彼らを地域から隠すためです。これはケニアの親御さんたちから聞いた話なのですが、最近警察は、モンバサという海岸沿いの町で、母親が用事に出かけている間、柵で囲った裏庭の木に縛りつけられていた自閉症のある十五歳の少年を発見したというのです。また、モニカ・ムブルが自閉症についてのラジオ番組に出たところ、番組終了後リスナーから警察に、ニエリ［訳注：ケニアの町］の彼らの近所に、自閉症のある二十歳の男性がいる、という電話が入りました。その後、警察がその男性を救出したのですが、彼はいすに縛りつけられていたといいます。近所の人たちの話では、その男性の両親はこのような息子がいることを一度も口外したことがなかったそうです。近所の人たちはその男性を一度も見たことがなかったと主張しましたが、彼がそこにいることは近所の人たち全員が知っていたのですから、誰か目にしたことがある人がいたに違いありません。ケニアのテレビは、おそらく長年にわたって束縛されていたために結果的に彼は上腕を動かせなくなっていると報じました。彼は、整形外科手術で肩の関節の腱を緩めるためにナイロビの病院へ連れていかれました。肩の関節は両腕をあまりにも長い間後ろに縛りつけられていたために、融合してしまっていました。彼はその後、両親のもとに帰されました。

スティグマは、いったいどこから来たのでしょうか？　どうして親は、特に母親は、結局、自閉症の責任を負わされることになってしまったのでしょうか？　これらの質問に対する回答は、さほど複雑ではありません。それは非常に単純なことに、精神分析、つまり私が子ども時代に学んだ科目に端を発するのです。私は精神分析の歴史について、多くの人たちが自分の家系図について教えられるような方法で教えられました。

自閉症のある子どもたちというのはそういうふうに生まれついていると、レオ・カナーは確信していました。彼らは、意図的に自分の親または人間社会全般から内へとこもってしまったのではなく、生まれた時点ですでに内閉していたのです。

この考えによれば、親は責任を負わされずにすんだはずでした。しかしカナーと、そしてアスペルガーも、親の責任にしておきたがる人たちに有利な根拠を提供したのです。彼らは、患者さんの父親や母親たちに自閉症をうかがわせるかすかな影を観察し、遺伝的な関係とは別の親子関係があるのではないかと疑ったのです。当時、アメリカとヨーロッパの心理学において強い影響力をもっていた精神分析医たちは、この考えに飛びつきました。そして、母子関係がその後のあらゆる対人関係の原型になると主張したのです。自閉症のある人たちが対人的に障害をもっているのは、彼らが自分の両親、特に母親と異常な関係にあった、あるいは関係をもつことができなかったことが原因である、と精神分析医たちは論じたのです。

精神分析医である同僚たちからのプレッシャーを受けながらも、カナー自身は因果関係について確信がありませんでした。彼は、その関係が心理的なものだろう――親が冷淡な場合、その子どもも冷淡になる――という考えを好意的にとらえながらも、一方では依然として、自閉症が生まれながらのものであると信じていたのです。彼はまた、たとえ親が冷淡であるとしても、子どもをそのようにするのは遺伝であろうという可能性についても考えていました。アスペルガーはというと、親と、自閉症のある子どもとの関連はまったく生物学的なものであり、そこには子育てとはほとんど無縁の、遺伝子と環境の間の複雑な関係が関与していると、より強く確信していました。何といっても、自閉症のある子どもたちの多くには、一卵性双生児の多くでさえ、健常なきょうだいがいるからです。しかも、アスペルガーは、自閉症のある二百人の子どもたちを十年以上にわたって調査する過程で、「これらの子どもたちの親とその他の親戚たちのことを知るようになり、彼らの親戚の中に異常な特性のある人がいることがわかった」と記しています。

カナーは、「冷蔵庫マザー（refrigerator mother）」という致命的な言葉を導入しました。この言葉は、ブルーノ・ベッテルハイムも含めた多くの精神分析医の、自閉症の原因についての見解を決定することになりました。これは、レオ・カナーが症候群としての自閉症について、最初に記述した中の一つの表現に由来します。カナーは、そのような表現を用いてしまったことを永遠に悔んだかもしれませんが、彼はその中で、彼が調査した最初の十一人の自閉症の子どもたちの両親が、わが子を「解凍されることのない冷蔵庫の中にきちんと」保存していたと述べたのです。アスペルガーにとっては、自閉症の子どもの冷淡な親というのは、遺伝の役割を裏づけるさらなる根拠でしかありませんでした。一方、ブルーノ・ベッテルハイムなどの精神分析家にとっては、それは悪い親であるという証拠だったのです。

ところで、結局はアスペルガーの意見が正しかったことが明らかになりました。今日、精神科医は学生に対し、すべての精神障害の中で統合失調症と双極性障害が最も遺伝的影響が強い、と杓子定規に教えます。しかしそれを上回るとは言わないまでも、ちょうど同じくらい、自閉症も強力な遺伝的要素をもっているのです。一卵性双生児における、自閉性障害（カナーによって記述された古典的形態）の一致率――これは、全く同じＤＮＡをもつ双子の両方が共にその障害である割合を意味します――は、少なくとも六〇％であり、冠動脈疾患、うつ病、あるいは乳がんの一致率よりも高いのではないかと科学者は推定しています。三つの双生児研究では、一卵性双生児における「自閉性障害」の一致率が七〇％であるのに対し、二卵性双生児ではゼロであったことが示されました。さらに、アスペルガー障害や他の広汎性発達障害も含めた自閉症スペクトラム全体にわたる一致率を科学者が推定したところ、一致率は、二卵性双生児間では一〇％でしかなかったのに対し、一卵性双生児間では八二％にまで増加したのです。

カナーとアスペルガーはまた、自閉症の子どもたちの親に見られる傾向として、他にも共通点があることに着目しました。それは後に、研究者たちによって繰り返し言及されることになります。つまり、これらの親たちは、いずれも大変教養のある人たちばかりだったのです。それゆえ、彼らは専門的職業に就いている傾向にありました。乳母を雇い、昼間はその乳母にわが子の世話を託していることもしばしばだったのです。精神分析によって支配されつつある世界の中で生きていたということもあり、カナーは自閉症が、教養ある親の野心と情緒的な（そしてときには物理的な）距離と、何らかの形で関連しているのではないか、と考えました（ただし、実際には一度も調べたことはなかったのですが）。

カナーの十一人の症例の父親たちのうち、四人は精神科医で、これは一般的アメリカ人のまさに代表的サンプルというわけではありませんでした。残り七人の父親たちの内訳は、弁護士が二人、その他、洋服商、化学者、植物病理学者、森林学の教授、および鉱山技師でした。十一人の母親たちのうち、九人が大学の学位を有しており、それは一九四〇年代には珍しいことでした。一九四三年に、二十五歳以上のアメリカ人女性で四年制大学を修了していたのは四％以下だったのです。自閉症のある子どもの親が、自閉症以外の子どもの患者の親よりも教養が高いと信じて、カナーは、より「教養のない家庭」に目を向けようとしましたが、あまりうまくいきませんでした。最初の百例の平均学歴は、アメリカ合衆国の標準を少し上回る程度でしたが、それでも高いものでした。父親の七四％と母親の七〇％が大学の学位をもち、そのうちの三八％が大学院を修了していました。はたして、教養が高く、野心的な人であればあるほど、より冷淡でよそよそしい親になる傾向にあったのでしょうか？

カナーおよび彼の例に倣った他の研究者たちの仕事の結果、ある特定の精神疾患がある社会階層と関連するかどうかを明らかにするために、さまざまな精神疾患における社会的階級についての調査が開始されました。現在でも、自閉症と社会的階級の間に何か重大な関係があるのではないかと問い続けている自閉症の研究者は、わずかながらもいます。また自閉症、特にアスペルガー障害が、科学者、数学者、およびコンピュータの専門家の子どもに生じることが多いのではないか、という疑いは強まりつつあります。二十一世紀の精神科医なら、カナーが目の当たりにしたのが紹介バイアスだったことを容易に理解できるでしょう。つまり、ジョンズ・ホプキンス大学の精神科医に相談するような人というのは、仲間の精神科医も含めて、教養が高い、専門職の人である可能性が非常に高いということです。それでもカナーは、そのサンプルを偏っているとして退けはしませんでした。しかしその後、社会経済的および教育レベルは自閉症の発症率には関係しないが、人々が精神医学的アドバイスを求めるかどうかに関係しているという解説が必要となりました。社会経済的地位がより高い人たちは、それがより低い人たちよりも頻繁に医療を利用する傾向があり、研究に対してもより進んで参加するのです。

同様の紹介バイアスは、世界の他の地域においても見られます。インドでは、あまり頻繁に自閉症の診断を下しません。また下される場合、その患者は、裕福で教養がある親御さんの子どもである傾向にあります。質の高い医療を求め、そのための費用を支払うことができる人たちです。そして外国で訓練を受けた、高額な費用がかかる専門家の診察に訪れる人たちなのです。このような親たちはインターネットにアクセス可能で、外国の国々を訪れ、英語の出版物を読みます。ですから、私がニューデリーにある、自閉症のある子どもたちのための唯一の学校を訪れたとき、インタビューした十人の父親のうち全員が、そして十人の母親のうち四人が大学教育を受けていたのは、少しも不思議ではなかったのです。しかもその男性たちの半分は修士以上の学位を有し、博士号をもっている人も二人いました。そこでは私は、アスペルガー障害の診断を受けたお子さんの一人にしかインタビューしませんでしたが、非常に驚いたことに、その子の母親はハーバード大学の博士号をもつ化学者で、父親はマサチューセッツ工科大学の博士号を有する物理学者だったのです。

一九六〇年代に、ジョンズ・ホプキンス大学のレオン・アイゼンバーグは、自閉症のある子どもたちの父親について調査しました。これは彼が、子どもに精神病理を発症させるうえでの父親の役割を精神分析学の文献が無視していることに着目したためでした。その典型的な例は、アイゼンバーグがT氏と呼んだ男性でした。彼にはビリーという名前の息子がいましたが、T氏はアイゼンバーグに、「私は他のことが目に入らなくなってしまうほど、自分の仕事に強い関心を抱いています」と言いました。アイゼンバーグが言うには、T氏と彼の妻が子どもをもつことに決めたのは、子どもを欲しかったからではなく、それが社会的に適切と考えられることだったからなのです。彼らには双子が生まれましたが、その一人が幼児期に亡くなった頃から、T氏はひどく酒を飲むようになり、以前にもましてよそよそしくなりました。アイゼンバーグによれば、T氏と彼の妻は、双子の生き残ったほうの子どもであるビリーを失うことを恐れるあまり、彼を「人との接触からほぼ完全に隔離しておきました。人との接触は、もっぱら細菌感染の原因と思われたからです」。ビリーが精神病で入院したとき、T氏は見舞いに訪れましたが、「自分の息子に対してよそよそしく、距離を置いていました」

アイゼンバーグは、百人の父親に対する観察をもとに、八十五人は「強迫的で、よそよそしく、ユーモアに欠けていた」と結論しました。「彼らは極端なまでの完璧主義者であることから、全体的な意味を見失ってしまうほど詳細にこだわります。したがって、科学者が多いにもかかわらず、各自の分野で主要な貢献をする人は一人もいないのです」。父親の一人は、自分の人格を説明するなかで、彼自身の父親の風変わりな行動を例に挙げました。彼の父親は教授で、列車が大破する事故に遭ったそうです。乗っていた車両は斜めに二十度傾きましたが、緊急救助隊が彼を救出するためについには金属を切ったそのときも、彼は執筆に取り組んでいたといいます。

二つの仮説、つまり悪い親、特に母親が自閉症を引き起こすという仮説と、自閉症が高い社会経済的地位と関連があるという仮説は、実際に覆すのは困難です。アイゼンバーグがしたような研究は、生物学的、遺伝的議論を十分裏づけるにもかかわらず、です。事実、遺伝研究の多くは、現在、「正常な」親と、彼らの自閉症のある子どもたちとの間の行動的類似点に関して行われています。今では、自閉症が遺伝的基盤をもつ脳の障害であることは再三述べられています。しかし一方で、遺伝子だけで精神障害が引き起こされるわけではなく、私たちの脳は、親やその他の家族との相互作用も含め、環境的要因によっても強く影響されると言われています。したがって、自閉症は親にもいくぶん責任があるのではないか、と今なお考えられていても不思議ではないのです。

親批判は、私がコネチカット州の裕福な地域であるフェアフィールド郡で児童精神科医にインタビューを行ったときにも話題になりました。彼女は、自分の患者たちの父親のいかに多くが重要な診断評価と話し合いの際に不在であるか、そのことを興味深く感じていました。「典型的なウォールストリート勤めの父親が電話をかけてきてこう言うのです。『私は街から離れられないのです。電話でお話しするわけにはいかないでしょうか』。一方、母親たちはというと、たいていきちんとした身なりで、高価なハンドバックを手にした美しい女性たちです。父親は電話口で話すだけで、一度も顔を見せません」。彼女は笑いながら言いました。「まるで、ドラマの『チャーリーズ・エンジェル』のボスみたいです。私が治療した子どもたちの多くは父親の顔を見たことがないのです」。そして、彼女は冗談ぽく言いました。「いつの日か、突き止めてみせるわ。電話口にいるのはこの男性ただ一人で、患者たちはすべて彼の子ども。だから彼らはこんなにもよく似ているのだっていうことを」。自閉症、そして多くの児童期の精神疾患が遺伝的要因を有することは彼女も知っていますが、それでも彼女は、距離を置く父親の影響について思いをめぐらせているのです。「親が原因で自閉症が生じるということはありえません――その可能性は皆無です」。彼女は言います。「でも、自閉症の子どもたちは、よい親をもつこともあれば、悪い親をもつこともあるのです」。私たちは、冷蔵庫マザーから卒業し、今や電話で話す父親へと話題の対象を移すことができました。

精神科医たちにとって予想外だったのは、最近の遺伝的、臨床的、および疫学的な研究結果でした。それらによると、自閉症スペクトラム障害に特徴的な対人的障害が――何の実害や大きな対人的問題を生じさせることのないほんのわずかな程度とはいえ――一般の人たちにも広く認められるだけでなく、自閉症のある人たちの親族により広く浸透していることが強く示唆されました。しかもこれらの自閉的な親族たちと「正常な」人たちには、運動企図、模倣（運動野と大脳基底核）および社会的情報処理（体性感覚野）をつかさどる脳の特定部分によく似た異常が共通して見られることを示す、ＭＲＩ（magnetic resonance imaging 磁気共鳴画像法）研究さえあるのです。

私は、シカゴのストリータービルと呼ばれる区域で育ちました。ミシガン大通りにウォーター・タワー・プレイスと呼ばれる高級ショッピングモールがあります。そこは、私が育ったところからちょうど二ブロック行ったところで、現在そこを見ると、かつてはその大部分を占めていた、小さいけれども申し分のない公園を思い出します。その私有の立ち入り禁止の公園は、高い、暗赤色のフェンスにぐるりと周囲を囲まれており、鍵がないと入ることができませんでした。それは、コンクリートの中の珍しい緑の一画をなし、町から切り離されたような幻想を呈していたのです。西の方を見ると、高いオークの木の上に、古いシカゴ・ウォーター・タワーがそびえ、そのジョリエット石灰石の淡い黄色のブロックが見えました。そこは中上流階級の子どもたちのための遊び場であるとともに、わが家のペットの墓地でもありました。特権と保護の両方がある場所でした。

ティムほど足繁くその公園を訪れた子どもはいなかったと言えるでしょう。彼は近所に住む、精神遅滞のある少年でした。年齢の割には長身でがっしりしており、縮れた明るい茶色の髪をしていました。人口が密集した地域にあって、彼は、私が初めて、しかも唯一見かけた障害のある子どもでした。ティムは身体の骨が変形していたわけではありませんでしたが、私たちの誰もが彼を見ると死ぬほど震えあがりました。彼はよだれを垂らし、しどろもどろに話をし、頭をふらふらさせました。両腕、両脚をうまくコントロールできず、他人と自分の身体の位置関係を測ることができないため、うっかり人とぶつかったり、人のつま先を踏んでしまったりすることがよくありました。

私は、どうして私のほうが彼よりもよくいじめられるのだろうかと、若干の憤りをもって思ったものでした。今になって気づいたのですが、公園の他の少年たちは彼を避けていたのです。それは、少年たちが彼を恐れていた、あるいは嫌悪していたということもありますし、彼が少年たちとの会話に一切加わることができなかったからでもありました。私も彼を避けていました。私たちは彼の存在を十分に意識していたにもかかわらず、あたかも彼が単なる風景の一部でしかないかのように、見て見ぬふりをしていたのです。

その後、一九七三年の夏、私が十一歳のときにティムは姿を見せなくなりました。ずいぶんとたってから、私は彼が入所施設に入ったことを知りました。誰も彼のことを話題にしませんでした――私の両親も（少なくとも、私の姉や私に対して、彼のことを口にしませんでした）、他の子どもたちも同様でした。まるで彼が存在していなかったかのようにです。私はティムの両親と話すのが嫌でした。私には、彼の家族が障害で汚染されているように思われたのです。なぜ彼らがそれまでティムを公衆の場に連れてきていたのか、私には理解できませんでした。

振り返ってみると、私はこのような沈黙やそのほかの似たような沈黙に驚きを覚えます。私の家族は、ホームレス、貧困、およびアルコール依存症を含めた、不運や悲劇、あるいはどこにでもある醜さについて、ほとんど口にしませんでした――私の父は、その父親や、さらにその父親もそうだったように、悲惨な人々がほどほどの不幸になるよう支援することに生涯を捧げたにもかかわらずです。

私たちは、精神性を中心として展開する、豊かで、とりとめのない世界に住んでいました。それは、本当の悲劇ではなく、父親を殺して母親と結婚するといった想像上の悲劇をもつ、想像の世界でした。精神分析家たちは会を催すためにわが家に集い、ときおり、まるでそれが当たり前であるかのように、自らの無意識の幻想をさらけ出すことがありました。私が十三歳か十四歳のときのことです。七十歳のある客人が、自分は女性になりたいと無意識に思っている、と私に言いました。彼らはまるで、ヌーディスト村の人間が、なぜか服を着た者たちの世界へふらふらさまよい出てきてしまったかのようでした。

当時の状況はと言えば、フロイト理論、特に子どもの精神病理は究極的にその親に責任があるという考えによって支配されていました。こうした知的環境にあったため、教養ある専門家たちの住む都会においては、特殊なニーズのある子どもたちは、親の評判を傷つけないよう、家の中に閉じこめられていたのです。

田舎では、それほど容易に子どもたちを隠しておくことはできなかったのではないかと思います。しかし、都心のシカゴのアパートはそうあけすけではありませんでしたから、近所の人たちがいったい何をしようとしているのか、いつもわかっているわけではありませんでしたし、それは私たちにも当てはまりました。精神科医、もしくは言語療法士や個別指導教師であっても、そういった人たちにかかった子どもについてのうわさを実際耳にしたときは、わが家の両親は、そのことを誰にも話してはいけない、と私たちに釘を刺しました。そのため私は、児童期の精神疾患や学習障害というのは、恥ずかしく、屈辱的なものだと考えてしまったのです。

精神分析は多くの功績を残しました。アメリカ人が精神保健医療についてよりオープンに話ができるようになったのは、精神分析のおかげです。精神分析は、人間には自分を理解し、向上させる能力があることを証明しました。人々は、子ども時代に親が背負いこませた情緒的葛藤を彼らが解決するうえで精神分析が役に立ち、その結果、より一層適応した生活を送れるようになる、と信じたのです。実際、それは役に立ちました。しかしその一方で、親はわが子の生活のほとんどすべての面で責任を負わされることにもなりました。当時は、偉大な心理学者でありアメリカの子ども研究史の始祖でもあるエリック・エリクソンでさえ、ダウン症をもって生まれた息子のニールを、彼の親友のマーガレット・ミードのアドバイスに従い、生後数日内に施設へやった時代だったのです。エリクソンと彼の妻は、ニールが家族の評判やキャリアを汚すことを恐れ、二十年以上もの間、他の四人の子どもたちのうち三人を含む家族に息子の存在を秘密にしておいたのです。

わが家の近所の子どもで、身体的または精神的に障害のあるような子どもたちというのは、町の私たちがいる区域から離れた、刑務所のような学校に送られるのだ、と私は信じていました。また、自宅に住んでいる場合は、私が通っていた中学校からさほど遠くない、荒れ果ててボロボロになった、暗い灰色のビクトリア様式の屋敷内にある学校へ行くのだ、と想像していました。その屋敷は、一年中冬のように感じられ、友人たちと私は、「お化け屋敷」と呼んでいました。私たちはそのそばを通り過ぎる際には、病気がうつらないように息を止めたり、あるいは学校から出てくる誰かに出くわすようなことを極力避けるために、もっぱら道の反対側を歩いたりしたものでした。私は、そこに人が出入りするのを一度も見たことがありませんでしたから、はたして実際に学校だったのかどうか、今でも定かではありません。しかし、そこは障害のある子どもたちがいるところだ、と確信していたのです。

その頃、シカゴの南側にブルーノ・ベッテルハイムの特殊学校がありました。どうして私がその学校のことを知ったかというと、自分が子ども時代に過ごした場所を見せようとして、父がよく私をハイドパークとシカゴ大学めぐりに連れていってくれたからです。私には、その地域がまったく別の町であるかのように遠くに感じられました。実際そこには子どもたちが住んでいたけれども、彼らの親は訪問を許されなかった、という話を聞いていたために、そのことが子どもの牢獄をめぐる私の空想をますます煽りました。

私の時代と比べると、私の子どもたちやその友人たちはずいぶんと隔離されない生活を送っています。彼らにとって差異と多様性というのは、人種や民族性にとどまらず、知的障害、読み障害、トゥレット症候群、ＡＤＨＤ、とりわけ自閉症をも含んでいるのです。彼らは、不安や注意の問題のために中枢刺激剤や抗うつ薬を服用する子どもたちをたくさん知っています。現在の親たちは、薬や診断についてしばしば率直に話をし、子どもたちには多くの異なる種類の知性があり、情緒発達といってもかなりの個人差があるという考えをよく知っています。精神分析の文化は、私の子ども時代と変わらないほど支配的ですが、かつてそこではこのような開けた考え方は許されませんでした。

不適切な子育てが自閉症の原因であるという精神分析的見解を、ブルーノ・ベッテルハイムが普及させたことは確かです。しかし、スティグマや羞恥は、何も彼から始まったわけではありません。むしろそれは、アメリカ人が精神分析を歓迎したのと同時に始まったのです。

フロイトは、一九〇九年に初めて米国を訪れ、クラーク大学で五つの講義を行った際、自分が歓迎されたことにいたく驚きました。と同時に、懐疑的にもなりました。フロイトは、自分が疫病に相当するものをもたらそうとしていると確信して、アメリカにやってきたからです。アメリカ人は、ほとんどのヨーロッパ人から、内気で厳格である、と思われていました。そのため彼は、セックスやセクシャリティについての率直な話し合いを基盤とする理論を受け入れることをアメリカ人は躊躇するであろう、と予測したのです。ところがアメリカ人は、あまりにも気やすく精神分析を受け入れてしまったように彼には思えました。彼らは精神分析を単純化しているか、あるいは少なくとも、ある予想外の目的のためにそれを用いているに違いないと思われたのです。

彼の考えは間違っていませんでした。社会学者のシェリー・タクルは、精神分析がアメリカの精神保健の専門家たちの間に、そしてアメリカ人の知的な生活や、もっと広く一般大衆の生活に根づいたのは、精神分析が彼らの個人主義と完璧に一致していたからだ、と論じました。急速な都市化と、（移民も含む）社会の移動による混乱、さらに世俗的風潮に押され宗教が衰退していくなか、人々はもはや身近なコミュニティとその価値観によっては規定されなくなったのです。精神分析は個人、つまり自己向上能力に支えられる柔軟な個人に焦点を置きました。「アメリカの個人主義は、個人というものを自我の演奏者あるいは企業家として表現する傾向がある」とタクルは述べました。

このように、変化の可能性に焦点を置くのは魅力的ですが、これには人を自由にする一方で、気力をくじくという二つの面があります。なぜなら、もし私たちがよりよく変われるというなら、私たちはまた危害を与えることも可能だからです。最も正統的なフロイト派ならば、現実は人格の発達にとって幻想ほど重要ではない、と論じるかもしれませんが、大方は、精神病理が親子関係の乱れから始まると主張します。したがって、自閉症の原因に関する初期の記述の中に、親の責任を問うものがあったとしても驚きではありません。

ほとんどの親たちは医師の言葉を信じ、絶望的な気持ちになりました。夫婦関係、姻戚関係、そして親族全体が修復不可能なほどにダメージを受けたのです。シカゴの精神分析の指導者の一人であるフランツ・アレクサンダーは、一九三二年にシカゴ精神分析協会を設立した人物です。彼は親の責任を強く確信していました。実際、私の祖父は、アレクサンダーが児童精神医学を少なくとも十年は後退させ、これでシカゴのもう一人の母親非難の先導者であるベッテルハイムに対して反論を企てるのは、誰であろうと難しくなってしまった、と考えました。

ベッテルハイムは、医師でもなければ、教育を受けた分析家でもありませんでした（彼は、ウィーン大学で心理学の博士号を取得しています）。しかし、児童精神保健の、特に自閉症の、世界で最も有名な、影響力のある「専門家」の一人になったのです。一九六七年にベッテルハイムは、著書『自閉症・うつろな砦』の中で、自閉症は生物学と環境の両方が原因で生じる、と記しました。ところが彼が取り上げた症例は、自閉症が不適切な母親によって引き起こされることを示すものだったのです。

自閉症の子どもの親はよそよそしく、冷淡であり、親自身が精神病理に苦しんでいる、とベッテルハイムは述べました。彼の見解によると、この障害は本来、生物学的なものだが、当の子どもに対する親のネガティブな態度が生物学的障害を出現させるのだろう、ということでした。ベッテルハイムは、彼自身の直感に矛盾する経験的根拠を無視し、代わりにハリー・ハーロウのような心理学者に関心を向けたのです。ハーロウは、早期の幼児と母親とのやりとりにおける異常が愛着の障害をもたらしうる、と論じた学者です。

ハーロウは、その残酷さゆえに動物愛護団体の間でも現在有名になっている、アカゲザルを使った実験を行いました。母ザルから引き離され、機械仕掛けのサルと一緒に置かれた赤ん坊ザルは、ミルク瓶が取りつけられている針金製よりも、ミルク瓶がついていない布製のサルを好むことを、ハーロウは示しました。また、幼児期早期に養母ザルから引き離されたサルは、長期にわたって情緒的な影響を受けるのに対し、大人になって社会的接触を奪われたサルは、ほとんど影響を受けないことも示しました。これらの研究は、子ども時代と大人になってからどのような対人関係を確立するかは母子関係によって決定される、というフロイト派の考えを正当化しました。それからまもなくして、世界中の精神科医と精神分析家がベッテルハイムの見方で自閉症をとらえるようになったのです。

一九五六年にフォード財団は、ベッテルハイムが彼の特殊学校の自閉症児を対象に計画した研究に対し、奨学金三十四万二千五百ドルを提供しました（ただし、彼はこれらの子どもたちを、児童統合失調症とも呼んでいました）。研究の目標は、子どもたちの集団を一日二十四時間調査し、どのような種類の治療が最も効果的であるかを明らかにすることでした。十一年後の一九六七年に彼は、四十人の自閉症児を集中的に調査し、彼が母親の「黒いミルク」と詩的に呼んだものを適切な養育に置き換えることで、「凍結された子どもたち」を「解凍」するのに顕著な進展があったと主張しました。子どもたちを彼らの醜悪な環境から引き離すことで、学校のスタッフは、彼らを現実世界へと引き入れるために必要な情緒的サポートを与え、彼らの心を柔軟にすることができる、とベッテルハイムは確信したのです。ベッテルハイムが言うには、これらの子どもたちは、そのほとんどが週に五日、学校で生活していましたが、ベッテルハイムの監督と保護のもとで、自己を把握するための情緒的能力を獲得した、というのです。ベッテルハイムは、学校における進歩を、家庭で親から加えられた危害の証として利用しました。

一九九〇年代に、ベッテルハイムの伝記作家の一人であるリチャード・ポラックは、学校の記録を詳しく調査し、もう一つ別の物語があったことを明らかにしました。ポラックには、かつて特殊学校の生徒だったきょうだいがいたのです。奨学金の助成は一九五六年に始まり、一九六三年に終了しました。ベッテルハイムは、その間に正式に自閉症と診断されたのは六人しかいなかったことを認めました。一九四四年から一九七三年までの間に、この学校に入学した二二〇人の子どもたちのうち、自閉症と診断されたのは十三人だけでした。臨床ファイルは入手できないため、十三人すべてが今日の基準での診断資格を満たしているかどうかは知るよしもありませんが、このような小人数のサンプルでは、ベッテルハイムの所見の正当性が疑われたとしても当然です。『自閉症・うつろな砦』自体、わずかに三症例に基づいたものにすぎません。しかしこの本の販売促進期間中、主要な新聞すべてと、『トゥデイ』〔訳注：アメリカNBC製作による朝のニュース番組〕や『ザ・ディック・キャベット・ショー』〔訳注：アメリカ版『徹子の部屋』的なトーク番組〕といった全国規模のテレビ番組は、この学校を、自閉症の子どもたちの家、非情な親の遠くまでのびる長い腕から子どもを守ることができる家として、大々的に宣伝したのです。このような状況で、ベッテルハイムは、親たちが本の中で読んだのと同じ主張を繰り返しました。「本書全体を通して、私は自分の確信を表明します。つまり、幼児自閉症を促進する要因とは、わが子の存在を否定しようとする親の願望なのです」と。

自閉症に関する本が他に二冊、ほぼ同時期に出版されましたが、それらは新聞等ではほとんど取り上げられませんでした。バーナード・リムランド著、*Infantile Autism: The Syndrome and its Implication for a Neural Theory of Behavior*（幼児自閉症：症候群と行動に関する神経理論の示唆）（一九六四）と、クララ・クレアボーン・パーク著、*The Siege*（城塞包囲）（一九六七）です。前者は、自閉症の生物学的、神経学的側面を概説したもので、後者は、自閉症のある子どもの子育てを素晴らしく書き記した体験記です。これらの書のほうが自閉症をより正確に描写しているのですが、ベッテルハイムには対抗できませんでした。彼は、書き手としてあまりにも素晴らしすぎ、ウィーン風の文体で――本物の心理学専門家の証です――実に巧みに自分を売り込んだのです。

『自閉症・うつろな砦』で紹介された三つの症例記述――ローリー、マーシャ、およびジョイ――が、自閉症の症例である可能性はあります。しかし、それらが自閉症に似た短期の症状を示す、児童虐待の一種、ネグレクトの例である可能性も考えられるのです。また実際、自閉症だったとしても、親の情緒的混乱を、自閉症のある子どもたちの親御さんすべてに一般化することはできないでしょう。本当のところはわかりません。しかしながら、ベッテルハイムが親の問題を強調しようとして入念に話を作り上げ、大成功を成し遂げたことは明らかです。彼は、苦悩する親がわが子から退く姿を見て、子どもを嫌悪しているのだ、と考えました。しかしベッテルハイムが目撃したのは、自閉症の原因ではなく、わが子の自閉症に対する親の反応であったことは、まず間違いないでしょう。これは原因と結果を混同した典型例です。

ベッテルハイムによると、ローリーの母親は娘の幼児期全体を通じてずっと仕事を続け、娘の世話を乳母に任せたために、娘の自閉症を引き起こしてしまった、ということでした。マーシャの母親は、結婚早々夫と死別し、その後、本当は愛していない男性と結婚しました。その男性は、子どもを欲しがっていませんでした。それでも、彼は子どもをもうけることを承諾したのですが、ベッテルハイムのスタッフには、「自分はその赤ん坊に対してまったく関心がなかった」と述べました。三番目の、最後の症例であるジョーイは、ローリーやマーシャよりもずっとよく話をしましたが、コミュニケーションをとることはほぼまったくと言っていいほどできませんでした。これは彼の母親が「彼のことを人間というよりも、むしろ物として考えていた」ことが原因とされました。

ベッテルハイムは、これらの子どもたちには障害をもたないきょうだいがいることに言及しました。しかし彼は、彼らの両親が子どもたちに対してそれぞれ違う扱いをしたと述べるだけで、どうして虐待的な親が自閉症にならないきょうだいを育てられるのかという問題を避けました。おそらく心を病んでいたであろうこれらの親たちも、精神病理を克服して、正常な子どもを適切に育てられたのだ、というのが彼の見解でした。ベッテルハイムは、親たちの彼に対する率直さを利用したことになります。たとえば親が、自分は子どもをもつことに対して矛盾した感情を抱えている、あるいは仕事と家庭生活が互いに競い合っているように感じる、といった話をベッテルハイムにしたとき、彼は、彼らが精神的に混乱していると言ったのです。

ベッテルハイムは、自閉症の子どもたちをナチスの強制収容所の囚人にたとえることまでしました。人は生命が危険にさらされ、自分ではコントロール不可能な状況から逃れられないと感じると、さまざまな精神病的な反応を引き起こしうる、と彼は述べました。このような状況に対して、必ずしもすべての人たちが同じように反応するわけではないけれども、自閉症のある人と、強制収容所の一部の犠牲者は、不適切で表面的な愛情を発達させ、アイコンタクトをほとんどあるいはまったくせず、外の世界から自らを閉ざしてしまうという反応を示す、と彼は論じました。自殺は強制収容所でよく見られる反応ですが、（第二次大戦中のナチスによる）ユダヤ人大量虐殺の生存者の一人であるベッテルハイムも、一九九〇年、自らこの方法を選びました。

自閉症のある人たちと収容所の囚人たちとの間で根本的に違うのは予後だ、とベッテルハイムは考えました。大人の囚人（つまり、人格が十分に形成された人たち）は、監禁される前の長年の思い出と経験を活用することで、虐待から回復することができたのに対し、自閉症のある子どもの場合は最初から虐待されてきたことから、憎しみに対抗する能力を築く機会が大人の半分もないというのです。ある自閉症の少年の母親について、ベッテルハイムは、「ナチス親衛隊と自閉症の子どもの母親との唯一の現実における違いは、母親のほうが人生でずっと早く、その子どもに出会うことである」と記しています。

現在では、ひどく無視されたり虐待されたりした子どもたちはもちろんのこと、残酷な扱いを受けた囚人でさえ、自閉症にならないことがわかっています。そうでなければ、清教徒は自閉症世代を生み出していたことでしょう。なぜなら彼らは、わが子を堕落した罪深い者であると考え、そのように扱ったからです――ときに親は幼いわが子の背中に木の棒をくくりつけ、子どもが動物のように四つ足で這うことができないようにしました。シェイクスピアの時代には、子どもたちは動かないように細長い布でぐるぐる巻きにされ、何時間も壁に吊り下げられました。にもかかわらず、なぜ彼らは自閉症にはならなかったのでしょうか？　その答えはもちろん、親が自閉症を引き起こすのではないからです。虐待されたり見捨てられたりした子どもたち、ホームレスの子どもたち、あるいはぎゅうぎゅう詰めの孤児院で育てられた子どもたちは、自閉症の症状のいくつかを示すことがあります。しかし、それらが児閉症の中核症状でないことは明らかです。彼らの問題は、より治療可能であり、多くの場合、回復可能です。対照的に、自閉症は脳の障害であり、一生涯続く障害なのです。

自閉症に関する精神分析的見解は、主にベッテルハイムの仕事を通して、ある遺産を残しました。それは、われわれ親が今もなお自閉症のあるわが子を世間の目にさらすことに対して感じるつらさと罪の感情にはっきりと表れています。その遺産は、特にフランスとアルゼンチンにおいて、より強力です。これらの国々では、一人当たりの精神分析家の数が世界の他のどの地域よりも多いのです。

近々、みなさんが世界のどこか遠い土地を訪れた際には、地元の図書館を訪ね、自閉症についての本を探してみてください。もしそこに自閉症の本があるなら、それはほぼ間違いなくベッテルハイムの『自閉症・うつろな砦』でしょう。

第4章 母親非難

『自閉症・うつろな砦』の出版から二年後、その背景にある考えは、メジャーな映画であるエルビス・プレスリーの『チェンジ・オブ・ハビット』の主題となりました。エルビスは、スペイン人ハーレムでクリニックを経営する若い医師であり、歌手であり、そして政治活動家でもある人物を演じます。メアリー・タイラー・ムーアが演じるミッシェルは、看護師および言語療法士としての訓練を受けた平服の修道女です。彼女は、教会の任命でエルビスと一緒に働くことになりますが、そこにはエルビス自身のような、修道院の外の世俗的な快楽からの誘惑の危険が待ちかまえています。映画は、彼女がこの誘惑に直面するときに経験する緊張を中心に展開します。彼女は、神とエルビス（人生がそれほど単純であればいいのですが！）、宗教的なものと非宗教的なものとの間で選択を迫られます。エルビスは、イエス＝キリストのような理想的な人物です。病気の貧しい人たちの世話をし、治療と音楽を通して彼らのために尽くします。事実、現実の奇跡は神によってではなく、エルビスによって起こされます。エルビスは、その映画の中で唯一の、本当に無私で共感的な登場人物です――教会の年配者たちよりも共感的であることは確かです。彼らは非宗教的な世界に対して軽蔑以外のほぼ何ものをも持ち合わせていないのですから。

彼の患者の一人に、アマンダという幼い、口のきけない少女がいます。彼女は感情を一切示しません。身体を前後に揺らし、触られることを拒否します。アイコンタクトをせず、ラガディ・アン人形をぎゅっと抱きしめています。彼女をクリニックに連れてくるおばは、アマンダは耳が聞こえないのだろうと思っています（母親がその子どもを見捨ててしまったことに注目しなくてはなりません）。しかし言語療法士であるメアリー・タイラー・ムーアは、「彼女は自閉症ではないでしょうか」とエルビスに言います。彼女は最善を尽くしますが、少女の関心を引くことができません。エルビスは、アマンダが母親の家出の結果、どのように人を愛すればいいのかわからなくなってしまったのだと理解し、割って入ります。

「ミッシェル、無理だよ。彼女は怒りの壁の後ろに隠れてしまっているのだからね。今はうまくいかない。私が代わろう。怒りを鎮められるようにしてみよう」。母親が彼女を見捨てたことに対する「自閉的欲求不満」から彼女を解放することが重要である、と彼は主張します。エルビスが人形を取り上げると、アマンダは叫び声をあげます。

「どうしたら人を愛せるようになるのか、君は学ばなくてはいけない」。彼は彼女に言います。「君が自分の憎しみのすべてから解放されるまで、私が君を抱いていてあげよう」。彼女はもがいて抵抗しますが、彼は放しません。「そうすれば君は愛を与え、そして受け取ることができるようになる。私は君のことを愛している。愛しているんだよ、アマンダ。君を愛している。愛している。愛しているんだよ」。三十秒もたたないうちに、彼女は初めての言葉「バカ」を、続いて二番目の言葉「愛」を発するのです。

精神分析家が母親非難をでっち上げたのではありません。母親についてのネガティブな固定観念は、多くの時代や国々に存在してきました。アメリカ史だけをみても、実際、いったいどれほど多くの母親が悪い母親とされてきたか、考えてみてください。たとえば、わが子のことなどまったく目に入らないキャリアウーマン、お金持ちの女性、十代の母親、ユダヤ人の母親、ステージママ、過保護な母親、自由放任の母親、ヒステリックな母親。しかし悪い母親という概念を、ベッテルハイムや彼の先人たちのようなアメリカの学者が意図的に利用し始めたのは、ほんのここ一世紀のことにすぎないのです。

母親たちは、冷淡すぎるといって非難されていないときには、愛しすぎるといって非難されていました。一八九四年、児童相談の権威であるL・エメット・ホルトは、攻撃態勢に突入したのです。その世代のスポック博士［訳注：米国の有名な小児科医。一九〇三‐一九九八］であったホルトは、母親たちにわが子に対して愛情を与えすぎるのをやめるように言い、母乳による子育てをやめさせようとしました。また、親指しゃぶりと幼児期のマスターベーションについては、たとえそれを防止するために子どもの両肘を金属棒に縛りつけることになったとしても、禁じるべきだと言いました。

一九二〇年代までに、アメリカでは、わが子の子育てにいわゆる「科学的方法」を用いるよう母親に対して強く求める専門家の数が爆発的に増えました。「科学的」という言葉によって彼らが意味したのは、彼らの方法が科学的手法を用いた実験に基づいているということではなく、そのアドバイスが、科学者の口から述べられている、ということでした。

ジョンズ・ホプキンス大学出身の児童相談の専門家であり、一九三〇年代に評判となったジョン・ワトソンは、彼と同世代の母親がその世代に特有と言えるほど子育ての資格がない、と記しました。母親たちが子どもたちに対して優しすぎるから、というのが理由でした。彼は、一九三四年の痛烈な著書、*Psychological Care of Infants and Children*（幼児と子どもの心理学的ケア）の献辞で皮肉を込めて、「幸せな子どもを育てる、最初の母親へ捧ぐ」として、次のように記しました。「誤った対処によっていったん子どもの性格がだいなしにされてしまったら、それはたった数日間で起こりうることなのだが、そのダメージが修復されるといったい誰が言えるのだろう?」。ワトソンは母親たちに、わが子を若い成人として扱い、彼らにキスしたり撫でたりせず、傷口に包帯を巻くことさえしないよう（幼い子どもは自分自身で包帯を巻くよう教わる必要があるから）、強く求めました。さもないと、子どもを弱くし、アメリカの競争的な職場で成功できなくさせてしまうだろう、と彼は確信していたのです。愛情をさし控えさせようとするワトソンの運動は、カナーの十一人の子どもたちの中の最初の一人が生まれた時期とほぼぴったり重なります。したがって、その親たちがカナーに示した態度――矛盾した感情をもっている、あるいは愛情に欠けているといった態度――が、当時適切とされていた親の態度として彼らがとらえたものの影響を受けていたのではないかと考えてみる必要があるでしょう。

一九四〇年代、精神分析家たちは初めて、愛情、情緒的交流、および子育ての重要性を強調するようになりましたが、心理学者たちは、精神分析家を無視するか、さもなければ狂人扱いしていました。そもそも精神分析というのは、心の内的な働き――幻想と無意識の願望――を説明することを意図した理論であり、実際の親の行動に対する指針として役立てるためのものではなかったのです。授乳は劇的に減少し、一九五〇年代から一九六〇年代にかけて新しく母親になったアメリカ人の大多数は、自分の赤ん坊に粉ミルクを与えながら病院を退院しました。そして、授乳した母親たちも数週間でやめてしまったほどだったのです。

しかし風向きは変わりつつありました。一九五〇年代後半までに専門家は、親に対して、できるかぎり大切にわが子を育てるよう、強く主張するようになりました。メディアは、育児放棄についての広くはびこった、実態のない噂を大々的に報じました。それは、わが子を養うことができないから、あるいは自分自身のキャリアを追求したいから、という理由で子どもを見捨てる母性の物語でした。今や、心理的苦悩の症状というのは家庭の問題が原因であることから、女性は家にいて授乳し、わが子の思い通りにさせるべきである、と多くの人たちが主張するようになったのです。

子どもの将来の危うさと、子どもの適切な性的発達を促すうえで母親が果たす重要な役割とを、児童相談の専門家はアメリカ人に口をすっぱくして警告し、それによって戦後広く浸透していた家庭と子育てについての心配が強調されることになりました。子育てにおける小さな過ちが、わが子の生涯にわたって傷跡を残しかねないのです。親があまりにも抑圧的であったり、トイレット・トレーニングを急ぎすぎたりすると、子どもは性行為を毛嫌いしたり、性についいて不安になったりするかもしれません。さもなければ女性なら淫乱に、男性なら同性愛者になることでその抑圧に抵抗することもありうるというのです。この懸念の結果の一つとして、親は、ボーイスカウトやガールスカウト、日曜学校、そしてもちろん精神療法や精神分析など、家庭の外の力を頼りにするようになりました。親であることの混沌とした迷路から抜け出すために、そこに助けを求めたのでした。

二十世紀後半の科学の進歩には目覚ましいものがありましたが、早期児童期の経験がその後の人生を決定するという信念をくつがえすことにはほとんど寄与しませんでした。一九九〇年代になると、精神科医のデイビッド・ハンバーグ（カーネギー財団前理事長）や、エール大学児童研究センターのドナルド・コーエンなど、児童発達に関する少数の専門家が、生後三年間の脳の発達にとって養育が重要であることは神経科学の裏づけがあるとして、この見解を強く支持し始めました。また、ヒラリー・クリントン、ロブ・ライナー、およびその他の有名人も加わり、ライナーの言葉を借りれば、子どもが「社会の有毒な一員となるかならないか」を決定するうえで、人生の最初の三年間は決定的に重要である、と多数のジャーナリストたちが論じたのです。彼らは、児童福祉のための資金の拡大、および三歳前の小児医療に対する資金援助のためにヘッドスタート［訳注：米国の保健社会福祉省が行っているプログラムで、低所得者層の三歳から五歳の子どもに就学に向けての支援を提供するもの］の改善を求めました。

この時期、『シカゴ・トリビューン』の科学記者であるロン・コツラックが、脳科学が合衆国のさまざまな政策改善を実現させる、と論じる本を執筆して反響を呼び、ホワイトハウスもこれに耳を傾けました。*Inside the Brain: Revolutionary Discoveries of How the Mind Works*（脳の中：心の働きについての革命的発見）（一九九六）において、コツラックは、脳の発達不良はとりわけ、貧困、TV、および片親の家庭が原因で生じ、暴力を助長する、と論じました。彼は単に、貧困または虐待的家庭で育った人は暴力に走りやすいと述べただけではありませんでした。このような状況では、誕生から三歳までの間に脳自体が「攻撃性の化学的回路」を形成する、と論じたのです。

これに賛同した神経科学者はほとんどいませんでした。これは、ジェームズ・S・マクダネル財団理事長であるジョン・ブルーアが指摘するように、学術的成果が政治目的のために歪められていたからです。ブルーアの批評は、生後から三歳までの間、つまり自閉症の発症以前の年齢が子どもの未来を決定する、という長い間の確信を覆すきっかけとなったという点で評価に値します。

ブルーアは、彼の著書、*The Myth of the First Three Years*（生後三年間という神話）の中で、神経科学の三つの一般的な神話に反論しました。それらの神話はどれ一つとっても、神経科学者によって支持されているものではありませんでした。一つ目の神話は、人生の最初の三年間の脳内シナプスの成長が、それ以降と比べようがないほど盛んであるというものです。二つ目は、脳の発達の臨界期は生後三年間に限定されており、いったんその時機を逸してしまうと、劣悪な環境が原因と思われる障害に対してどうすることもできないというものです。そして三つ目は、生まれてから三歳までの間、温かく豊かで刺激に富んだ環境で育った人のほうが、より過酷で孤立的な環境で育った人よりも、脳内シナプスが多いというものです。

第一に、人生の最初の三年間における親子の愛着が脳の発達に関係するとする脳科学は、実際ありません。行動観察に基づいた研究は、生後三年間における、子どもの親に対する愛着と、児童期後期の行動との間に何らかの関係があることを示唆する一方で、それが確かにそうであるのは、環境に変化がない場合のみであることも示しています。たとえ児童期後期であっても、経済、社会、地理などの面で環境が変化すると、子どもも変化します。早期の経験が、人をある問題に陥りやすくさせるということはありますが、それですべてが決定されてしまうわけではないのです。

第二に、比較文化的な根拠があります。虐待とみなされかねない扱いを受けた子どもたち（たとえば、グアテマラの村では、暗い掘っ立て小屋に一年以上もの間、幼児を隔離することで、邪悪な目から彼らを守ります）も、十代になると同年代の子どもたちとほとんど違いがなくなるのです。

第三に、シナプスが人生の最初の三年間において、それ以降よりも成長が速いことは確かです。しかし、その成長は遺伝子に支配されたものであり、環境によるものではありません。自閉症、統合失調症、双極性障害、および注意欠如・多動性障害といった多数の精神医学的障害で、遺伝子は子どもの予後をとりわけ強く制御します。精神科医は、三歳以降のシナプスのプルーニングに見られる刈り込み［訳注：神経細胞の樹状突起が消失すること。いったん過剰に作られた神経細胞の枝のうち、使用されない一部が刈り込まれることで神経伝達は効率がよくなり脳の機能が向上すると考えられている］の、さまざまな精神疾患に特有のパターンも同定しつつあります。この刈り込みは、児童期から若年成人期までずっと続きますが、これは過剰なシナプスと神経回路を破棄する正常な過程であり、すべての子どもに見られます。しかしたとえば、注意欠如・多動性障害のある人たちの刈り込みパターンは、統合失調症の人たちの刈り込みパターンと極めて異なっているように見えます。国立衛生研究所では、ジュディス・ラパポートと彼女の同僚は、長年にわたり同じＭＲＩを用いて繰り返し撮影された被験者の脳の写真をつなぎ合わせ、それらを一本の映画のようにつなげます。そのアニメーションは、刈り込みが行われていく動きを示します。ラパポートは、その過程を観察するだけで、しばしば被験者の診断名を言い当てることができるのです。

第四に、いわゆる「治療可能な期間」に関する研究というのは、たいてい動物研究に基づいたものです——たとえば、ネズミの初期の失明が発達にどう影響するかに関するものなどがそうです。言語の習得には臨界期があります。しかし、それは人生の最初の三年間に限定されるわけではありませんし、大部分は養育とは無関係です。ほぼすべての子どもたちは、言語に著しい遅れがある子どもたちでさえ、治療の有無にかかわらず、言語を流暢に話せるようになります。

結局のところ、わが子をどのように育て、教育したらいいかについて、科学はほとんど何も明らかにしてくれません。しかし、ある種の科学記者や有名な科学者が科学を選択的に援用したことは、いかに母親非難が長く強く浸透しているものであるかを私たちにはっきり示しています。

現在、自閉症に関する母親非難は、米国では時代錯誤の感があるかもしれません。しかし、冷蔵庫のように冷たい母親という仮説は、世界の多くの地域でまだ生きています。一九九九年に国際的な学術誌 *Infant Mental Health*（乳児精神保健）に発表された研究をベッテルハイムが見たら、さぞ誇らしく感じることでしょう。それは、何人かの韓国人精神科医と、アメリカ人精神科医一人から成るチームが、ある子どもたちについて記述したものです。彼らは、最初、自閉症と診断されたものの、著者たちの主張によれば、実際には母親への愛着において混乱している子どもたちでした。著者たちは、その混乱の原因を、母親の無視と、母親の精神病理にあるとしました。虐待を裏づける根拠は何もありませんでしたが、著者たちは、これらの母親と子どもは互いに関わらなかった、と述べました。これは、冷蔵庫マザーの仮説がいかに容易に息を吹き返しうるかを示す見事な例です。

この研究では、二歳から四歳までの二十五人の子どもたち（男子二十三人、女子二人で、全員が「完璧な核家族」）と、彼らの母親たちが、韓国のソウルにある延世大学病院で診察を受けました。母親たちは、わが子がアイコンタクトをせず、自分の名前を呼ばれても反応しない、一人遊びをより好む、話をほとんどまたはまったくできないことなどについて相談するために、この病院を受診したのです。子どもたちには実際、対人的やりとり、言語、および認知において、また自分の母親に対する愛着においても、問題が見られました。なかには、手をパタパタさせる、つま先立ちで歩く、頭をぶつける、さらには手をかむといった常同的で反復的な動作ないし自傷行為を行う子どももいました。子どもは生後十二カ月から十五カ月になるまでは正常に発達しているように見えた、と二十五人の母親たち全員が報告しました。

調査者は、自分たちがマジックミラーを通して観察している間、それぞれの母親にわが子と二十分間遊んでくれるよう求めました。父親に対しては、観察もインタビューもされませんでしたし、研究レポートの中でも触れられていません。これは、韓国人の父親が慣習的に子どもの世話に関わらないことと、主として、彼らが少なくとも週に六日、長時間働くことが理由です。研究者たちは、母親たちを対人的能力に欠け、遊びに参加できず、子どもが示す合図にも鈍感に見え、平行遊びをしていることがほとんどである、ととらえ、そう記述しました。母親たちはほとんど感情を示すことがありませんでしたが、なかには、わが子が差し出されたおもちゃで遊ぼうとしないときに、若干腹を立てる母親もいました。

私は二年前に延世大学を訪れた際、その録画テープの一つを見せてもらいました。そこで私が目にしたのは、わが子の自閉症に対するある母親の反応でした。その女性は、何とかしてわが子とコミュニケーションを図ろうと何カ月も、むなしい報われない試みを行い、自信を喪失してしまっているように見えました。しかし研究者たちには、悪い母親に見えたのです。必ずしも道徳的に悪いというわけではなく、うつ病か、さもなければ他の精神病理ゆえに悪いというのです。彼らは母親を、わが子の問題の結果、うつ状態あるいは不安に陥り、また障害や子育てに対するその土地固有の考え方によってすでに罪悪感に苦しんでいるととらえる代わりに、わが子を病気にしつつある母親としてとらえたのです。研究者たちは、これらの母親たちの行動を、医師に観察される、自宅とは違う不自然な場面でのものと理解する代わりに、不適切な育児環境を裏づける根拠として見たのです。

同じ子どもたちが、訓練された遊戯療法士と一緒に遊んでいる様子を研究者たちが観察したところ、子どもたちの行動はずっと改善していました。実際、彼らのコミュニケーション能力と情緒はほんの二、三回の遊戯療法で驚くほど改善し、自閉症という診断に対して研究者たちが疑問を抱き始めるほどでした。これらの子どもたちは、診断を進める間にも改善し、そのスピードは、驚異的というわけではないにしても、実に目覚ましいものでした。一年間にわたり、二十三人の子どもたちのうち八人が遊戯療法を受け、著者たちの報告によると、これらのうち三人は「正常な言語を回復した」ということでした。著者たちは、自閉症というのはいずれにしても治療不可能だろうと推測したことから、子どもたちの進歩を、これらの子どもたちが自閉症ではなく、愛着障害であったことを裏づける証拠として解釈しました。

研究者たちは、この三人の子どもたちが残りの子どもたちよりも単に障害が軽かったにすぎないと結論できたかもしれません。あるいは言語治療や遊戯療法によって自閉症の症状のいくつかが改善した、さもなければ時間の自然経過が進歩に影響したと推測することもできたでしょう。しかしこの論文の著者たちは、これらの可能性のいずれについても十分考慮しませんでした。その代わり、虐待やネグレクトのいかなる根拠も、また家庭内のいかなる混乱も存在しないにもかかわらず、彼らには悪い母親の姿しか見えなかったのです。実際、これらの母親のうち二十人が心理テストを受け、うつ、不安、パラノイア、およびそのほかの症状で高スコアを示しました。確かに、後ほど説明しますが、韓国の精神科医というのは、自閉症のある子どもに対して愛着障害の診断を下すのが一般的なのです。

とはいえ著者たちは、女性たちに過剰に責任を押しつける代わりに、研究の方向を文化批判に移しました。彼らによれば、概して韓国の女性は他の国々の女性に比べ、感情を抑圧し社会的状況から引きこもることによって、ストレスに対処するということでした。そして女性たちが実際に感情を表現する場合には、身体的症状、特に「ファビョン」（火病）を通してそうするというのです。ファビョンというのは、英語では容易に説明できない韓国に見られる障害です。一種のうつ状態で、胃の中にしこりがある感じが続き、加齢を思わせるような疲労と痛みなどの身体的症状を伴います。ファビョンは、怒りを抑圧することによって生じると考えられます。それは、日本による韓国の植民地化、朝鮮戦争、およびその他の不当行為に対する怒りです。さらに年長の女性たち、すなわちこの調査で観察された子どもたちの母親の母や祖母は、植民地化と戦争によるストレスに対し、わが子から引きこもることによって反応し、そしてその子どもである女性たちが、現在母親となっているのだ、と論文の著者たちは示唆しています。女性たちは自分自身の母親の問題を受け継いでしまい、現在、わが子の発達にネガティブな影響を及ぼしているというのです。「赤ちゃん部屋のおばけ」という精神分析の有名な話を引用し、つまりこれらの子どもたちは、その祖母や祖先の病理の犠牲者である、と述べたのです。

さらに、職業上のキャリアが韓国の女性たちをますますわが子から引き離していくなかで、韓国全土にわたる母親たちの、わが子からの引きこもりは、彼女たちの職場での成功によってよりいっそう悪化してしまった、と著者たちは主張しました。彼らは、現在の韓国における英語教育の重視さえをも非難しています。韓国のほぼすべての子どもたちが英語のレッスンを受け、教材用ビデオを見ることについて懸念しているのではありません。研究者たちは、「これらの母親は、わが子との直接的なやりとりを避ける方法としてビデオテープも用いたのではないだろうか」と記したのです。私は、この見解が韓国の精神科医の多くに共通していることに気づきました。彼らの中には、対人的、言語的障害のある子どもたちの母親に、仕事を辞めるよう強く勧める人が多いのです。

特にフランスでは、以前に比べるとやや下火になったとはいえ、現在に至るまで、母親非難は広く行き渡っています――これは、精神分析の影響です。フランスのある精神科医は、私にこう言いました。「今やフランスは、ヨーロッパの他の国々の精神医学から見ると、中世のまま思われています」。このコメントは核心をついています。フランスの児童精神医学は、中世とは言わないまでも、独特の文化的状況にあることは確かです。米国において精神分析が成功したのは、自己啓発への傾倒、児童相談の隆盛、および戦後のアメリカにおける家族の変化に対する強い関心があったからです。フランスでは、かなり違う理由によって精神分析は成功しました。しかしいずれにしても、精神疾患のある子どもたち、および自閉症のある子どもたちの親にとっては同じことでしょう。

フランス人は当初、アメリカ人が精神分析を進んで受け入れたのと同じ理由から、それを拒否しました。同じ理由とはつまり、自律的自己に焦点が置かれる、という点です。二十世紀初め、アメリカ人はアイデンティティに自信がありませんでした――安定性と伝統に欠けていることを深く嘆き、新しい人間観を模索していたのです。これに対してフランス人は、アイデンティティに関しては安定していました。十九世紀の終わりにあって、労働者に対する中産階級の勝利に浴し、国家の価値と特色を確信していました。フランスの小学校の教科書はまず、ガリア人、シャルルマーニュ、および現在に至るまでのその他すべてのフランス史上有名な指導者の挿絵で始まり、最後はその教科書を所有する生徒の名前で終わっていたのです。シェリー・タクルによれば、「精神分析は、文明が（フランス文明であっても）我々の不満の源となり、過去はよきものというよりもむしろ油断ならない存在として私たちの内側に生きる、と主張することで、連続性という安心感に脅威を与えたのです」

一九五〇年代終わりまでに、米国には数千人の精神分析家がいたのに対し、フランスには百五十人しかいませんでした。フランスの精神医学は、一九六八年まで神経学から独立して別個の学問分野になろうとすらしなかったのですが、この年、フランスの多くの精神保健の専門家が見解を一転させ、精神分析を精神疾患に対する優先的な治療法とするようになったのです。さらに哲学者、文学評論家、および社会科学者たちは、精神分析を芸術と文学においてもより優先される理論であるとしました。二〇〇〇年までに、フランスの精神分析家は推定で一万人を数えるまでになりました。これは他のどの国をも上回る数字です。

どうして突然一転したのでしょうか？　それは政治が原因です。労働者の賃金はひどいもので、失業率も高い状態でした。たった十年間でフランスの学生数は三倍になりましたが、彼らは就職のあてもないまま卒業していったのです。一九六八年に労働者と学生たちによる大規模なストライキが起こり、経済は停止状態に追い込まれました。そして世論は概してこの抵抗を支持しました。サッカー選手までが反抗し、デモの中で「サッカー選手のためのサッカーを！」と連呼したのです。ストライキは結局、鎮圧され、人々は仕事に戻りましたが、一九六八年の暴動はフランスが変わりつつあることを示すものでした。何年か前の米国同様、フランスはより世俗的に、より都会的に、そしてその国家的単一性についてはより不安定になりつつあったのです。驚くまでもないことですが、都市労働者たちは田舎の無垢さと美しさへの郷愁にかられ、知識人たちは資本主義やその他の文明の弊害に汚染されていない、気高い野蛮人の純粋さを取り戻すことを空想しました。フランスにおけるこの新しい哲学的、社会的運動の最も顕著な議論の一つは、人間は自然ではなく文化によって形成され、歪められ、そして堕落させられるのだ、というものでした。

その同じ年、偉大な映画監督、フランソワ・トリュフォーが『野生の少年』を公開しました。これは、十八世紀に南フランスのコーヌ近くの森の中で偶然通りかかった三人のハンターたちによって捕らえられた、害を及ぼさない十一、二歳の少年、ビクターを研究し、また教育した、ジャン・イタールの物語を映画化したものです。その少年は裸で、垢にまみれ、すり傷だらけでした。そして首には、まるでオオカミに襲われたか、くわえて運ばれたかのような大きな傷跡がありました。何度か逃げ出しては捕らえられるということを繰り返したあと、少年はとうとう理解を示し、サン・セルナンという郡の保護施設の申し出を受け入れました。そうして彼は治療のため、病院に収容されたのです。少年は身長が一四〇センチ足らずで、話をしませんでした。前後に身体を揺らし、身をよじらせました。ビクターは、オオカミによって育てられたとは言えないまでも、少なくとも何年もの間、他の人間からは孤立して生きてきたように思われました。彼の症例は、自然と社会との関係、および自己形成において言語が果たす役割について支持されてきた論評を挑発することになりました。

これより八年前、トリュフォーは『ザ・ニューヨーカー』誌に、「その子どもは道徳面ではオオカミのようである——社会の外側にいる」と語りました。フランス人が政府と資本主義エリートに対して反抗し、これらの集団が人間性の形成において果たす役割に対して抵抗するという状況のなか、当時トリュフォーは、動物から人間への移行について表現しようとしていたのです。

時は一七九九年。オープニングのシーンで、汚れた、野生の少年が遠くに映し出されます。彼は木の枝の高みに座り、前後に身体を揺らします。自閉症の子どもさながらです。森でマシュルームを採っていた小作農の女性が、まるで野生動物のような生きものを見つけ、ハンターたちに伝えます。怯えて口のきけない少年は、捕らえられたとたん、フランス中の話題となりました。三年間にわたり、彼は病院に入れられ、科学者たちは彼の身体的な外見と精神的な障害について観察、記述しました。彼は研ぎ澄まされた嗅覚をもち、ある特定の音、特に食べ物関連の音にしか反応しない、と言われました。たとえば、ドアがピシャリと閉まる音がしても、彼はびくともしません。しかし木の実がカチッと割れる音がしようものなら、はっとするのです。彼は立って歩きましたが、奇妙にリズミカルな歩き方をしました。

聾唖者のための施設で働く若い科学者、ジャン・イタールは、トリュフォー自身が演じました。彼の手はずで少年はパリへ行きます。パリで少年は、科学者や好奇心旺盛な見物人たち、それに残酷な子どもたちに悩まされました。その後、イタールは少年を、自然と文化の中間点であるパリの田舎へ連れていきます。そこでなら、イタール博士は自然を背景にしてビクターとやりとりができるのです。彼らはイタールの自宅で一緒に働きますが、常に自然が存在します。それは、明るく魅力的な窓を通して表され、その外側には野原と森が見えます。カメラは繰り返し窓へと向けられます。あたかも自然が、ビクターのアイデンティティを定義するとともに、彼を引き戻しもするということを私たちに伝えるかのようにです。この白黒の映画は視覚的に素晴らしく美しいものです。それはおそらくトリュフォーが、ほとんどの自閉症のある子どもたちと同じように、ビクターの世界との関係が第一に、言語的ではなく、むしろ視覚的、空間的なものであるということを私たちに理解してもらいたかったからでしょう。

ビクターは単なる子どもではありません。彼は、何も知らない子どもなのです――言葉も、愛も、そして親しさというものも経験したことがないのです。イタールは、ビクターにそれらを提供しようと、言葉を教え、彼を抱きしめ、髪をなで、父親の優しさと躾の両方をもって接しますが、彼らの関係は脆いものです。それでも、映画はイタールがビクターのためにわざと仕組んだ不公平な罰にビクターが逆らうというプラスの兆しで幕を閉じます。イタールは、権威に対するビクターの反抗は、道徳性の、そして人間性の始まりを示すものである、と確信します。このように、抗議や抵抗は自己の芽生えの鍵となるものなのです。

ここでジャック・ラカンを登場させましょう。ときに頑固ではありますが、聡明な作家であり、精神分析家でもある人物です。彼のことは、アメリカの精神分析家なら誰もが耳にしたことがあるでしょうが、彼が書いたものを読んだ人はほとんどいないでしょうし、それを理解できた人となるとさらにわずかでしょう。一九六八年の学生運動家のように、ラカンは、政府、教育、そして医学全般をも含め、あらゆる制度に対して批判的でした。一九六八年にラカンは、フランス左翼のために、私たちが権力を意識しなくても社会がどれほど私たちの自由を侵害するかについて考えるための知的枠組みを提供しました。その枠組みというのが精神分析だったのです。

ラカンの理論では、子どもというのは「私」と「あなた」の間の違いを学ぶことによって成長します。子どもたちは自分以外の誰かとコミュニケーションを図る必要から、言語を通してこれを無意識に学ぶのです。そのため、ビクターの社会的、心理的、および道徳的発達は言語と共にしか現れなかったのです。社会が個人の心を個人のイメージの中で形成するのは、正確には言語を通して――言葉と概念においてです。ラカンは、このようにフロイトとマルクスの双方の考え方、つまり無意識についてのフロイトの概念と、個人は自覚なしに大規模な権力システムに従うというマルクスの考えを、一つの理論にまとめました。ラカンの評判は急上昇し、その結果の一つが、フランスにおける強力な反精神医学運動でした。なぜなら、精神分析と異なり、精神医学は神経学の一部であり、神経学は医学の一部であり、そして医学は秩序の一部だったからです。

精神分析は、フランスの精神保健制度を支配し続けています。とりわけ児童精神保健の分野においてはそうです。自閉症は親に責任があるという考え方は、ヨーロッパのフランス以外のところでも見られます。しかし、精神科医のヴィクトール・サヌアが一九八六年の調査で明らかにしたように、すべてのヨーロッパの国々の中でも、フランスにおいて最も強力なのです。当時、米国の精神科医の三五％に対して、ヨーロッパの精神科医の五四％が、親の精神病理が自閉症を引き起こす要因であると指摘しました。フランスでは概して自閉症は家族——特に母親——に責任がある問題とみなされます。そのため、遺伝的または脳の障害としての自閉症を専門とするセンターはわずかしかありません。親御さんたちは通常、国の保健制度の精神科クリニックに相談します。これらのクリニックは、精神分析の訓練を受けた児童精神科医もしくは小児科医によって運営されています。

さらにフランスでは、彼ら独自の児童期精神障害の分類マニュアルである、Classification Francaise des Troubles Mentaux de l'Enfant et de l'Adolescent（ＣＦＴＭＥＡ）が用いられます。フランス以外の各国では、米国精神医学会のＤＳＭ‐Ⅳあるいは世界保健機構の国際疾病分類（ＩＣＤ）のどちらかもしくは両方が用いられますが、これは精神保健の専門家たちが診断基準をできるだけ標準化することを望むからです。二〇〇四年十一月までは、ＣＦＴＭＥＡは自閉症を「幼児精神病」として分類していたのですが、フランスの精神科医と精神分析家は「精神的不調和」という診断も用います。これは高機能自閉症のケースを記述するために用いられるあいまいな表現です。この診断は、ＤＳＭ‐ⅣのＰＤＤ‐ＮＯＳという診断にほぼ相当しますが、これは母親と子どもが情緒的に関係をもつことができないことも意味します。フランスにおける幼児精神病としての自閉症の診断は、カナーによって最初に記述されたような、より狭義の自閉性障害に当てはまるけれども、ＤＳＭ‐Ⅳの、より広義な自閉症スペクトラムの定義に当てはまらない子どもたちに用いられます。その結果、フランスの疫学者は、（フランスにおける定義による）自閉症の有病率は、世界の他の地域よりも低いと示唆します。

アメリカの分析家は、自分たちの分野に科学的な体裁を施そうとしましたが、フランスの分析家たちはそのようなことを気にしません。概して彼らは、フランス以外の精神分析家と交流することはめったになく、精神分析の創始者たちによって書かれたもの以外、翻訳された外国の研究を読むことはありません。彼らは自分たち自身の孤立した、象徴と比喩の世界に住んでいるのです。フランスの分析家の中には、偉大な心理学者や動物行動学者の成果に依拠する人も数多くいます。たとえば、動物の赤ん坊が生後、自らの環境内にある対象に愛着をもつことを明らかにしたコンラート・ローレンツの刷り込みに関する研究や、ハリー・ハーロウの霊長類動物の実験などの研究です。しかしながら、フランスの成人のための精神医学は、精神分析に支配されていないということは指摘しておくべきでしょう。それは、米国や英国における精神医学によく似ています。疫学や精神科の薬剤の臨床試験を含む、確立され、洗練された科学的研究のインフラストラクチャーを有しているのです。

フランスの児童精神医学の問題の一部には、フランスの精神分析が長い間、精神障害を二つの広いカテゴリー、つまり精神病と神経症に分類してきたということがあります。フランスの多くの人たちにとって、神経症というのは葛藤と情緒的苦痛の源である一方で、子どもが母親から分離する通常の過程で引き起こされる、人間に典型的な機能の一部でもあります。その分離の結果として、子どもは母親から独立した、自分自身の自意識を発達させ、言語を創造的に用いる方法を学びます。なぜならラカンによれば、自己というのは言語を通して実現されるものだからです。対照的に、精神病というのは、子どもが母親から適切に分離できないことから生じます。言語との関係も神経症とはまったく異なります。精神病を患う人たちは、母親からの分離が不完全なため、言語が、創造的で生産力のある語彙や文法として真に発達することはありません。彼らの言語は固定的かつ反復的であり、社会的ではありません。その結果の一つとして、精神病を患う人たちは、歪んだアイデンティティと自己感覚をもつことになるのです。

このような枠組みを考えると、フランスでは自閉症が二〇〇四年十一月まで精神病として正式に分類されていたとしても驚きではありません。その後、それは「発達障害」に変更されました。主として、国際的な圧力と、フランスの親の擁護団体、特にフランス自閉症協会と、フランス自閉症および幼児精神病連盟の働きかけに応じてのことでした。しかしだからといって、フランスの児童精神科医が例外なくその変更を受け入れているということではありません。この変更から数カ月後、医学教科書の編集者が私に、フランスの児童精神科医によって書かれた章の校正刷りを見せてくれました。そこには、フランスにおける自閉症について書かれた節が含まれていました。著者はその中で、自閉症は精神病である、と書いていたのです。私は礼儀上、編集者にメールし、彼が今まさに公にしようとしている分類が時代遅れのものであることを承知しているのかどうか確かめたものでした。彼が言うには、彼はそのフランス人の著者に変更を打診したのですが、断られたということでした。

フランスの親の擁護団体を運営する親御さんたちは、精神症状のある子どもたちはたいてい教育部門ではなく、精神分析的な治療へ紹介されることがフランスにおける問題だ、と考えています。精神分析家は子どもを評価する際、症状への対処と、家族歴による症状の原因究明、そして子どもが自意識を獲得できるよう手助けすることに関心を向けます。また、精神分析家は親を原因の一部ととらえますから、基本的に、親を治療することもあるでしょう。一方、精神分析家はその子どもの認知的な長所と短所がどのようなものか、またどうすれば教育プログラムと調整しうるかを判断することには必ずしも関心をもちません。あるフランスの精神科医がインタビューの中で私に言ったように、「私たちは、欲望が現れてくるのを待つのです」。しかし、親御さんたちは待ちたいとは思わないでしょう。彼らは診断と教育計画を求め、反撃に乗り出しています。親の会は、自閉症に関する英語の文献を引用して、自閉症が親の精神病理と関連があるという証拠はまったく存在しないと主張します。彼らには十分な論拠があるのです。

私の子ども時代、精神科医であり精神分析家でもあった私の父、ロイ・R・グリンカー・Jrは、世界を代表する立場にあり、たくさんの分析患者の臨床を行っていました。理論としての精神分析は、米国およびヨーロッパ全土にわたり、非科学的学術サークルの中では今でも人気があり、文芸評論家の間では特にそうです。しかし、治療法としての精神分析は衰退しつつあります。私が大人になった頃には、米国で訓練を受けている分析家の数は激減していました。私の父も、ほとんどの精神分析家と同様、今では一人か二人の誠実な分析患者がいれば幸運なのです。

精神分析が衰退したことには多くの理由があります。なかでも、話をするよりも新しい効果的な薬が好まれるようになったことや、精神分析の文献を埋め尽くしているような抽象的で反証不可能な理論よりも、神経科学、臨床試験、および反証可能な仮説についての科学的研究などの、根拠に基づいた医療が好まれるようになったということがあります。また、伝統的な分析をやり遂げるために必要な、膨大なお金と時間を費やすことをいとわない人の数が少なくなっているということもあります。フランスには、他のどの国にもまして多くの精神分析家がいますが、彼らは、米国において精神分析が衰退したのは、アメリカ人が即効的な解決策に執着しているからだと言います。またアルゼンチンでは、人口当たりの精神分析家の数が他のどの国よりも多いのですが、彼らは米国における衰退の原因を、文化人類学者のアンドリュー・レイコフが「薬学的理由」と呼ぶものの台頭にあると言います。つまり、管理医療のために診断を標準化し、話をするよりも薬で病気を治療し、そして人間の心を遺伝学と神経生物学の視点から説明しようとするアメリカ人の目論みが原因だ、というのです。

今日、米国の書店に行っても、自閉症の子どもは精神病であり、そのような子どもは施設に入れるべきである、子どもが自閉症になったのは親に責任がある、と書かれた本は一冊も見当たらないでしょう。しかしそういった考えは、直接的ではないにしても、今でも米国のいくつかの地域で親御さんたちに伝えられています。ワシントンDCも例外ではありません。そしてそのワシントンDCで、イザベルは一九九四年に初めて精神科での診察を受けたのです。

私たちがかかっていた小児科医が、イザベルは自閉症ではないかと懸念し、精神分析家でありかつ精神科医でもある有名な医師に紹介してくれたとき、私たちは乗り気でした。しかしその医師の診察室は、荒れ果てた、かび臭いところでした。全体にぼこぼことした穴が空いたその場所は、保存が必要な考古学的発掘物のように見えました。そして彼もそうだったのです。私には、彼が過去の、それも有名な遺物のように見えました。カリスマ指導者を装っているような人物です。予約を取るには何カ月も待たなくてはならないことがあると聞いていました。そのほんの二週間前に、私は地元の写真店で列に並んで待っていたとき、カウンターの後ろに彼の姿を写した多数の白黒写真が山積みになっているのを目にしていました。おそらく本のサイン会の準備なのでしょう。

「あなた方双方の家系には、何か精神疾患がありますか?」。彼はこう始めました。

彼は、私たち夫婦に、私たちの教育的背景を述べるよう求め、それから十分間というもの、再び私に目を向けることはありませんでした。彼はジョイスのほうを向いていました。

「あなたが妊娠されていた期間について、お話しいただけますか?」「あなたのご職業は?」「母乳でしたか?」「どれくらいの頻度でしたか?」「何か問題はありましたか?」「あなたにとってそれは大変でしたか?」「早くやめたいと思いましたか?」「母乳を与えていて楽しかったですか?」「あなたは週に何時間働いていらっしゃいますか?」「あなたはご自分の仕事の時間をもっと減らすことができた、と思われますか?」「あなたは妊娠期間中に飲酒か喫煙をなさいましたか?」「あなたはお子さんが女の子で嬉しかったですか、それとも息子さんが欲しかったですか？」「あなたには自分自身のための自由時間がたくさんおありですか？」

とうとうジョイスが口を挟みました。

「あの、私はこういった類の質問には気乗りがしません。特に先生はまだ、イザベルについて、つまり私たちがここにいる理由について、一つしか質問なさっていませんし」

彼は、イザベルのことへ話題を変えることに同意しました。彼は、イザベルが「調節(regulatory)障害」である、と言いました。それを自閉症と呼びたがる人もいる、とのことでした。私たちがかかっていた小児科医は、彼を自閉症の専門家と呼んでいましたが、彼は明らかにその言葉を嫌っていました。その用語はでたらめに用いられてきた、と彼は言いました。「調節」という言葉によって彼は、イザベルがジョイスと心の絆を結べないでいるということ、ジョイスがイザベルの感覚と情緒を調節できないでいるということを言わんとしていました。精神分析では、母親が子どもの発達に貢献できないことをそのように言うのです。突如として私は、私たちが別の文化か、さもなければ別の時代に来てしまったことに気づきました。すべて母親のせいである、という考え方はもはや死滅したのではなかったのでしょうか？

ジョイスの声は、我慢ならぬといった感じでイライラしてきました。「私は、なぜ先生が私の夫を、まるで彼が家族の一員ではないかのように扱っていらっしゃるのか、そのことも不思議に思います。どうして先生は、彼に仕事の時間やスケジュールについてお尋ねにならないのですか?」

「それはただ、お子さんのこの年齢では母親が最も重要な人物だからです。そしてもちろん、それはあなたのことです」と、彼は答えました。

ジョイスは即座に反論しました。「私の娘に見られるような発達障害は――先生がそれを何とお呼びになりたいかはわかりませんが――私の職業上の立場によって影響を受けることを示唆する科学的データがあるのでしょうか? 私が仕事を辞め、イザベルと一緒にいるようにすれば、彼女がもっとよく成長するだろうと先生がおっしゃるなら、私はそうします」

彼はにっこり微笑むと、彼自身の言葉で確かに言えることをすべて言いました。今になってそのときのことを考えると、私は彼のことを気の毒にすら感じます。「幼い子どもというのは、母親から伝わってくる温もりとふわふわしたものが本当に好きなのです」

次に彼は、私たちがイザベルと一緒に遊ぶところを見たいと言いました。しかしイザベルは、待合室へと続くドアのところに立って、ドアノブを回そうとしていました。ドアは鍵がかかっていたのです。私たちは、彼女の両側にそれぞれ立ち、彼女を私たちに関わらせようと奮闘しました。彼女におもちゃを見せたり、くすぐったり、できるかぎりのほとんどすべてをしました。しかし彼女はただそこから出たがるばかりでした。あなた方のやり方は間違っているのです、医師は私たちにそう言いました。私が彼について思い出すことはそれだけです。

第5章 診断の登場

一九二〇年、フィラデルフィア出身の実験心理学のパイオニア、ライトナー・ウィトマーは、ある精神病の子どもについて初の詳細なレポートを発表しました。その少年は、「一人にしておいてほしいという以外、何の願望ももっていません」でした。彼は、素晴らしい機械的記憶力と、優れた視覚的、空間的能力をもっていました（たとえばパズルが上手でした）が、いくつかの活動にしか集中することがありませんでした。学校の先生たちとは限られた会話しかできませんでしたが、先生に話しかける際には、彼らの声のアクセントやイントネーションを正確に再現しました。彼は、統合失調症と診断されました。

一九五九年には、アーノルドという名の四歳半の少年が、精神科治療のためにニューヨーク市にあるベルビュー病院に連れてこられました。彼の両親は医師たちに、彼が話をせず孤独を好むこと、排便をコントロールできず、トイレで遊ぶことを話しました。アーノルドの担当医は、彼の状態を次のように記述しています。「彼は、口をきかないか、さもなければ反響言語でしたが、数え切れないほど多くの流行歌の歌詞を知っていて、繰り返すことができました。彼はひどいかんしゃくもちで、そうなると完全に引きこもってしまい、親指をしゃぶり、喉を鳴らして奇妙な音を出し、そしてまったく人を寄せつけませんでした。……彼の成長は、生後十一カ月までは特筆すべきことはないように見えましたが、その頃からベビーベッドの中で身体を揺らすようになりました。……器質的な病理の兆候は何もありませんでした」。アーノルドは、すぐに統合失調症と診断されました。

これらの症例は四十年近く時代が離れていますが、精神医学文献全体を通してあちこちに紹介されている多くの症例の中でこの二例は、カナーによって記述された自閉症の典型と言えるものです。これ以上のものは見つからないほど明確な自閉症の症例と言えるでしょう。誤診であったことはほぼ確実です。

この二つの症例を見ると、なぜ自閉症がそれほど長い間、表に現れない病気だったのかが理解できます。カナーの最初の記述から二十年後、自閉症のある多くの子どもたちはもはや、白痴、痴愚、あるいは精神薄弱などと診断されることはなくなりました。しかし、彼らは依然として誤診されていました。今度は、さまざまな診断の中でもとりわけ、脳機能障害、精神遅滞、てんかん、統合失調症、自閉的統合失調症、児童期統合失調症、児童期発症統合失調症、および小児精神病であるとされたのです。

児童精神医学がまだ初期段階にあったことを考えると、診断に明確さが欠けていたとしても驚くべきことではありません。なにしろ一九七〇年代初期まで、米国には児童精神科医はまだ数百人しかいなかったのです。児童精神医学は、広く合意された診断がほとんどない、地位の低い専攻分野でした。注意欠如・多動性障害といえば、今日、児童精神医学では当たり前となっていますが、一九八〇年までは正式な診断として認められてさえいなかったのです。

二十世紀半ばにおいて最も影響力があった児童精神科医の一人、ベルビューのラウレッタ・ベンダーは、自閉症の症状のある子どもたちは成長して大人になると概して統合失調症になる、と論じました。ベンダーにしてみれば、これは必然的な経過に思われました。なぜなら、統合失調症のある成人の非常に多くが、子ども時代には対人的に引きこもり、大人になってさまざまな認知障害を示すからです。たとえば、彼らは抽象的に物事を考え、対人的な手がかりを読み取るのが困難です。一九五〇年代にベンダーは、ベルビューだけで六百人以上の児童期統合失調症の症例を有していると主張し、一九六六年までに統合失調症の二千人の子どもたちを調べたと報告したのです。

ときおり大人において、いわゆる「統合失調型パーソナリティ」がアスペルガー障害と混同されることがあります。しかし児童期統合失調症は、世界中の精神疾患の中でも最もまれなものの一つです。ジュディス・ラパポートは、国立精神保健研究所（ＮＩＭＨ：National Institute of Mental Health）の児童精神医学の部長であり、児童期統合失調症の世界的権威の一人です。彼女はこの十八年間を、できるだけ多くの児童期統合失調症の症例を探し出すことに費やしてきました。米国中の医師から彼女のもとへ紹介されてきた何千もの症例のうち、児童期統合失調症の可能性が最も高いと思われる三百症例について、ＮＩＭＨで六週間にわたる評価を行いました。その結果、八十八症例だけが診断確定されました。現在の精神科医の中には、児童期統合失調症というものは存在せず、ラパポートの症例は双極性障害あるいは境界性障害に関連する精神病として説明可能である、とする人もいます。

ではなぜ、医師は自閉症を統合失調症と混同したのでしょか？　ベンダーはどうしてそれほど多くの児童期統合失調症の診断ができたのでしょうか？　一九六〇年代から一九七〇年代までの間、米国精神医学会のガイドラインにおける自閉症についての言及は、唯一、「統合失調症、児童期型」の基準の中にある「自閉的」という形容詞だけでした。言い換えれば、正式なカテゴリーを用いようとすると、自閉症という診断は、事実上、統合失調症という診断になったのです。

アメリカの精神科医たちは、統合失調症の兆候が早期児童期においてさえ――情緒的に他者と関係することができず、口がきけないという点で――明らかになること、ただしこれらの症状は、大人の統合失調症の症状とまったく同じようには見えない場合もある、と学生たちに教え込みました。しかしながら、一九五〇年代と一九六〇年代における多数の追跡研究は、いわゆる児童期統合失調症の人たちの中で、大人になって統合失調症になった人はほとんどいなかったことを明らかにしました。その代わりに、初期の「自閉的」症状は続いていたのです。幻覚と妄想は、思春期もそれ以降もほとんど現れることがありませんでした。加えて、子ども時代に統合失調症と診断された多くの人たちが、大人になって精神遅滞と診断を改められました。それでも自閉症という診断は、精神科医の念頭には浮かばなかったのです。

先述したように、カナーは自閉症を統合失調症と区別しようとはほとんどしませんでした。さらに彼は、自閉症の症状に何らかの原因が見出された人を全員、自閉症の診断から除外しました。彼以外にも、自閉症を妥当な診断として認めた人のほぼ全員が同様の措置をとりました。もちろん、一部の研究者たちから、自閉症の背景には脳の異常があるという不満の声が上がりました。しかし、たとえばある人に染色体異常がある場合、身体奇形があるかどうかにかかわらず、その人を自閉症と診断することはできない、という科学的合意がありました。また、てんかんが存在する場合も、自閉症と診断できませんでした。したがって、一九六〇年代後半まで、精神遅滞がある人が自閉的とされる可能性は極めて低かったのです。精神遅滞または脳損傷のある子どもたちとは対照的に、自閉症のある子どもは潜在的に優れた知能をもっていると考えられていました。

このような状況は、ステラ・チェスが登場するまで続きました。

ステラ・チェスは精神科医で、風疹の流行の最中、一九六四年にベルビュー病院で働き始めました。風疹すなわち三日はしかは、人々の関心を引く疾患ではありませんでした。風疹になると子どもは発疹と発熱に見舞われますが、回復するからです。しかしながらオーストラリア人眼科医、ノルマン・グレッグは、風疹はそれだけにとどまらないのではないか、と疑いました。一九四〇年のオーストラリアにおける風疹の流行のあと、白内障の赤ん坊が多数生まれていることにグレッグは着目したのです。可能性がある相互関係を探し求め、最終的には風疹が犯人だと結論しました。彼は物笑いの種になりました。誰もが、風疹は無害だと信じていましたし、科学者も、胎児は子宮内でこういった疾患から完全に保護されていると考えていたからです（皮肉なことに、現在、麻疹・おたくふくかぜ・風疹ワクチン接種が風疹の予防をしていますが、このワクチンが自閉症を引き起こすと信じている人が多いのです――科学者は誰もそのように考えていませんが）。白内障と風疹との関連についてグレッグの考えが正しかったことが明らかになったのは、それから何年もたってからでした。

一九六〇年代後半、米国全土にわたり、何千人という赤ん坊が先天性の障害をもって生まれました。多くは視力と聴力に問題があり、なかには脳に損傷がある子どもや、重度の心臓病を患っている子どももいました。オーストラリアのグレッグの患者さんたち同様、これらの赤ん坊も妊娠中に風疹に罹った母親から生まれていました。

一九七一年にニューヨーク州はチェスに、先天性風疹の子どもたちの精神医学的評価を依頼しました。発達上の遅れを示した子どもが多くいたからです。「あのような研究は誰もやりたがらなかったのです」。チェスは私に言いました。「なぜなら風疹というのは、実に退屈な病気だったからです。いったいどうしてあの研究を行ったのか、自分でもわかりません。たぶん、何か発見すべき重要なことがあるのではないかと感じたのかもしれませんね」。先天的に目や耳が不自由な子どもたちの場合、発達の遅れの原因は明らかでした。しかし、目も耳も不自由ではないけれども、説明不可能な重大な遅れのある子どもたちの一群がいたのです。彼らが自閉症であることは明らかでした。しかし、チェスがこうした子どもたちを自閉症と診断したところ、今度は彼女が物笑いの種となったのです。

「人々は意表を突かれたのでしょうね」。チェスは、当時を振り返って言いました。「風疹のような疾患が原因で自閉症が起こることはどう考えてもありえない、というのです。同僚たちのほとんどは、自閉症の原因は遺伝か、さもなければ不適切な子育て、あるいはその両方であり、それ以外の何ものでもないと確信していました」。しかし彼女のデータは大変優れていましたし、彼女の書いたものやプレゼンテーションは非常に説得力がありました。さらに彼女の評判は非常に揺るぎないものであり、彼女が人々の心を変えてしまうほどだったのです。チェスと彼女の同僚たちは、自閉症はカナーの最初の十一人よりも、ずっと広範囲の人々に診断が可能だろうと確信しました。精神保健の専門家たちも、最後には彼女の言葉に耳を傾けるようになりました。

残念ながら、チェスが研究結果を発表し始めた当時、精神医学はまだ大部分、精神分析の影響下にありました。私たちはいったいどのようにして、自閉症を統合失調症の一部あるいは不適切な子育ての結果とみなす見方から、神経発達上の障害とみなす見方へと移り変わったのでしょうか？　その質問に対する答えは、精神医学がこの五十年、どのように変化してきたかにあります。

一九四〇年代から一九五〇年代における極めて重要な、相互に関係し合っている二つの要因というのが、精神医学的な病気に対する生物学的治療の登場、そして、ＤＳＭが版を重ねるなかでの精神医学的診断の標準化、でした。治療法の一つに、前頭葉切断術がありました。これは、頭蓋骨に二つの穴を開け、前頭連合野を脳の他の部分から分断するというものです。一九四〇年代に米国では、何千件もの前頭葉切断術が行われ、多くは、現在私が教鞭を執っているジョージ・ワシントン大学において行われました。この手術を行えば、狂気が正気に戻る、あるいは少なくとも、精神科収容施設で生活している攻撃的で手に負えない患者さんがより従順になる、と広く考えられていました。ポルトガル、リスボンのアントニオ・エガス・モニスは、前頭葉切断術の外科的技術の先鞭をつけたことに対して、一九四九年にノーベル生理学・医学賞を受賞しました。一九五〇年代初めには、子どもたちに対しても前頭葉切断術が行われるようになりました。特に、幻想の世界に住んでいると記述された子どもたち——当時は、統合失調症患者と呼ばれていましたが、現在ならほぼ間違いなく自閉症と言われるであろう子どもたちでした。一九五〇年に、ジョージ・ワシントン大学のウォルター・フリーマンは、四歳の少年に手術を行ったと報告しました。「目的は、これらの子どもたちが沈潜しつつある、幻想の世界を粉砕することである」と、彼は記しました。彼によれば、当の子どもの幻想生活を切断してしまうほうが、その子どもを社会化するよりも容易である、とのことでした。

一九五二年に、フランスの科学者たちは、クロルプロマジン（商標名ソラジン）が幻覚を軽減するのに効果があることを明らかにしました。そして一九五七年には、スイスの医師たちが初の三環系抗うつ薬である、イミプラミン（商標名トフラニール）を開発しました。この新薬のおかげで、施設に収容されていた患者さんたちは自宅に戻り、外来で治療を受けることができるようになったのです。精神科医たちは、これらの薬を使って子どもを治療することには乗り気ではありませんでした――抗精神病薬は、それまで子どもに対する試験がなされたことは一度もなく、多くの副作用があったからです。しかし年長の自閉症のある子どもたちや、精神病症状がある子どもたち、あるいは暴力的な子どもたちが今では対処可能になったのです。十代の子どもたちは、もし薬物治療を受けていれば、特殊学校で教育を受けられるようになりました。抗精神病薬が登場しただけですが、それが精神疾患に対する生物学的治療の研究に拍車をかけたのです。

たとえばベルビューで、ベンダーと彼女の同僚たちは、ベンダーが「自閉的統合失調症児」と呼ぶ子どもたちに対して、ＬＳＤ（リゼルグ酸ジエチルアミド）の投与を開始しました。彼女は以前、このような子どもたち百人以上に対して電気ショック治療を行ったことがありました。また、メトラゾールと呼ばれる利尿剤を用いて化学的に発作を誘発したこともありましたが、決定的な結果は得られませんでした。しかし一九五〇年代までに、ベンダーは実験用に、いわゆる「自閉的統合失調症」の子どもたちをより多く集めました。そして、子どもは薬に対してさほど副作用を示さないと信じ、思春期前の子どもたちに対しては青年たちよりも多量の薬を投与することができる、と主張したのです。ベルビューで彼女は、ＬＳＤが子どもたちに逆説的な効果をもつことを発見しました。ＬＳＤは、幻覚を引き起こすというよりも、むしろ自閉症の子どもたちに対して鎮静効果があったのです。これらの子どもたちは、より幸せに、より自発的に、楽しそうにボールや風船玉で遊びまわるようになり、敵対的な態度がずいぶんと少なくなったように思われました（私が大学にいた当時、ＬＳＤを服用した学生が、やはりボールや風船玉で楽しそうに遊ぶようになったことを述べておくべきでしょう）。子どもたちは愛撫や愛情を前より受け入れるようにもなりました。しかしながら、この実験はすぐに停止されました。おそらく、一九六〇年代における幻覚剤の使用に対する世間の懸念が理由かと思われます。

現在では、重度の精神疾患に対する新しい効果的な治療が存在するようになったことから、生物学的精神医学の分野が台頭し始めました。そして米国政府はそれをさらに推進するために、政府として可能な支援を行いました。一九六二年にアメリカ食品医薬品局は、新薬が市場に出される際には、その前に厳格な臨床試験でその薬を検査するよう要請しました。薬が承認されるためには、その薬が安全であるだけでなく、特定の疾患に対して効果的であることが科学者によって証明される必要があったのです。結果的に、精神科医は精神疾患をより正確に分類するようになりました。そして一九七〇年代には、精神疾患の生物学的、遺伝的基盤について研究が行われるようになったのです。

児童精神医学の診断と治療のモデルがより医学的なものとなり、精神分析的でなくなったことは、この分野を活気づけました。子どもの発達を専門にしようという医師の数も増えました。児童精神科医の世界最大の組織である、米国児童青年精神医学会の会員数は急増しました。一九七〇年、同医学会には四百人しか会員がいませんでしたが、一九八〇年にはおよそ千二百人、一九九〇年には三千三百人、二〇〇〇年には六千七百人になりました。そして二〇〇五年の約七千四百人でようやく横ばいになったのです。

新しい世代の児童精神科医たちは、より確実で科学的な方法を求めました。統合失調症の定義が絶えず変動するなか、彼らは精神疾患を自己の障害ではなく、むしろ脳の障害としてとらえ始めました。また科学者として、誰もが同意可能な障害の定義と分類を発達させることを精神医学に求めたのです。

これは自閉症研究における重要な変化を運命づけました。なぜなら、定義の重視は結果的により詳細な症例記述へとつながるからです。児童精神科医などが、自閉症の症状——および症状群——に対してより意識が高まれば高まるほど、自閉症は統合失調症、てんかん、あるいはその他の多目的カテゴリーとは別個の、固有の症候群であることがはっきりしてきました。自閉症の研究者はまだ比較的少数でしたが、児童精神医学が医学の中の一つの専門分野として発展するにつれて、研究者たちは、自閉症の感覚刺激に対する反応の変化や、粗大および微細運動の不均一な能力について、神経生物学的および行動学的特徴を詳しく調べ始めました。

厳密な定義を発達させるのは容易ではありませんでした。児童精神科医は、成長し、発達しつつある子どもたちに診断基準を当てはめるという困難な課題に直面したのです。子どもに精神障害の診断を下すというのは、動いている標的を記述するようなものです。すべての発達レベルに妥当な精神障害の診断基準のリストをつくることは事実上不可能です。二歳児がかんしゃくを起こしても、それは「手に負えない二歳児」の一面としてみなされますが、学齢期の子どもが同じ行動をとると、その子どもは校長室へ連れていかれてもやむをえないかもしれません。同様に、自閉症のある二歳の子どもがアイコンタクトに乏しくても、単なる恥ずかしがり屋と見られる可能性がありますが、同じことが六歳児に見られたとしたら、それは深刻な問題とみなされるでしょう。

わかりやすい分類概念を用いて、自閉症診断を統一的でかつ定型化された診断へと大きく近づけたのが、英国の精神科医、マイケル・ラターでした。一九七〇年代初めに発表されたいくつかの論文の中で、彼は、観察と評価が可能な、四つの主要な特徴を提唱しました。二歳半までに症状が始まること、対人的発達の障害、コミュニケーションの障害、通常は見られない行動（物を一列に並べる、変化に抵抗する、ステレオタイプな身体運動、など）です。ラターは、自閉症をダウン症候群のような単独の、あるいは均質的な様態として定義しようとしていたのではありません。しかしそれでも、この四つの基準は自閉症についてのあらゆる定義の出発点として用いられることになったのです。

自閉症は、一九七〇年代には精神科臨床では一般的な診断となりましたが、それはさらにそうなってしかるべきでした。米国精神医学会はまだそれを正式な診断名にしていなかったのです。一九八〇年に米国精神医学会は、その診断マニュアルの新版、ＤＳＭ‐IIIで、自閉症を精神病の一つとして、統合失調症とひとまとめにするのではなく、代わりに広汎性発達障害と呼ぶことにしました。正式な地位を得たということは、自閉症がよりいっそう一般的な診断となる運命にあることを意味しました。

同様のシナリオは、外傷後ストレス障害（ＰＴＳＤ：Post-Traumatic Stress Disorder）、あるいは注意欠如・多動性障害（ＡＤＨＤ）といった、他の障害にも当てはまります。一九八〇年以前、現在ならＡＤＨＤと呼ばれる症状のある子どもたちは、それらの問題が原因で学校の成績が悪くなり、なかには犯罪を犯したり、薬物依存になったりするので悪い子どもとみなされました。彼らの問題はしばしば親に責任があるとされたのです。それまではまれ、もしくは知られていなかったのが、初めてＤＳＭに収められた一九八〇年以来、ＡＤＨＤはたちまち最も一般的な児童期の精神医学的診断となりました。

自閉症がどのようにして一般的な診断となったのかを理解するためには、それがいかにしてＤＳＭ‐IIIの一部となったのかを理解する必要があります。しかし、まずはＤＳＭ‐IIIの本当の由来を正しく認識しないことには、自閉症が正式な診断となった経緯をきちんと理解することはできません。二つの物語――ＤＳＭ‐IIIと自閉症の物語――は、精神医学に対するみなさんの信頼を揺るがすと同時に、希望をも与えてくれるでしょう。

私は、子どもの頃にも、ＤＳＭ‐IIIのようなものがいつか現れるだろうと思っていました。なぜそのようなことがわかったかというと、私の祖父、ロイ・Ｒ・グリンカーが、私にそう語ったからです。

私が五年生のときから、祖父は私相手に精神医学についてのミニセミナーを始めました。一九七二年のことです。彼は、精神医学の主要な研究雑誌である *Archives of General Psychiatry* の初代編集者を辞めたところでした。ある土曜日の朝、おじの写真店にいた私に祖父が電話をかけてきたことを思い出します。私はその店の商品倉庫で注文に応じる仕事をしていました。祖父は私に、英国とアメリカの精神科医たちがいかに統合失調症と躁うつ病（現在では通常、双極性障害と呼ばれます）を混同しているかについて学ぶために、仕事の後で来られるかどうかと尋ねました。それが、その後の度重なる土曜日の精神医学講義の第一回目となったのです。

その講義の最中、祖父は私に、米国で統合失調症と診断された人が英国では躁うつ病と診断される可能性があり、その逆もありうる、と言いました。祖父によれば、彼の同僚のほとんどは、診断によって患者さんに対する自らの治療方法に影響が出るとは考えていないということでした。二人の精神科医が同じ患者さんに対してそれぞれ異なる診断を下しても、気にしていなかったのです。しかし祖父は、誤診された患者さんが誤った治療を受けていること、そしてこの問題を解決するためには精神疾患をより科学的で、より恣意的でない方法で診断する必要があることを確信していました。よい診断の手引き書が必要でした。それは、ある病気が何であり何でないかについて誰もが同意できるような、標準化された基準を一覧できるものです。

DSMはすでに二つの版が出版されていましたが（一九五二年にDSM、一九六八年にDSM‐II）、それらは約百の精神障害について大ざっぱに概説しただけの、安価に作られた薄い本でした。この二版は事実上、この分野では無視されました。実際、精神医学的な分類を作ろうという動きは精神保健の専門家たちの中からではなく、米国国勢調査局から生まれたものだったのです。一八四〇年に発足した国勢調査局は、米国内の「白痴者」の統計を取りたいと望んでいたのです。一九一八年に米国政府は、最初の『精神異常者用施設の使用に関する統計マニュアル』を作成しました。これには、二十二の精神疾患のカテゴリーが含まれていましたが、精神保健に従事する人たちによって使われることはめったにありませんでした。

自閉症は、独立した障害としてはＤＳＭ‐IIに含まれませんでしたが、医師たちはより頻繁にこの診断を下し始めていました。しかし、ＤＳＭ‐IIに含まれていないことに異議を唱えた人はいなかったようです。自閉症は、「統合失調症、児童期型」の記述の中で、唯一形容詞の形で言及されただけでした。「自閉的、非定型、および内閉的行動。母親から独立した自己同一性を発達させることができない、発達面で全体的に不均等で著しく未熟、そして不適切である」。この定義には、さらに精神遅滞についての言及も含まれていましたが、現代の精神科医たちは、それが統合失調症と直接的な関係がないことを理解しています。十二年でなんと大きく変わったことでしょう。ＤＳＭ‐IIは、わずか百ページにすぎませんでした。それが、一九八〇年に出版されたＤＳＭ‐IIIは五百ページを超えるまでになったのです。現在の版であるＤＳＭ‐IV‐ＴＲ［訳注：二〇一五年現在の版は、二〇一三年に刊行されたＤＳＭ‐５である］は精神保健のバイブルであり、これは九四三ページ、重さは一・五キロ近くあります。二九七の独立した障害を掲載し、十以上の異なる言語に翻訳されています。そして今日の世界において、精神医学の研究と教育の大部分を導く指針となっています。

いったいどのようにして、このような劇的な転換が起こったのでしょうか？　この質問に答えるためには、アメリカの精神医学の歴史において重大な分岐点となった一九七二年までさかのぼる必要があります。この年、『サイエンス』誌は、スタンフォード大学の心理学者、デイビッド・ローゼンハンの報告を発表しました。それは、ローゼンハンと数人の同僚がいかにして精神科医を騙し、医師が自分たちを統合失調症と診断し、精神病院へ入院させ、意思に反してそこに留まらせたかについて報告したものでした。このいわゆる「ローゼンハンの悪ふざけ」は、世間ピーアールという観点から言えば、衝撃的な効果をもたらしました。アメリカで芽生えつつあった、精神科医は非科学的であり人権を侵害しているという一般的合意に対し、精神医学の権威はほとんどなす術がありませんでした。また、このとき同時に高まりつつあった同性愛者権利運動に押され、米国精神医学会はとうとう、同性愛は精神疾患ではないと明言せざるをえなくなりました。まだあります。*Archives of General Psychiatry* が、R・E・ケンデルとその同僚による、英国と米国双方の精神科医の食い違いに関する重要な科学論文を発表したのです。それは、精神医学的診断の信頼性について疑問を投げかけるものでした。調査の中でケンデルは、英国と米国の精神科医に、対人的に不器用な男性のビデオを見せ、その男性が三十歳の独身であることを説明したうえで、そのビデオだけをもとに診断を下すよう求めたのです。アメリカ人精神科医の六九%が、その男性を統合失調症と診断し、一方、英国人精神科医でそのように診断したのはわずか二%だけで、ほとんどは躁うつ病という診断を選びました。

これらの出来事はそれぞれ、精神医学における「信頼性（reliability）」――つまり、二人の観察者がどれだけ一貫して同じ結論に到達するか――に対して異議を唱えるものでした。問題となったのは、まさに精神医学の科学としての、および医学の正当な分野としての信頼性にほかなりませんでした。精神科医たち自身、疑問を感じずにはいられませんでした。世論には同調できないにしても、自分たちの学問分野がしばしば客観的であるというよりもむしろより主観的であることを認めざるをえなかったからです。今日でも、何らかの診断、とりわけ自閉症のような比較的新しい診断がなされたという話を耳にしたときには、他の医学分野とまったく同様、精神医学が現在でも解釈的であり、ときには信頼できないということを思い出したほうがいいかもしれません。

ケンデルの論文が発表される以前にも、信頼性については疑問が上がっていました。一九四九年には米国の心理学者フィリップ・アッシュが、三人の精神科医が同じ情報をもとに一人の患者さんを評価した場合、同じ診断に達する確率は二〇％でしかないことを明らかにしていました。それから二十五年の間に、徐々に他の精神科医も賛同するようになり、診断方法に疑問を投げかける者が増えていきました。たとえば、精神科医ミッチェル・ウィルソンのように、「二人の精神科医がある患者さんの診断で同意する可能性など、あってもほとんど偶然にすぎない程度ではないか」と考える人もいました。

ケンデルの論文が発表された当時、私の祖父は精神医学の将来についてあまり楽観的ではありませんでした。彼は、精神医学用語の定義はあいまいであり、診断はあまりに変動的で先入観による混乱があり、分類は不確かすぎるうえ、臨床面接は方法が確立していないため役立たないことが多い、と考えていました。成人の精神疾患に関する疫学的データは不足しており、ましてや子どものデータはそれに輪をかけて不十分でした。精神医学研究のための政府資金は急速に引き下げられつつありました（一九六五年から一九七二年にわたり、少なくとも一年に五%ずつ削減されたのです）。また保険会社は、精神科医にとっては不可欠なのですが、精神科医療を評価と治療の方法が不十分な底なし沼であると考えていました。祖父はかつて病理学者になりたいと思っていたほどですから、ときおり、検死解剖をしていた若かりし日々に思いを馳せ、郷愁に駆られていたとしても驚くべきことではありません。「疾患が目に見え、触り、感じることができるというのは素晴らしいことなんだよ」と、彼は言いました。

しかし、診断、あるいは症状の分類にさえ、興味を示す精神科医はほとんどいませんでした。その代わり、彼らは症状の背後にある心理学的もしくは社会的理由を発見したがりました。通常、彼らが決めた理由としては、何らかの発達過程での葛藤か、さもなければ、より広い意味で環境に対する当人の不適応ということが挙げられます。精神医学と精神分析の関係が区別しがたく非常に密であった時代においては、目標は症状の原因となる深い根底的な問題を理解しそれを治療することであって、症状を治療することではありませんでした。一九六〇年代の学術会議では、診断に関するシンポジウムは非常に不評だったため、誰も来ないような最終日の午後遅くに組み込まれたものでした。

私の祖父は、一九六四年にはすでに、迫りつつあった精神医学の危機を予言していました。彼が私を初めて一対一の土曜セミナーに招いたときより八年も前のことです。祖父は、精神分析（したがって精神医学も）の一時のはかない流行はまもなくはじけて終わるだろうと考えていました。精神医学は一九六〇年代のアメリカ人の思考を支配しており、それは私が生まれた一九六一年に、『アトランティック・マンスリー』誌がフロイトを表紙に、「アメリカ人の生活における精神医学」と題した特別号（七月二十八日）を発行するほどでした。この雑誌の中で寄稿者たちは、教育、宗教、文学、さらにはコメディアンのトークショーまで、さまざまな分野におけるアメリカ社会のほぼあらゆる局面で、精神医学の思想が――これは実は科学的方法ではなく、フロイト派の分析を意味していましたが――どのように浸透していったのかについて述べました。精神医学ですべて説明できるとしても、それは何の説明にもなっていないのではないか、と祖父は懸念していたのです。

一九六四年に彼は、「精神医学はあらゆる方向に狂ったように進んでいる」というタイトルの短い論文を発表しました。その論文の中で彼は、精神医学があらゆる知的、科学的探求の中心になろうとしていること非難しました。彼は、この分野が「まるで真空のままでいるのを忌み嫌う真空状態のように、多くの科学分野でアイデアが発表されるやいなや、それらを部分的に吸い上げているように思われる」と述べ、精神医学の支配力に警告を発し、反精神医学の動きがまもなく確固たるものになるだろう、と予言したのです。

シカゴ大学の精神医学研修センターの所長としての役割の一環として、祖父はうつ病の症状の量的測定を始めました。そして特定の手順に従って患者さんに問診し、病歴を引き出すよう学生たちに指導しました。彼は、複数の観察者によってほぼ同じように記述されうる事実に基づいた実証主義者の用語を用いて、行動を記述しました。入院記録に、「患者は敵対的で攻撃的であり、入院したことについて両価的であった」と書く代わりに、彼なら、たとえば、「患者は看護師に向かってスプーンを投げた」と書いたでしょう。「しばしば混乱しているように見える」といったあいまいな記録を、彼は学生たちに認めませんでした。なぜなら、そのような記述には意味がないと考えたからです。「しばしば」という言葉には、非常に多くの異なった意味が考えられました――それは一時間おきか？　一日おきか？　また、一度に数時間続くのか？　それともほんの数分間だけなのか？　また「混乱している」や「～のように見える」という言葉もあいまいでした。いったい何について混乱しているというのか？

これらの変化は、一見したところ些細なものに思われるかもしれません。しかしこれは、内面的な状態の主観的記述から、観察可能な行動の客観的記述への転換でした。精神科の診断から主観性を完全に取り除いてしまうことは誰にもできないということはわかっていましたが、とにかく彼は努力したのです。そして学生たちに対しては、障害を記述するために一連の共通の用語と概念を使うよう求めました。彼は、フロイトが面談中に記録を一切とっていなかったことにどれほどぞっとしたかをいつも肝に銘じて、学生たちには必ず詳細な記録をとるよう念を押しました。

一部の精神科医、特に精神分析家でもある人たちは、医学モデルにも、明確な診断のための基準を標準化しようという動きにも、その両方に抵抗しました。彼らにとって診断というのは、実は軽蔑すべき発想であり、最悪の場合には精神病院が国の管理下に置かれかねないと考えました。実際、裁判所は施設収容の際に診断を要求したからです。しかし祖父にとっては、診断は最重要のものでした。それがすべての研究と治療の出発点だからです。診断が精神医学を科学にするだろう、と彼は確信していました。少なくとも部分的には、精神医学をフロイト以前の時代、精神疾患についての有名な権威であるエミール・クレペリン（フロイトと同じ年に誕生）の時代に戻すだろう、と信じたのです。クレペリンは、十九世紀後半に初の精神疾患の分類を発展させ、ドイツを精神医学の世界的先進国にした人物です。

精神医学の行き先をめぐる精神医学界に起きた論争が、悲しいことに新クレペリン派とフロイト派の派閥間の争いとなるにつれ、祖父が予言していた反動が具体的になってきました。現在「反精神医学」運動と呼ばれているそれは、一九六〇年代の反体制運動から生じたものでした。ちょうど精神科医たちが薬物で患者さんを治療するようになり、真に進歩し始めた頃でした。元患者集団——常に精神医学に対する最も厳しい批評家——は、さまざまな学識者から引き出した倫理という陣地から理論武装しました。たとえば、哲学者であり歴史家でもあるミシェル・フーコー（精神医学の歴史および異常／正常という二項対立の構造は、実は肉体に対する国家の支配の歴史であると主張）、文化人類学者のアーヴィング・ゴッフマン（精神病院という文化が実際に精神疾患の患者という存在をつくり出したと主張）、およびトーマス・サズ（精神疾患のある人たちの脱施設化を要求。彼らは、ただ環境にうまく順応できないだけなのに——書籍および映画となった『カッコーの巣の上で』の登場人物であるランドル・マクマーフィーのように——そうした社会の境界にいる人々や社会から望まれていない人々を病気と分類する社会に運悪く生きている人々なのだ、と彼は確信していた）などの理論です。

精神科医たち自身にとって、反精神医学の時代は二つの出来事によって規定されます。先述の「ローゼンハンの悪ふざけ」、およびＤＳＭの精神疾患の分類から「同性愛」項目の削除を求める同性愛者権利運動の成功です。「ローゼンハンの悪ふざけ」は、とりわけ衝撃的でした。

精神医学がそれまで、教会や法廷などを含め、強力な敵からの抵抗運動を経験したことがなかったからではありません。そうではなく、この攻撃は内部――それも元患者たちからではなく精神保健の専門家たち自身――からの攻撃だったからです。

精神医学における同性愛に関する見解への攻撃は、実はより重要な信頼性と構造的妥当性（construct validity）に対するものでした。信頼性とは二人以上の研究者が同じ結論に達する程度を指し、構造的妥当性は障害が存在する確実性を指します。一九六〇年代から一九七〇年代を通じて、精神科医たちは確信をもって「同性愛」と診断し、米国精神医学会に倣って精神障害として分類していました。いかなる社会の歴史においても、ある特定の時代にはある特定の行動を病気として決めつけようという政治的もしくは宗教的圧力が存在するものなのかもしれません。たとえば、ソビエト連邦では、反体制派の人々はしばしば統合失調症と診断され、精神病院へ送られました。同性愛は、当時の米国では文化的に受け入れがたいものでした。社会的慣習に反するという理由によって、隠され、追放され、異常として拒絶されるものだったのです。同性愛が実際に存在していたことは確かであり、したがってその診断には事実に基づく何らかの根拠があったのですが、当時でさえ、それを病気と考える人はほとんどいませんでした。同性愛に関する論争の中で反精神科の人たちが主張したのは、たとえ精神科医がこの病気は「同性愛」で、あの病気は「双極性障害」ないし「統合失調症」であると言ったからといって、それだけでそれらの病気が実際に存在するということにはならない、ということでした。またそれとは逆に、ある一群の症状について精神科医がそれに対する名称をもっていなかったとしても、それだけでそのような症状を有する病気が存在しないわけではない、ということです。

一九七三年に米国精神医学会は、精神障害のリストから同性愛を削除し、著名な政治通の精神科医であり科学者でもあるロバート・スピッツァーを、精神障害の分類に関する特別委員会の議長に任命しました。この特別委員会がその後、DSM‐IIIの出版を指揮し、精神医学的診断の発展に大きな影響を及ぼすことになるのです。そこにはもちろん自閉症の診断も含まれていました。

DSM‐IIIはその後、精神保健、とりわけ臨床試験と精神医学的疫学を一変させることになります。研究者たちは、同じ診断基準を手に一枚岩、文字通り、同じページの記述に従うようになったので、世界中どの地域においても同じ病気について評価していると確信をもてるようになりました。現在、保険会社は、いかなる患者さんあるいは医師に対しても、DSMの診断がなければ精神科の治療費を払い戻すことはありません。「マネージドケア（管理医療）」を特徴とする米国の健康保険局は、精神科医、サイコロジスト（心理士）、およびその他の精神保健サービスの提供者たちが、同じ基準、同じ診断を用い、そして多くの場合、同じ治療法を用いるよう求め続けてきました。DSMを用いない国々は、世界保健機構の手引きである『国際疾病分類（ICD）』を採用しており、これはDSMとほぼ同様の用語と分類を用いています。

DSM‐Ⅲとそれに続くDSM‐Ⅳはいずれも、慎重に整理されたチェックリストを掲載しています。しかし、DSM‐Ⅲの作成はそれほど順調に進んだわけではありませんでした。少し議論しては精神医学的診断の不明瞭さに大きく光を当てることになったからです。自閉症診断の急増という大混乱のさなかには、診断を編み出すことがどれほど偶発的でかつ厄介なものであるかなど、容易に忘れ去られてしまいます。

DSM‐Ⅲの作成のために、著名な精神科医たちが集まり、ブレインストーミングを行いました。コーディネーターのロバート・スピッツァーは、彼の同僚たちが常に人の話に割り込んでは自分の見解や反対意見を表明する間、記録を取るのに必死でした。参加者からは、あらゆる状況に対応できる手引きとして科学的知識に基づく有用な文書を作成しなければならないという考え自体に絶望的な声があがり、話し合いは何度も中断しました。参加者たちが絶望的な思いに駆られたのは、他の科学領域において収集されたデータと比較して、精神医学では体系的で科学的な研究が、実際のところ、それまでほとんど行われてこなかったからでした。しかし、たとえこの分野がまだしっかりとした科学的な基盤をもっていなかったとしても、DSM-IIIが科学的体裁をとることが期待されていたのです。

さまざまな精神障害が候補にあげられ、そして承認あるいは却下されました。たとえば、どうにもうまく分類できない子どもは「非定型児」とされましたが、それはスピッツァーの委員会がどうしても定義できないからでした。「非定型児」は、FLK（funny-looking kid 奇妙に見える子ども）と呼ばれたも同然でした。なぜならそれは——DSM-IVの中でいくつかの診断に対して用いられた「NOS」（not otherwise specified 特定不能）という接尾辞と同様——あらゆる症状をひとまとめにするゴミ箱のようなものだったからです。「非定型児」というのは、問題はあるけれども、どの診断カテゴリーにもぴったりとは当てはまらない子どもたちすべてに対して用いられました。『ニューヨーカー』の中でライターのアリックス・シュピーゲルは、スピッツァーは大部分においてできるかぎり包括的なものを作りたがっていたことを記しています。その一方でスピッツァーは、いくつかのケースでは、一つの障害を二つに分けたりもしています。たとえば、「ヒステリー性精神病」は、「短期反応性精神病」（幻覚と妄想の両方、あるいはどちらか一方の短期エピソード）と、「虚偽性障害」（当人が意識的に病気のふりをする場合）に分割されました。

スピッツァーの最大の功績は、チェックリストを確立したことでした。各障害には、それぞれその診断を下す際に確認すべき症状のチェックリストが作成されました（これらは中華料理店で料理を注文する際に用いる、カテゴリーＡからＢ、およびＣまでと多岐にわたるメニューによく似ています）。また、これらのチェックリストは、精神科医の関心を原因よりもむしろ症状に向けさせるものでした。これは精神分析に対する直接的な批判でした。精神分析は、昔も今も大方、原因究明に関心を置いているからです。スピッツァーの委員会は、病気の原因は「明らかにわかっているときにのみ分類の原理とすべきである――診断の基準が満たされていれば、診断を下すべきである」と記しました。国立精神保健研究所（ＮＩＭＨ）の助成のもと、ＤＳＭの大規模な信頼性テストがすぐに行われました。テストでは、五百人の精神科医がこのマニュアルを用いて一万二千人以上の患者さんを診断しました。このテストによって、ＤＳＭが妥当であるとまでは言わなくても、その信頼性が証明されました。

この標準化作業はその後、科学的研究を裏づけることになります。たとえば、ＤＳＭ‐Ⅲが出版される以前は、複数の場所での新薬の臨床試験は、厳密にはどのような人がその薬を用いて治療されているのかが明らかでないことから、科学的妥当性に欠けていました。ある医師の統合失調症の患者さんが、別の医師のもとでは躁うつ病の患者さんだったりしたからです。それが今では、科学者がある特定の障害のある患者さんにある薬を試みたいと思った場合には、自分の診断――つまり、その患者さんが薬物試験に適合することの証明――が、同様の研究に携わる他の科学者たちによって承認され使用されている基準に基づいてなされたものであることを保証しなければならなくなったのです。研究以外の臨床場面においては、もちろん、問題が完全に解消されることはなさそうでした。今でも、同じ患者さんが多数の医師の診察を受ければ、さまざまに異なる診断を受けるということはありえます。また、統合失調症と診断する頻度は、依然としてアメリカの医師のほうがイギリスの医師よりも多くなっています。それでもこの新しいチェックリストのおかげで、薬物試験は少なくともかつてないほど均一な集団に実施可能となり、科学者は、以前の実験を再現することでその結論を検証できるようになりました。精神科医は、次第に臨床場面においてもＤＳＭを頼りにするようになり、現在では、保険金支払い請求の際に保険会社に要求される診断コード番号を暗記している精神科医もいます（たとえば、自閉性障害は二九九・〇〇、反抗挑戦性障害は三一三・八一です）。

ＤＳＭ‐Ⅲの出版は、もはや臨床家とその特異な傾向から力が移行したことを示す合図でした。ほんの二十年前までは、精神分析が支配権を握っていました。精神医学を――無意識の意味を求める解釈的研究ではなく――妥当性を求める実験的研究にするために企画された一冊の本が、今では精神医学の診断、研究、訓練および治療のバイブルになったのです。本自身が命を得たと言ってもいいでしょう。問題点と修正が必要な点を挙げ、診断基準について議論する人は大勢いましたし、ＤＳＭの信頼性を検証し続ける人たちも多くいました。しかし、

DSMが存在し精神医学の道先案内をするという権利に対して、異議を唱える人はほとんどいませんでした。

結果的に診断は急増しましたが、精神医学の領域は以前よりも狭まっています。現在、精神科の研修医は、人間の心の構造ではなく、観察可能なものを研究することを学びます。つまり、患者さんの複雑な生い立ちではなく、今存在する状態像――スナップショット――を描くことを学ぶのです。そして、対象とする症状の背景にある、より大きな文脈、特に文化、政治、医師‐患者間の人間関係、宗教、家族関係などの役割については、最小限の評価にとどめるよう学びます。

なかには、DSMが解釈からさらにもっと遠く離れる日を思い描く精神科医もいます。このマニュアルが、症状記述だけでなく、その病気に関わるさまざまな遺伝子についても特定するようになってほしいというのが彼らの希望です。皮肉にも、そうなると私たちの関心は当の人間よりも遺伝子に向いてしまい、精神医学の視野はさらに狭まってしまうでしょう。遺伝学者たちは、特定の精神医学的障害の原因となる遺伝子を発見し、DNAを分析することで診断を下すことができるような遺伝学的検査も考案しようと懸命になっています。それが可能となれば、精神医学的な病気の診断は普遍的な妥当性をもつでしょう。そうなると、自閉症、双極性障害、うつ病、またはその他の遺伝的な精神障害の、精神医学的研究と診断は、「真性の生物学的疾患」を研究する他の医学分野にもっと近づくということです。冠動脈疾患や乳がんと同様、精神疾患は、その患者が南アフリカ人であれ、日本人、ボリビア人、オーストラリア・アボリジニ、あるいはネイティブ・アメリカンであれ、同じものとなるでしょう。

しかしながら、いくつかの理由からこのような確信性は実現しそうにありません。疾患の基盤にある遺伝子というのは、概して単なる危険因子にすぎず、直接的な原因ではないからです。遺伝的素因は、私たちが営む生活（住んでいる国、形成する家族、身体の管理方法など）と相互に関係しますし、これらの相互作用は病気の現れ方に影響を与えるでしょう。さらに、アルツハイマー病におけるように、病気を直接引き起こす遺伝子が存在する場合でさえ、これらの遺伝子のさまざまな突然変異によって、同じ疾患が異なる現れ方をする可能性もあるのです。自閉症スペクトラム障害の場合は、さらにもっと複雑です。というのも、ほとんどすべての染色体上の異常が、いくつかの自閉症スペクトラム障害と関係していたからです。自閉症スペクトラム障害についての妥当と思われる遺伝モデルには、少なくとも十五カ所の異なる部位が関わっていることを示唆する研究もあります。ワシントン大学の自閉症研究者であるジェラルディン・ドーソンは、「自閉症の一因となりうる主な遺伝子には、主要なものが四つから六つ、そして一定程度関係するものが他に二十から三十存在するだろう」と述べており、また影響を受けやすい遺伝子が、女児と男児、および早期発症と後期発症の場合でも異なることを示唆しています。精神医学が完全な遺伝科学になるときまで——そのようなことが本当に起こるのだろうかと疑っている人がほとんどですが——精神医学は、自らの裁量で診断カテゴリーを用いて患者さんの考えや行動を分析する治療医の、懸命な働きと適切な判断に依存し続けることになるでしょう。

ＤＳＭは、精神医学を科学の世界へ打ち上げるのに役立ってはいますが、奇蹟は一切起こしていません。精神科医、神経科学者、遺伝学者および疫学者によって最もよく研究されてきた障害でさえ、いまだに謎に包まれたままです。たとえば、統合失調症に対する知見についての最近のレビュー論文は五二七の論文を引用していますが、それらのほとんどはこの十年間に発表されたものです。しかしこの障害は遺伝学的に非常に複雑であることから、何十年間にもおよぶ研究にもかかわらず、そのリスクを確実に高めるとされた遺伝子は、今のところ一つもないのです。一九八〇年代以来、精神科医は統合失調症の多くの側面について理解を深めてきました。たとえば、遺伝子、病気のさまざまな現れ方、経過、統合失調症のある人たちの脳の構造や機能の異常、そして関係する神経伝達物質の化学的性質などです。また、抗精神病薬の作用の仕方についても理解が進んでいます。しかしいまだに、脳の異常と病気の実際の現れ方との関係や、どのような患者さんがどのような治療法に反応するかについては、ほとんどわかっていません。先のレビュー論文の著者たちは、「ある意味でわれわれは、クレペリン（一世紀前に統合失調症について記した人物）の時代からそれほど進展していない。診断は相変わらず当時と同様の臨床的観察に基づいている」と述べています。

このような言葉を聞けば、気落ちしてしまいます。統合失調症と比べれば、自閉症に関する研究は、まだ始まったばかりの段階です。成人の精神医学と比べれば、児童精神医学はまだ赤ちゃんの時期にあると言っていいでしょう。自閉症の表現型――つまり、障害が実際に身体的、行動的にどのように現れるかということ――をどのように記述するかについて、すべての研究者と臨床家の間での十分な合意さえ得られていないのです。したがって、児童精神医学と自閉症研究が不正確で混乱しているように思われる場合には、これらの分野について発達用語で考えてみるとよいかもしれません。子どもが思春期を通過していくように、立派に一人前となるためには、その前に少々無様な姿をさらさざるをえないのです。

第6章 書籍から見る自閉症

初めて自閉症について調べ始めたとき、私は、自閉症というのは他のたいていの精神障害よりも診断しやすいだろうと考えていました。指導的な自閉症研究者、ドナルド・コーエンとフレッド・フォルクマーの二人は、自閉症について次のように記しているのです。「このように確実な根拠に基づき、かつ国際的に受け入れられた診断基準が存在する障害は、子どもの（またあらゆる年齢の）発達障害もしくは精神医学的障害では他に類を見ない」

では、何が自閉症であり何はそうでないのかについて、いまだにこれほど混乱しているのはなぜでしょうか？

精神障害の診断は決して容易ではありません――ですから私の祖父は、病理学や死体解剖の単純さを懐かしく思ったのでしょう。子どもの精神障害の診断は特に困難であり、国際的な境界を越えての診断となると、よりいっそう難しくなります。同じ言語を話し、よく似た文化を共有する米国と英国の精神科医が診断について同意できないとしたら、米国や韓国、あるいはインドの臨床家たちの間で、自閉症スペクトラム上の障害の微妙なニュアンスの違いや複雑さについて同意を図ることがどれほど困難か、想像できるのではないでしょうか。DSM-IIIとDSM-IVの目標の一つは、世界のどこにおいても通用する精神医学の国際的な枠組みを提供し、文化的相違、教育の相違、あるいは精神科医の個人的な特異性に由来する主観性を除去することでした。

しかし本当のことを言えば、どんな疾患であろうと、誰が診断するのであれ、その診断は基本的には解釈であると言えます。精神医学には、症状を定量的に測定できる標準化されたテストがありますが、このような評価は、しばしば実際そうである以上に客観的だと思われています。ある尺度ではある障害に該当すると評価された患者さんが、別の尺度ではまったく別の障害、あるいはどの障害にも当てはまらない、ということもあります。同じ患者さんに同じテストを用いても、二人の臨床家が異なる診断を下すことも時に起こります。

言葉や行動からは、健康状態や疾患の状態を裏づける根拠が得られますが、そのような言葉や行動は、聞いて、見て、解釈される必要があります。精神医学的な病気の診断というのは、求められないかぎりなされることはありません。これは本人またはその身近な人たちが、本人の症状を症状として、つまり問題としてとらえる必要があるということです。自分の情緒的苦しみは脳内の化学的不均衡が原因であると確信し、うつ状態に対して医学的援助を求める人がいる一方で、自分の問題は貧困によるものだと信じ、金儲けの手段を追求する人もいます。何は精神疾患の根拠とみなされ、何はそうではないか、また、どのような治療法を求めたらいいのかは、しばしば文化によって左右されるのです。

ハーバード大学の医療人類学者であり精神科医でもあるアーサー・クラインマンは、仮想実験を行いました。彼は助手たちに、同じ方法で訓練され同じ診断ツールを用いる北米の精神科医十人が、亡き妻のことを嘆き悲しんでいるアメリカン・インディアンの男性にインタビューを行っている、と想像するよう求めました。そのインディアンの男性は死後一週間以内の妻のことを嘆き悲しんでおり、亡くなった妻の声が霊魂の世界から彼を大声で呼んでいるのが聞こえる、と報告しています。おそらく十人中九人の精神科医は、その患者さんが霊魂の世界から彼を呼ぶ亡き伴侶の声を聞いた、と報告したことに同意するでしょう。これは九〇%の信頼性ということです。しかし、彼には死者の声が聞こえるという事実を、これらの医師たちはどう理解するでしょうか？ おそらく十人中九人は、その患者さんが幻覚を起こしており、その声は精神病の根拠である、と判断するでしょう。これも、同様の信頼性があります。もし仮に、別の精神科医十人に実験に参加してもらったとしても、おそらく同様の結果となるでしょう。その診断は、九〇％の信頼性と言えます。

しかし、この声を精神病の根拠とすることは、はたして科学的に妥当なのでしょうか？「精神病」というのは、精神障害です。しかし、多くのアメリカン・インディアンの間では、死者が霊魂の世界へ入っていくときに彼らの声が聞こえるというのは普通のことであり、その声が聞こえないほうが異常である、と考える人もいるのです。「精神病」あるいは「幻覚」という概念でさえ、死別という状況では、このアメリカン・インディアンの患者さんにとってほとんど意味がないでしょうし、彼が治療を求めることもおそらく決してないでしょう。このアメリカン・インディアンの例では、診断に信頼性はありましたが、妥当性はありませんでした。信頼性なくして診断が妥当性をもつことはなさそうですが、この例からもわかるように、信頼性というのは、必ずしも妥当性を保証するものではないのです。

信頼性と妥当性は、自らの文化と大きく異なる文化の中で精神疾患に目を向けるとき、特に問題となります。「自閉症」「境界性症候群」「双極性障害」あるいは「うつ病」でさえ、これらに相当するカテゴリーがある社会は、世界中でもほんのわずかです。しかも、たとえあったとしても、必ずしもその社会では米国と同じように定義されているとは限らないでしょう。

モンタナ州に住むアメリカン・インディアンの一族、セイリッシ族について考えてみましょう。オレゴン大学の文化人類学者であるテリー・オニールは、フラットヘッド特別保留地で二年間、セイリッシ・インディアンと共に生活を始めた当初、自分はうつ病の基準についてよく理解していると思っていました。彼女はまた、その有病率についても承知しているつもりでした――いつの時代であれ、うつ病に罹っている人は米国人の五％に満たず、たとえ高く見積もっても高齢者の一五％を超えることはない、と考えていたのです。ところが彼女がモンタナ州へ行ったとき、セイリッシ族の人たちは彼女に、「ここはうつ病調査にうってつけの場所です。ここいるほぼ全員がうつ病に罹っていますから」と言ったのです。

オニールは、彼らがうつ状態であるだけでなく――おそらく地域の人々の七五％がうつを報告したでしょう――うつを自分の自己イメージに組み込んでいることに気づきました。うつ状態にある人だけが、「本物のインディアン」として認められていました。というのも、インディアンであるということは、大きな情緒的苦痛を背負ってこなければならなかったことを意味していたからです。言い換えれば、セイリッシ族の人たちは、オニールによると、うつを病気ではなく、自らのアイデンティティとして考えていたのです。

うつに対する対処法は、自らの悲しみを他者に対する思いやりへと変容させることである、とセイリッシ族の人々は信じています。そうすることでうつが取り除かれるわけではありませんが、それによってその人は、実際に家族やコミュニティのより有益なメンバーとなることができるのです。セイリッシ族の人々は、うつ状態にある人物――つまり、最も「本物のインディアン」――が自分たちのコミュニティにとって最良の指導者であり教師であると考えます。特別保留地の精神保健に携わる人たちが、うつ状態にある人たちが治療を拒否することに気づいたとしても意外ではありません。セイリッシ族の人々の場合でも、体重がひどく減少したり、働くことができなくなったり、無価値感に襲われたり、物質乱用に陥ったりするなど、うつの症状は通常と同じくらい深刻で、自殺に至るケースも多いのです。それでもうつは異常とはみなされず、それどころか実際には非常に価値があるとみなされています。

セイリッシ族のケースは、ある一連の症状がどこでも同じ意味をもつと仮定すべきではないことをはっきりと示しています。同じ文化の中でさえ、通常の悲しみと臨床的なうつ病との間の境界線は、必ずしも簡単に引けるものではありません。このように文化というのは――そして先入観や偏見も――精神疾患がどのように同定され、分類されるかを決定するうえでの一役を担っているのです。たとえば、うつ状態にあるアフリカ系アメリカ人男性の場合、他のどの集団の人たちよりも統合失調症と誤診される可能性が高いことが、多くの調査からわかっています。どうしてこのようなことが起こるのでしょうか？　世間一般の人たちと比較して、アフリカ系アメリカ人男性は、医療制度、特に白人の医師に対して不信感を強く抱いており、そのため感情を表に出さなかったり、寡黙だったりすることがあります。表現が乏しいというのは、統合失調症の症状でもあるのです。診断が不明確な状況で、しかもコミュニケーションがうまくいっていない場合には、いかに好意的な医師であっても、仮説と既成概念に頼ることがあるでしょう。医師は、沈黙を、文化的な壁というよりもむしろ統合失調症の症状としてとらえるのです。また、精神的に病む人たちには貧しい人たちが多いのです。おそらくこれは、精神病院が公の救貧院として機能していた時代の名残でしょう。

うつ病のセイリッシ族の人々と同様、アメリカ南西部のナバホ・インディアンは、自閉症のことをあまり気にしません。ジャンヌ・コナーズは文化人類学者であり、自閉症を比較文化的に研究した数少ない研究者の一人ですが、アメリカ南西部のナバホ・インディアンが、わが子の知的、身体的障害に対して非常に寛容であり、よほどのことがないかぎり、ナバホ部族会議あるいは米国政府に支援を求めない、と報告しています。ナバホ族には自閉症を表す言葉（nidinil geesh　文字通り訳せば「無自覚の状態」）がありますが、それはアリゾナ州の学校制度のハンドブック用に、西洋の心理学者とナバホ語の通訳者たちが一九八九年につくり出した新しい言葉なのです。

ナバホ族は約二十三万人いますが、そのうち約十五万人は、アリゾナ州、コロラド州、ユタ州、およびニューメキシコ州にまたがる二万五千平方マイルのナバホ居留地に住んでいます。そこは米国の中でも非常に貧しい地域で、住宅の半数には電気も水道も通っていません。ナバホ居留地では道路の三分の二が舗装されていないことを考えれば、自閉症の治療法について何らかの手がかりを得られそうな場所はもちろんのこと、医療センターへ行き着くことさえ、ナバホ族の家族にとっては難しいことでしょう。男性は徐々に軍隊に加わるようになってきていますが、失業率は全体平均よりも何倍も高く、収入はたいてい、生活保護、賃金労働、家畜業、および手工芸に頼っています。米国に限らず、他の地域の多くの貧しい家庭でもそうですが、女性が家庭の主導権を握る傾向にあります。

とはいえ、ナバホ族は母系社会であるため、女性が主導権を握る家族形態はナバホ族にぴったり合っています。ナバホ族は、父親ではなく母親を通して家族のアイデンティティを考えるのですが、これは、どれほどの障害を負っていたとしても、その人は自分の母親または母方の家族と一緒に暮らす権利があるということです。父親は、わが子の子育てよりも、自分の女きょうだいの子どもたちの発達に関心をもちます。というのも、女きょうだいの子どもたちのほうが彼の真の親族とみなされるからです。父親は、自分の実の子どもに伝統的な風習を教えることすら想定されていません。

コナーズや、これまでナバホ族について研究したほとんどすべての文化人類学者は、ナバホ族が並々ならぬ思いやりをもって障害のある人たちに接することに気づきました。これも素晴らしいことです。というのも、非常に多くのナバホ族の人たちに障害があるからです。ナバホ族の中でのアルコール依存症とうつ病の発症率は一般と比べてずっと高く、聴覚障害についても同様です（おそらく、衛生設備が整っていないために起こる慢性的な耳の感染症の結果でしょう）。事故による脊髄損傷もよく見られますし、また糖尿病が非常に慢性化し、治療されていないため、多くの人たちが失明や手足の切断、腎不全、および冠動脈疾患に苦しんでいます。驚くまでもありませんが、未熟児で生まれてくる赤ん坊が多く、精神遅滞も含めて多くの子どもに認知障害があります。

コナーズは、ナバホ族の人たちには、障害のある子どもは学校に上がる六歳頃までに治療しなければならないという強迫観念がまったくないことに気づきました。この年齢になってようやく、母親や、その他の子どもの生活にとっての権威者である母親の男きょうだいは、子どもに対して躾を始めます。自閉症あるいは精神遅滞のある人は——どの年齢であろうと——果てしない変化の途上にあるとみなされ、あまり多くの要求を彼らに課すべきではない、と考えられています。

ナバホ族は、幼い子どもを直接的に変えようとすることに価値を置いていませんが、根底にあると彼らが考える問題を解決しようとすることはあります。コナーズが詳細にたどった症例に、ビルという少年がいます。彼の母親の男きょうだいは、「スキンウォーカー」と呼ばれる一種の精霊がビルと彼の家族全体に呪いをかけた、と確信していました。ビルは、度重なる自傷行動が原因でほとんど目が見えませんでした。これは、自閉症のある人たちの一部に共通して見られることなのですが、彼は眼球をあまりにも強く押しすぎてしまったために、自ら視力を失ってしまったのです。彼がそうするのを止めさせるために家族にできることは何もありませんでした。家族の話では、彼は二歳前には二、三語を話していたということでしたが、ビルは話すことができませんでした。

ビルがまだ二歳のとき、彼の母親の男きょうだいは、呪術医を訪ねて甥の問題を診断してくれるよう頼みました。その呪術医は、一家のホーガンと呼ばれる伝統的な住居［訳注：ナバホ族の、泥や草で覆ったお椀型の住居］の下にトカゲを見つけました。その目と口はくっつき、一つになっていました。ビルが口も目も不自由になったとき、家族は、そのトカゲが家族にかけられた呪いの証拠だと確信しました。ビルの両親は、力のある呪術医を見つけることができればビルを治すことができる、と考えていました。しかしコナーズが現地を離れるときになっても、まだ一人も治せる人を見つけられずにいました。

肉親に自閉症のある人がいるナバホ族の家族のほとんどは、自閉症というのはある種の霊的不調和の表れである、と信じており、秩序を取り戻すための儀式に進んでお金を払います。この目的で行われる最も一般的な儀式は、「祈祷」です。これは、人生のどの段階にあっても、美、成功、そして健康が保証されることを願う儀式です。この儀式が完了しても、実際にはその子どもに何ら変わった様子は見られないかもしれませんが、それでも霊的世界の調和と秩序が回復されたことから、その子は治ったとみなされるのです。

コナーズはまた、自閉症の最も症状の重い人たちが、しばしば施設ではなく自宅で生活していることに気づきました。施設に送られるのは、他者に身体的または性的にあまりにも攻撃的にふるまう子どもか、習慣的に家出を繰り返す子どもだけでした。概して人々は、子どもたちを施設へ入れようとはしませんでした。なぜなら、そうするとその子どもは真のナバホ族になる力を失うと考えられたからです。話すことができるようになったとしても、英語しか覚えないでしょうし、誰かが伝統的な慣習や民間伝承を教えてあげることもないでしょう。

コナーズはあるとき、ナバホ族の女性の自宅で、自閉症の娘さんについて、彼女と話をしていました。その娘さんはクララといい、知的障害児のためのアリゾナ・シンレ・スクール［訳注：シンレはアリゾナ州にある地名］へ送られていました。クララは「走り続ける人」でした――さまよい歩いた末に迷子になってしまうタイプの自閉症だったのです。母親は、どうしてもそれをやめさせることができませんでした。クララの足首の腱を切ってあげると言ってくれる人もいましたが、母親は断りました。後になって、あのとき手術をしていたら娘のためになっていたのだろうかと今も考え続けている、とコナーズに語りました。

会話の途中で、クララの母親が「実はもう一人、奥の部屋にもいるのです」と言いました。コナーズはショックを受け、「もう一人、何ですって?」と聞き返しました。コナーズが持っていた社会福祉の書類には、もう一人の子どものことについては何も書かれていませんでした。彼女がクララの母親について家の奥へ行くと、若い男性の姿が見えました。彼には重い知的障害があるのですが、よく言うことを聞くので、母親が面倒を見ることができたのです。シンレの施設に入れようと思えば、行政がその費用を負担したでしょうが、その必要も、そうしたいという願望もまったくなかったのです。

ナバホ族の親は、わが子を施設にやった場合でも、熱心にわが子のもとを訪れます。ある母親は、息子さんが施設に入ったときには六十歳でしたが、週に一度、アリゾナ州のウィンスロウから一一〇キロ以上の道のりをヒッチハイクして息子さんに会いに行き、同じ日にまたヒッチハイクで自宅に帰るということを続けていました。息子さんは自宅にいたときには問題がたくさんありました。自分の舌を半分嚙み切ってしまったり、転んで骨折したり、ガラガラヘビに嚙まれたりしたこともありました。しかし母親は、白人が息子を特別保留地から永遠に連れ去ってしまうのではないかと恐れ、子ども時代のほぼずっと、彼を自宅に置いていたのです。

今日、特別保留地に住む特別なニーズのあるナバホ族の子どもたちは、この五十年間のいつにもまして多くなっています。特別なニーズのある多くのナバホ族の子どもたちは、二十世紀半ばにはバレー・オブ・ザ・サンズと呼ばれるアリゾナ州の州都フェニックスにある寄宿舎制の学校へ送られました。そこは、ナバホ居留地から自動車で五時間以上のところにありました。しかし、一九七〇年代初めの米国全体における脱施設化運動によって、入所していた自閉症者の多くが自宅へ帰されました。ナバホ族は、子どもたちを車にのせて特別保留地へ連れ帰り、祈祷の儀式を受ける準備をさせました。

これらの例は、診断のためのツールが文化にしっかり根ざしているということを示しています。この一般的な原則は、ナバホ族やセイリッシ族だけでなく、現代の精神医学にも当てはまります。精神疾患の研究史には、いつの時代であれ、その時代の最も優れた科学者が、現在では誰にも明らかな症状群を同定できなかったり、ある症状群をある特定の疾患としてとらえられなかったりしたという話があふれています。

医学や心理学は私たちの身体について真実を教えてくれる、と科学という文化は私たちに思い込ませます。しかし実際それらは、私たちが見ている特定の現象について、あるいはもっと正確に言えば、私たちの時代と文化が見る意義があるとすることについてしか、私たちに教えてくれないのです。現在、私たちは「事実と数字」の文化の中に暮らしており、何もかもが量で表されうると誤解しています。これまでに実験室で検査を行ったことがある人なら誰でも、量的測定がどれほど魅惑的かを知っているでしょう。血球の数を知りたい、心電図上のグラフがいったい何を示すのかを知りたい、と私たちは強く思います。なぜならそのデータは――人をまんまと騙してしまうほど――それほど現実のように、また真実のように見えるからです。

私は中央アフリカでピグミー族と一緒に暮らしたのですが、彼らは私のところに医療品の類――マラリアの薬、抗生物質、バンドエイド、あるいはシラミ予防シャンプー――を求めて来るたびに、医学と真実との関係について同様の考えを述べました。彼らは、私が本で調べないかぎり、私が彼らの訴えを聞いて正しい判断をしていると信じてくれませんでした。それは私が医師ではないからではなく、活字がもっている魔力のためでした。マニュアルに書かれているならそれは真実に違いない、と彼らは言いました。私は、誰かの治療法に確信をもっているときでさえ、自分が正しいと彼らに納得させるために、本に書かれた箇所を指し示さなければなりませんでした。私が本で調べないと、彼らはどうしてもその治療法を受け入れようとはしなかったのです。

DSMによって精神医学研究の対象は標準化されました。しかし、それは実際に大量の診断を下す臨床家にとって、いったいどんな役に立ったのでしょうか? DSMは、彼らの診断を標準化する助けとなったのでしょうか?

結局、多数の専門家が一堂に会し、できるかぎり明確で一貫した基準を発表することはできましたが、それでもなお医師の診察室では、診断をめぐってとてつもないバリエーションが存在するでしょうし、混乱すら見られることでしょう。その理由の一部に、臨床家はDSMに合致するけれども、それによって最善の介入につながらない診断よりも、子どもが最善のサービスや学校配置を受けるのに役立つと考えられる診断をしがちであるということがあげられます。たとえばメリーランド州では、精神遅滞と診断されるよりも自閉症と診断されるほうが、その子どもはよりよいケアを受けることができますし、州からのメディケイド〔訳注：米国における低額所得者のための国民医療保障制度〕も受けやすくなるのです。

国立精神保健研究所の児童精神医学部長であるジュディス・ラパポートは、研究者として極めて厳格な人物です。その一方で彼女は、小さなクリニックで患者さんの診察にも献身的に取り組んでいます。彼女は私にこう言いました。「私は、研究では診断分類について非常に厳密です。しかし私の個人的な診療では、その子どもに必要だと思う教育サービスを受けさせるためであれば、その子をシマウマと呼ぶでしょう」

臨床家かつ研究者という存在は、最近では徐々に珍しくなっています。ほとんどの場合、どちらか一方です。しかし、ラパポートのように両方を兼ねている人たちでさえ、役割に応じて異なった行動をとるのです。概して、実際に子どもたちを診断する臨床家のほうが研究者よりも、どのような治療が個々の患者さんにとって役に立つかを把握する点では優れています。臨床家は、その子どもにとって最もためになると信じる診断を下しはしても、DSM基準に盲従することはありません。ですから、お子さんを四人の臨床家に診てもらったところ、四つの異なる診断をされるということもありえます。一方、発達の違いに関する複雑さについて理解することにかけては、研究者のほうが臨床家よりも優れていますし、標準化に対してもより注意深く配慮します。したがって、みなさんが四人の研究者から四つの異なる診断を得る可能性はずっと低くなるでしょう。

研究者と臨床家の違いは、一九八八年に発表されたある重要な論文によって明らかにされました。その論文は、注意欠如障害（ADD）の診断および、なぜ米国の臨床家は英国の臨床家よりもずっと多く多動を報告するのかという疑問に関するものでした。この調査では、英国と米国の児童精神科医たちがDSM－IIIと、世界保健機構の診断マニュアルで英国の精神科医たちが用いているICD－9を使って、多動の診断の信頼性について検証しました。六歳から十一歳までの少年たち三十六人の症例を前にしたときに、はたして米国と英国の研究者と臨床家が同じ結論に達するのかどうかを、著者たちは明らかにしようとしたのです。

症例の半数は米国側が用意し、もう半分は英国側が用意しました。これらの症例の大半が、それぞれの母国でそれぞれのマニュアルを用いて、注意欠如障害、あるいはそれに相当する

ＩＣＤの「多動性症候群」の診断を研究者たちから受けていました。症例は、米国人研究者、英国人研究者、米国人臨床家、および英国人臨床家の四つのグループによって別々に評価されました。精神科医たちは、数種類の異なる診断を挙げました（特に、統合失調症、児童期精神病、人格障害、および行為障害）。とはいえ、研究者チームは、ＩＣＤ‐９を用いた場合には症例の四分の三について、またＤＳＭ‐Ⅲを用いた場合には症例の三分の二についてほぼ意見が一致しました。しかし、研究者がほとんどの場合で意見が一致したのだとしたら、どうして米国のこれほど多くの子どもたちが、多動があるとされたのでしょうか？　研究者たちが問題だったのではなかったのです。問題は臨床家、つまり日常的に診断を下す人たちにあったのです。臨床家たちは、どちらかのマニュアルを用いた際でも、約二五％しか互いに意見が一致しなかったのです。

どうして研究者と臨床家がこれほど異なっているのかというと、研究者たちは共に研究をし、通常は互いの論文を読み合い、ＤＳＭに忠実であろうとする傾向にあるからです。彼らは問題となっているある特定の病気の専門家であるとともに、どのように診断を下すかについて、臨床家よりもずっと厳密です。彼らが厳密なのは、自分たちの研究を他の研究と比較可能にし、他の研究者たちによって追試可能なものにする必要があるからです。たとえば、あなたが新しい薬がある病気の症状を軽減するかどうかを調べようとする場合、あなたの診断が常に一貫していれば、確かに同じ症状のある患者さんたちに対してその薬を使っていると言えるのです。そして、他の研究者たちが時と場所を越えてその結果を確認したり、拒否したり、あるいはさらに発展させるためにはあなたの研究を追試できなくてはならないのです。そのためには、十分に検証され標準化された基準を用いる代わりに、あなた独自の基準を用いていたのでは無理でしょう。スピッツァーと他の精神科医たちは、DSM‐Ⅲに熱心に取り組みましたが、それは、研究への推進深く関与するものだったからです。

診断を科学的に厳密で、比較に堪えうるものにしようと努めるなかで、世界中のほぼすべての国がDSMかICDのどちらかの手引きを用いています。この二つの手引きがほぼ同様の診断基準と分類を用いているのもそのためです。独自の手引きを用いているのは、少数の国々だけであり、たとえばフランスとギリシャがそうです。おそらくそのせいで、これらの国の精神科医はこれまで、他の国の精神科医たちほど国際的な精神医学研究に貢献してこなかったでしょう。またこのことは、臨床試験が民間の製薬会社と公共部門の両方において、対象とする患者さんの適格基準に厳密でなくてはならない理由でもあるのです。臨床試験に関与する研究者たちは、米国食品医薬品局に対して薬の効果を立証するために、薬と偽薬（プラセボ）の統計的な有意差を示そうとします。もちろん効果は、手引きに定義されている症状がどのくらい治療されてよくなったかによって示されます。

一方、臨床家は個々の患者さんを治療することに関心がありますし、効果的な治療というのは、必ずしも精神疾患の正確な分類と関係しているとはかぎりません。米国では、自閉症のある子どもたちが自閉症と診断されるかどうかは疑いようもなく重大な問題です。診断がなければ、その子どもは、自閉症のある人たちにとって役立つとわかっている治療や、医学的、教育的サービスを受けられないでしょう。しかし、精神遅滞はあるものの自閉症はない子どもが自閉症という正確ではない診断を受けた場合、その子どもは正確な診断を受けていればおそらく受けられなかったであろう、よりよい治療を実際に受けるかもしれません。

臨床家は自分の患者さんに対しては責任がありますが、ＤＳＭや薬物試験に対する義務は負っていません。主たる診断がフェニルケトン尿症の少女を想像してみてください。フェニルケトン尿症というのは、とりわけ発達の遅れと精神遅滞を伴う遺伝的な障害です。この少女は、自閉症のための素晴らしいプログラムがある学区に住んでいます。それは、精神遅滞の子どもたちのためのプログラムよりも、より知的意欲を刺激するプログラムです。医師は、その少女にとってより高度なカリキュラムのほうがためになると確信し、どのように彼女の障害を説明するべきだろうと考え始めます。そして、「彼女はアイコンタクトが乏しく、コミュニケーションを図るのに困難がある。精神科医が今日用いる広い基準を用いれば、彼女を自閉症と診断することができるため、彼女をより適切なクラスに配置することは適法である」と診断書を作成するのです。

財政的要因によって診断が影響されることもあるでしょう。メリーランド州では、精神遅滞の診断を受けた子どもは、メディケイド・ウェイバー〔訳注：連邦法が定めたメディケイド適用条件のうち、特定部分の適用を除外すること〕を受けることができませんが、自閉症と診断された子どもなら可能です。ウェイバーを受ければ、たとえその子どもの家族が貧困所得線〔訳注：生活維持に必要な収入の最低限度〕付近になかったとしても、子どもは集中的な支援と医療を受けることができます。親の擁護団体の働きかけが成功したおかげで、コロラド、インディアナ、メリーランド、マサチューセッツ、およびワシントンといった数多くの州で、同様に自閉症の場合、ウェイバーを受けることができます。

自閉症のある子どもの親から診断書作成を依頼された精神科医や心理学者は、診断が適切な教育プログラムへの配置に大きな影響力をもつことを知っています。ときに精神科医は、子どもを最も適切なクラスに入れるために、たとえ親御さんがその診断を気に入らなかったとしても、その診断を受け入れるよう彼らに頼まなくてはならないことがあります。たとえばニューヨーク州では、自閉症という診断が下されるとたいていその子どもは自閉症のための特別プログラムに置いてもらえるのに対し、ＰＤＤ－ＮＯＳやアスペルガー障害の診断だと、情緒障害児向けのクラスに入れられてしまいます。ニューヨーク長老教会病院の精神科医、マーガレット・ハージッグによれば、自閉症よりもPDD-NOSやアスペルガー障害のほうが「聞こえがよい、あるいは軽症のように聞こえる」ことから、家族の多くは後者の診断を好むけれども、PDD-NOSあるいはアスペルガー障害のある子どもは、自閉症向けのクラスに入ったほうがよい場合が多いといいます。そのようなクラスに入るには、通常、自閉症と診断されなくてはいけません。別の言い方をすれば、精神科医は、「あなたのお子さんには自閉症があります。したがって、自閉症のためのプログラムに入ったほうがいいでしょう」とは言わず、「お子さんは自閉症向けのプログラム（あるいは、その医師がよく知っている特定の自閉症プログラム）に入ったほうがいいでしょう。ですから、お子さんの診断は自閉症にしましょう」と言うということです。

診断は、保険料の払い戻しにも影響を与えます。というのも、診断によって保険でカバーされるものとされないものがあるからです。私たちは、イザベルが診断を受けてからの数カ月間に何百ドルも失いました。それは、私たちが入っていた保険会社が、自閉症と診断された子どもには言語療法代をカバーすることを、私たちが知らなかったからです。言語療法士は、それまで「受容-表出混合性言語障害」という診断名で請求書を提出していたのですが、それに対する支払いはずっとありませんでした。ところが診断名が自閉症に変わったとたん、保険会社は突然払い戻しをするようになったのです。

また逆に、治療の可能性が診断に影響を与えることもありえます。たとえば医師が――必ずしも完全な診断には合致しないものの、いくつかの症状から判断して――ある薬がその子どもに対して有効だろうと考えたとしましょう。その場合、医師はまず、薬を処方し、そのうえでその薬と矛盾しない診断名をつけることがあるのです。そうすれば、その患者さんは自分の保険会社から払い戻しを受けることができます。保険会社は、まずこの診断がないかぎり、薬に対する払い戻しには応じないでしょう。

ダン・パインは国立精神保健研究所の研究者であり、まもなく登場するDSM-5〔訳注：二〇一三年に刊行されている〕の児童精神医学領域の改訂の指揮を執ることになっています。彼は次のような架空の例をあげて説明しています。

ある母親と父親が、十二歳になる息子さんをあなたのところに連れてきたとします。彼らによれば、「彼は成績がよくない」ということですが、その学校はカリキュラムの厳しい私立の難関校でした。少年の通知表はほとんどBです。学校教師の報告では、彼はいささか落ち着きに欠け、他の子どもたちと比べて注意散漫なことが多く、ときおりイライラしているように思われる、とのことでした。しかし、破壊的であるとか、標準を逸しているとか、あるいは何らかの教育的あるいは認知的な評価が必要である、といったことは書かれていません。彼は単に評価Ａの生徒ではなく、競争の高い中学校で厳しいカリキュラムに対応できずにいるだけなのです。

パインはさらに続けます。

さて、この子どもが実際にはＡＤＨＤという診断に該当しないことは明らかです。研究者としては、あなたは決して彼をＡＤＨＤと診断しないでしょう。しかし、あなたは臨床家として自分に尋ねます。少量のリタリンか、あるいは何か他の刺激薬が、実際のところ彼には有効なのではないだろうか？　その可能性はあります。彼の成績はよくなるかもしれません。しかも両親は、あなたに何かしてくれるよう強く求めています。彼らは自ら薬の話を持ち出し、しかも、ＡＤＨＤの基準をすべて承知しています。彼らは書物を読み、この件に関してインターネットをしらみつぶしに当たってきているのです。彼らはあなたが目にしたことのない新しい論文をも読んできています。そして、あなたはおそらく薬を処方するでしょう。そして、薬の処方と、それに対する保険料の払い戻しを可能にするために、ＡＤＨＤという診断を与えるのです。こうして突如として、あなたはこの病名をもつ患者を抱えることになりました。どうでしょう、このようなことがどれほど簡単に起こりうるか、おわかりになりましたか？

もし誰か、精神医学の診断というのは完全に科学的な行為だとあなたに言う人がいたら、その人はあなたを騙しています。診断を下す際、医師は教育上の選択肢、治療法、経済状態、さらにはその子どもの親の心情さえも考慮します。親御さんによっては、ある種の診断を好む人もいれば、嫌う人もいるからです。そしてある程度、臨床家は、科学的方法の応用として診断するというよりも、むしろ何百人もの子どもたちを診察してきた自分の経験に基づいて、診断を知覚する、あるいは五感で感じ取るものなのかもしれません。しかし、私たちは事実にも向き合うべきです。米国では、大多数の精神科の薬物は、科学者によって処方されているのでも、精神科医によって処方されているのでもなく、小児科医やプライマリ・ケア医によって処方されているのです。それは、米国には処方を行う精神科医（特に児童精神科医）の数が少ないということ、また、精神科を受診することで悪い烙印を押されてしまうと感じるアメリカ人が依然として多いということも、ある程度原因しています。これらのプライマリ・ケア医は最前線で診療にあたっていますが、彼らは精神保健については限られた訓練しか受けていないうえに、研究者や精神保健の専門家のようなやり方で患者さんを理解する時間が彼らにはありません。

疫学者というのは、ＤＳＭとＩＣＤの基準に従い、自分の発見が確かに統計的に有意義なものであるように、と特に配慮する研究者です。しかし疫学でさえ、その妥当性には問題があります。実際、疫学にとって、あらゆる変数が重要となってくるからです。たとえば、自閉症の有病率というのは、調査が実施される国、調査対象の年齢、その調査が過去の診断記録を用いるのかそれとも調査期間中に下される新たな診断を用いるのか、調査対象はクリニックを基盤とするのかそれとも学校を基盤とするのか、地方か都市部か、さらに、用いられたスクリーニングや診断の方法、といった多数の要因によって大きく影響を受けることが明らかにされています。調査対象の中から症例を見つけるために用いられる診断基準や方法を用いるたびに少しずつ微調整してしまうと、有病率は大きく変わってしまうでしょう。ニューヨーク出身のある疫学者、名前が出されることを本人が好まないためこう書いておきますが、彼女は私にこう言いました。「実際のところ、私は注意欠如・多動性障害の有病率をいかようにも、お望みのとおりに算出することができます。それも、多くの科学雑誌の学術的審査をパスできるようなやり方で可能です」と。

さて、ＤＳＭで決められた分類と基準は、自閉症をより受け入れやすい診断にするうえでどのように役立ったのでしょうか?

一九八〇年、DSM‐IIIは、自閉症を「広汎性発達障害」(PDD)と呼ぶようになりました。自閉症はもはや精神病ではなくなったのです。そしてそれはもはや、対人的能力、言語、注意、知覚、および運動において同様の障害を伴う他の障害とは別個の独特な病気ではなくなったのです。

PDDには五つの診断カテゴリーが含まれました。第一は「幼児自閉症」(もしくは「カナー症候群」)です。その基準は次のようなものでした。

A. 生後三十カ月以前に発症
B. 他者に対する反応の広範囲にわたる欠如(自閉)
C. 言語の発達における著しい障害
D. 発話がある場合には、即時の、および遅延性のおうむ返し、言語の比喩的使用、代名詞の逆転、などの特異的な発話パターン

第二のカテゴリーは、「児童期に始まる広汎性発達障害」(生後三十カ月以後に発症した、少数の自閉症のケースをカバーするもの)です。

第一と第二の診断には、さらに二つの補足的なカテゴリーである「幼児自閉症の残遺状態」と「児童期に始まる広汎性発達障害の残遺状態」が設けられました。残遺状態の診断は、その障害の基準を満たす特徴が時間と共に数あるいは重症度の点で著しく減弱した場合に用いられました。最後にもう一つ、追加的な補足診断カテゴリーとして、「非定型広汎性発達障害」というくずかご的なカテゴリーがありました。それは複数の領域にわたって問題と遅れが見られるものの、特定の診断には合致しない子どもを記述するためのものでした。それから七年後、一九八七年にＤＳＭ-Ⅲの改訂版が出版されたとき、このカテゴリーは「特定不能の広汎性発達障害（非定型自閉症を含む）」に変更されます。

多くの児童精神科医は、ＤＳＭ-Ⅲを歓迎しました。それは、米国精神医学会が自閉症を他の障害から区別するための明確な定義を打ち出したという単純な理由からでした。子どもが幻覚あるいは妄想を抱く場合、新しい定義ではＰＤＤの診断は自動的に除外されます。これにより、児童期統合失調症と自閉症との間の混乱に終止符が打たれることが期待されたのです。

しかし、依然としていくつかの問題が残っていました。たとえば、自閉症の定義がつくられた当時は、「残遺状態」に「状態（state）」という言葉を用いたことは、ＤＳＭの用語として理にかなっているように思われたかもしれませんが、現在では違和感を覚えます。というのも、自閉症というのは実際には決して消えることがないものだからです。「状態」という言葉は、一時的であることを示唆します。著者たちがこのカテゴリーを含めたのは、自閉症のある人たちはかなりの進歩が可能であると認めたかったからです。しかし、それが結局、誤解を招くことになりました。

また、DSM‐IIIを用いると、医師は、カナー症候群のように二、三歳頃に出現する自閉症と、先天性風疹やフェニルケトン尿症などでそれよりもずっと早く現れる自閉的症状、および医学的問題あるいは外傷の結果としてもっとずっと後で現れる自閉的症状とを区別することができませんでした。言い換えると、カナーの最初の十一人の症例のような子ども、先天性風疹に罹った子ども、結節性硬化症（精神遅滞、皮膚と目の病変、およびけいれん発作などの症状を伴うまれな神経障害）のある子ども、さらにはフェニルケトン尿症の子どもまで、全員が同じ診断を受けるということもありえたのです。なかにはこの問題に気づいた精神科医たちもいました。彼らは、一群の症状をその原因によって区別するマニュアルを求めました。

DSM‐IIIの一九八七年の改訂版（DSM‐III‐R）では、自閉症はさらにいっそう広範囲なカテゴリーとなりました。違和感をもたれた「残遺状態」というカテゴリーは削除されました。これは、たとえかなりの状態の変化があったとしても、またたとえ高い水準で機能できるようになったとしても、その子どもが依然として自閉症という診断を受けることはありうるということです。発症年齢が生後三十カ月以前であるという必要条件も除外されました。この条件が恣意的なものと思われるようになったというのが主な理由でした。発症の日付を特定する十分な科学的根拠はなかったのです。五歳または六歳で自閉症と診断された子どもの親御さんたちの中には、わが子は生後三十六カ月まで、あるいはもっと後まで正常に見えていた、と臨床家に述べた人が大勢いたのです。重要なのは、症状があるかどうかであり、それがいつまたはなぜ始まったかではない、と米国精神医学会は主張しました。そして、自閉症のある子どもたちは成長すると自閉症のある大人になるわけですから、「児童」という用語も除去されました。こうしてこの障害は単に「自閉性障害」となったのです。もはや発症年齢は重要ではないとみなされたことから、必然的に「児童期に始まる広汎性発達障害」という診断も削除される必要がありました。自閉性障害の基準に必ずしもぴったり合致しないものはすべて、特定不能の広汎性発達障害（PDD‐NOS）になりました。アスペルガー障害への言及はなく、これは一九九四年になるまで正式な診断にはなりませんでした。

DSM‐III‐Rでの改訂の結果、かつてなかったほど多くの人たちが自閉症と診断されるようになりました。PDDの一九四人の子どもたちについてのある調査の中で、リン・ウォーターハウスは、臨床家がDSM‐IIIを用いた場合には一九四人の子どもたちのうち五一％だけを「自閉性障害」と診断したのに対し、DSM‐III‐Rを用いた場合には九一％にもなったことを示しました。臨床家というのは、診察室の中に孤立していることから、自閉症を診断名として手に入れると、この用語をよりルーズに使い始めたのです。自閉症とされる頻度は、この時期に、米国だけでなく北欧、英国、そして日本で本格的に上昇し始めました。

ＤＳＭは不変の規範となることを意図してはおらず、むしろ精神医学という科学の発展につれて、時代とともに進化できるようにつくられたものでした。したがってＤＳＭ‐Ⅲ‐Ｒの出版のほぼ直後に、米国精神医学会は、ＤＳＭ‐Ⅳの計画を立て始めました。自閉症の現行の基準が包括的すぎ、過剰診断を生む結果となることを懸念し、多くの精神保健の専門家がＰＤＤの基準の大幅な改訂を主張しました。

ＤＳＭ‐Ⅳでは、ＰＤＤの基準づくりは慎重に計画されました。分類の枠組みを検討するための通常の作業部会を組織することに加え、研究者たちは、世界中の二十一の異なる地域で（ただし、自閉症のための治療プログラムがすでに機能している場所に限られました）提案されたＤＳＭ‐Ⅳ基準の大規模な実施試験に着手しました。そしてどの地域の臨床家も、ＤＳＭ‐Ⅲで記述された三十カ月よりもかなり早く、平均では生後十八カ月で患者が自閉性障害を発症したと推定していることがわかったのです。発症年齢がこれほど早いとは誰も想像していませんでした。実際、一九八七年の改訂を導くことになった調査の中で親御さんたちが報告したこととは大きく食い違い、三百人以上もの自閉症の症例中、生後三十六カ月以降に発症したと臨床家が報告したのは、わずか二人だけだったのです。もはや、ＤＳＭに発症年齢についての記述を戻すことに疑問の余地はありませんでした。

しかし、基準の幅ということに関して、作業部会では意見が衝突しました。研究者たちが、調査間で対象がより似通うように自閉症の定義をより狭くすることを求めたのに対し、臨床家たちは、より広義の自閉症の定義にしたほうが、自閉性障害とPDD‐NOSの境界上の多くの患者さんたちが確実に自閉症の診断を受け、よりよい医療と教育のサービスを受けられることを知っていました。症状がそろった自閉症と診断される人たちが必要とするサービスと、PDD‐NOSの人たちが必要とするサービスとは、まったく同じではないにしても、たいてい非常によく似ているのです。

最終的に、DSM‐Ⅳが発表されたときには、いくつか変更がなされていました。あいまいな用語は、より明確に書き改められました。たとえば、「著しく異常な非言語的コミュニケーション」という表現は、ほとんどどのような意味にもとれるため、DSM‐Ⅳでは削除されました。このような言い方では、異常な行動が一つしかなくても自閉症の症状とみなすのに十分かどうかわかりませんし、診断する際に考慮すべき具体例が何も示されていないからです。これは、「目と目で見つめ合う、顔の表情、体の姿勢、身振りなど、対人的やりとりを調節する多彩な非言語的活動の使用の著明な障害」という表現に置き換えられました。もう一つの例を挙げましょう。「模倣の欠如または障害」という表現は、「発達水準にふさわしい、変化に富んだ自発的なごっこ遊びや社会性をもった物まね遊びの欠如」に変更されました。

最終的に活字となったとき、PDDの定義はDSM‐III‐Rのときよりも狭くなりましたが、その成果を小さくしてしまったことが三つありました。まず、一九九四年に発表されたDSM‐IVの基準はDSM‐III‐Rよりも具体的でしたが、それでも一九八〇年の手引きであるDSM‐IIIと比べると、まだ包括的でした。たとえば、DSM‐IIIでは、自閉症の基準として「他者に対する広範囲に及ぶ反応の欠如」を挙げているのに対して、DSM‐IVでは、「楽しみ、興味、達成感を他者と分かち合うことを自発的に求めることの欠如」と記されました。古い表現は、本当に反応がない人について記述しているのに対して、新しい表現は、一匹狼にも当てはまるものでした。DSM‐IIIでは、「発話がある場合には、即時のおよび遅延性のおうむ返し、言語の比喩的使用、代名詞の逆転、などの特異的な発話パターン」という、本当に特異な言語行動を示す表現が用いられていましたが、DSM‐IVでは、「他者と会話を開始し継続する能力の著明な障害」という表現に置き換えられました。これも、一匹狼、あるいは内向的な人にも当てはまります。DSM‐IVのこのような改訂によって、PDD全体の基準がかつてないほど包括的になったという点では、多くの臨床家と研究者が同じ意見だったのではないでしょうか。

第二に、DSM‐IVは「自閉性障害」という診断基準についてはより限定的であると主張したとしても、ますます一般的になりつつあるＰＤＤ-ＮＯＳとアスペルガー障害も含めて、全部で五つの異なるＰＤＤが存在しているのです。これほどまでに症状の幅が広がり、軽度の症状のある人々に対しても新しい病名がつくられた以上、自閉症スペクトラムについて厳密になるのは難しかったのでしょう。ＰＤＤが「自閉症スペクトラム」として一般に知られるようになるのは、もはや時間の問題でした。

第三に、最終原稿には誤りがありました。このことは専門家の間でさえ、あまり知られてはいませんが、一九九三年にＤＳＭの児童精神医学部門の著者たちが、一九九四年に出版されることになる新しいＤＳＭ-Ⅳの校正刷りを校訂していたとき、彼らは重大な過ちを見落としてしまったのです。ＰＤＤ-ＮＯＳは、自閉症スペクトラム障害の中の最大のグループです。このＰＤＤ-ＮＯＳに対して、著者たちは当初、「対人的やりとりの障害および（and）、言語的または非言語的コミュニケーション能力の障害」をその基準として示すつもりでした。ところが実際には、異なるテキストが出版されてしまったのです。それには「対人的やりとりの障害、あるいは（or）言語的および非言語的コミュニケーション能力の障害、あるいは常同的な行動、興味、活動が存在する場合」と記されていたのです。著者たちは、二つ以上の領域にわたって障害がある場合に限って、その人を自閉的とみなすようにしたかったのですが、基準が発表されたとき、ＰＤＤ-ＮＯＳの診断の要件として、ただ一つの領域における障害しか求めないことになってしまったのです。

PDD‐NOSの敷居は、こうしてかなり低められてしまい、もはや手遅れになるまで誰一人としてそのことに気づきませんでした。ある小規模な調査が行われ、その結果については米国児童青年精神医学会誌の編集者宛の投稿で報告されたのですが、その調査の中でDSM‐IVのPDD基準の作成者たちは、DSMは臨床家がPDD‐NOSから除外した症例の七五％において、間違ってPDD‐NOSと診断してしまうことを明らかにしました。一九九四年の編集上の誤りはもちろん訂正されましたが、それは二〇〇〇年のDSM‐IVの改訂版の出版まで待たなくてはなりませんでした。それまで、世界中の精神科医、心理学者、および疫学者たちは六年間も、とてつもなく広範な基準に従っていたのです。いわゆる自閉症の「流行」が起こったのは、この期間においてでした。このような診断基準がはたして多数の偽陽性者を生み出したのかどうかはわかりませんが、少なくとも症例数が減らなかったことは確かでした。また、二〇〇〇年の改訂によって、臨床家の診察の現場に何か違いが生じたのかどうかも明らかではありません。というのも、その頃までに一九九四年の基準は、すでに日常的な診断行為の一部となってしまっていたからです。

二十一世紀の診断上のあいまいさは、こうして確固たる基盤を築いてしまいました。今日、自閉症のある子どもたちは、「スペクトラム上」にある子どもとされます。こうした分類は、自閉症という診断の領海がいかに不明瞭なものになったかを示しています。そのあまりにもあいまいな分類は、主に、その人がコミュニケーションと対人的やりとりに障害があって、興味や活動が限定されていて、そして重度の精神遅滞から例外的なまでに優れた知能までの間のどこかに該当する、ということを言っているにすぎません。

カナーの時代から始まり、ずいぶんと長い道のりをお話ししてきました。カナーの時代には、自閉症は馴染みのないもので、診断は当てずっぽうでしたし、自閉症スペクトラム障害の症状はいくらでも他の診断で説明することができたのです。ここまで、一つの診断としての自閉症が登場し、そしてそれがいかに精神医学的障害のレパートリーの中で定着してきたかを見てきましたが、次はいよいよその患者数と有病率に目を向けていくことにしましょう。自閉症というのは遺伝的基盤をもつ障害であり、そもそも遺伝的流行などといったものはないはずです。にもかかわらず、いったいどのようにして、またなぜ、自閉症の有病率はここ二十年間にこれほどまで急激に増加したのでしょうか？　自閉症の流行というものは、はたして存在するのでしょうか？

第7章　数から見る自閉症

ここ数年にわたり、活字、ラジオ、テレビなどのメディアは、自閉症と関連障害の有病率がより高まったと報告するようになりました。有病率というものは、主要な大学の研究センターや米国疾病対策センターによって行われた科学的調査から出されるものですが、自閉症の調査と啓発を求めて擁護者たちが世間に向かって主張し始めたとき、着目したのはメディアだけでした。疫学的発見は、さほど大きなものではなく、少数の別個の集団に注目したものだったにもかかわらず、メディアを通して並はずれた影響をもたらしました。

自閉症のある子どもの親御さんや親戚の人たちの中には、インディアナ州の下院議員ダン・

バートン、フットボールのクォーターバック選手ダン・マリノとダグ・フルーティ、ノーベル賞受賞者ジェームズ・ワトソン、トークショーの司会者ドン・イムス、およびNBC会長のボブ・ライトといった有力な政治家や著名人も多く、彼らは皆、自閉症について率直に語り、自閉症の研究と治療のための資金を調達し始めました。なかには「自閉症の流行」について語る人もいました。これは、カリフォルニア州が一九八七年から一九九八年にかけての自閉症の症例数の急激な増加を報告した一九九九年に、テレビやラジオの電波で広まった表現です。

この報告は、ワクチン接種、水銀中毒、あるいはその他の環境への曝露といった特定の原因により、自閉症の報告例が増加したのではないかという恐怖を高めました。下院議員のバートンには、自閉症の男の子の孫がいました。大部分はバートンに率いられ、国会議員たちは、チメロサールが自閉症の原因となることがあるのかどうか、詳しい調査を科学者に依頼しました。チメロサールは水銀含有の防腐剤で、かつていくつかのワクチンの成分として使用されたことがあったのです。

二〇〇五年二月九日金曜日、国会前の演説で、バートンは次のように述べました。「チメロサールは、五〇%のエセル水銀を含有する防腐剤です。子どもたちがますます多くのワクチンを接種し、小学校に入学するまでには三十もの接種を受けるようになるにつれ、神経学的障害や自閉症、その他、児童期の精神的問題の発生が劇的に増加しています。米国疾病対策センターによれば、かつては自閉症のある子どもは一万人に一人だったといいます。しかし、現在では一五〇人に一人です。私たちは、疑う余地のない自閉症の流行に見舞われているのです」

チメロサールが自閉症と関連があるのかどうかについての論争に油を注いだのが、このテーマについて最近出版されたデイビッド・カービーの *Evidence of Harm*（実害の根拠）、『サロン』や『ローリング・ストーン』誌掲載のロバート・F・ケネディ・Jrの人目を引く記事、および（米国）UPI通信社のダン・オルムステッドによるニュース記事の数々です。反ワクチンの文献には、米国内外でチメロサールによって起こされた害を隠蔽しようとする政府と製薬業界の癒着についても紹介されています。現在では、私が会う人たちのほぼ全員が、ワクチンと自閉症の間に何らかの関係があると考えているようです。

この運動の背後にある情熱は、過去の反ワクチン運動を彷彿とさせます。十八世紀後半、英国の親たちは最初の天然痘ワクチンからわが子を守ろうとしました。当時、このワクチンは薬の形態をとってはいませんでしたが、実際には危険だったのです。現代の運動の論理もよく似ています。ワクチンに反対する人たちは、十八世紀の反対者と同じように、ワクチンが安全ではなく、有効性も立証されておらず、政府の権力乱用の証である、と主張します。彼らは、どうして政府は人々に未知の物質や生きているウィルスの子どもへの注射を強制し、市民の権力を侵害するようなことができるのか、と異議を唱えます。この反ワクチン運動が他の反ワクチン運動と違う点は、現在ではそのメッセージが非常に効果的に伝えられているということです。つまり、メッセージはインターネットを通じて世界中に広められており、科学者や医師ではなく、親や家族という、わが子の幸福に対して最も責任を負っている人たちの中に、耳を傾けてくれる人を見つけつつあるのです。

実は二〇〇七年の夏、米国ワクチン裁判は、九つの訴訟の審理を始めました。それは五千近い家族の申し立てによるもので、論点は、チメロサール、はしか・おたふく風邪・風疹（MMR）ワクチン、もしくはそれら二つがあわさって、原告の子どもたちに自閉症を引き起こしたのではないかというものです。私は一審に参加し、自閉症や免疫学、ワクチンに関する世界有数の専門家の証言を聞きました。彼らは、自閉症とワクチンの関連性を説明する生物学的モデルや、それら二つをつなげる化学的証拠や確かな研究はまったくないというのです。それよりもむしろ、自閉症は多分に遺伝的なものである、と彼らは主張します。しかしちょうど審理が始まる前、ロバート・F・ケネディ・Jrはハフィントン・ポスト［訳注：米国最有力のニュースブログ］のウェブサイトに、「数十の国」の「何百という研究」にワクチンが自閉症を引き起こすという「否定しがたい証拠」がある、と書いたのです。私が調べたかぎりでは、この主張の根拠は、科学文献はもちろんマスコミの報道にさえ見当たりませんでした。

ウェブを通して情報が広く普及すると、私たち一般の親は、まるで自分たちが専門家か、さもなければ少なくとも専門家の助手であるかのように思い込んでしまいます。わが子に関する話題を調べるために、現在ではごく一般的な親が、オンラインの科学論文、メーリングリスト、あるいはチャットルームといった多くのサイトを含め、膨大な数のウェブサイトを検索することができます。科学者と一般の人たちとの間の情報格差はどんどん狭まってきており、それは多くの医師たちをひどく狼狽させるほどです。医師たちは、自閉症の新しい治療法や考えうる原因についての事例報告も含めて、患者さんの家族がウェブ上で見つけたことを、すべて（およびそれ以上のことを）当然知っているように期待されていると感じています。精神科医はときおり、科学的研究、事例、陰謀説の違いについて、自分が家族の人たちと議論していることに気づきます。この違いが最も顕著になるのは、自閉症とワクチンの関係についての議論です。ワクチンは水銀の毒性に敏感な子どもたちに自閉症を発症させる原因となると親御さんたちが主張するのに対し、科学者は、そのようなことはない、と確信しているからです。

多くの家族が、特に英国では、わが子に注射で免疫を与えることをやめています。なかでも特に、新三種混合ワクチン（ＭＭＲ）は、たとえそれにチメロサールがまったく含まれていないとしても、避けられています。英国の家族は、伝染病などのワクチンを避け続けてきましたが、英国でおたくふくかぜの症例が異常に増加したのは、おそらくこれが主な原因でしょう。英国放送協会（ＢＢＣ）の報告によると、二〇〇三年～二〇〇四年において、ロンドン各地の二歳児のおよそ六〇%が免疫を与えられていないとのことです。一九九五年に英国政府は、おたふくかぜと認められた一九三六例について報告しました。これは、二〇〇三年には四二六五例、二〇〇四年には一五五〇三例にまで増加しました。一方、米国疾病対策センターは、科学調査からはMMRワクチンと自閉症との関連は認められないときっぱりと主張し、これらの調査について詳しく述べた入念なウェブサイトを立ち上げたのです。

チメロサールと自閉症との関連を確信する人たちによって提出された最も重要な根拠は、さまざまな自閉症スペクトラム障害のすべての有病率が過去十年間に劇的に増加した、ということです。実際、その関連を支持する議論で、私が今までに目にしてきたものはいずれも、現在の疫学的根拠が自閉症の発症率の真の増加を示唆しているという仮説に大方基づいています。その増加は、一九三〇年代後半（カナーが自閉症について初めて記述したよりも数年前）にワクチンにチメロサールが導入されたことから始まり、一九八〇年代後半（自閉症の有病率が急上昇した頃）にチメロサールの水銀濃度が増大したことでさらに激しさを増したというのです。

しかし、自閉症の有病率が上昇したのは、進歩して新しくなった科学の結果による可能性が大きいでしょう。つまり、自閉症の定義がより信頼に足るものとなったこと、および医療の専門家と教育者の間で自閉症に対する認識が高まったことによると思われます。おそらく私たちは、ようやく自閉症を正しく診断し、正しく数えられるようになっているのです。もしそうなら、たとえ報告される症例数が今までよりも多いとしても、本当は流行など存在しないのかもしれません。疫学を扱う際には、特に注意が必要です。なぜなら、有病率が高いか、あるいは劇的に増加しつつあるとしても、必ずしもそれが疾患の発症率の真の増加を意味しているとは限らないからです。非常に多くの複雑な疾患に遺伝子と環境との相互作用が関わっていますから、環境的な毒素に関する研究を思いとどまらせるべきではないでしょう。しかしだからといって、有病率の上昇をもたらした環境的原因を見つけるために、大きな干し草の山の中から針を探し出すようなこともすべきではないでしょう。結局、最新の精緻化された疫学的調査は、チメロサールがワクチンから除去された後でも、自閉症の有病率の上昇が続いていることを示しているのです。科学界は一貫して、ワクチンやチメロサールが自閉症に関係していたり、自閉症スペクトラム障害の有病率を変化させたりしているという説を否定してきました。ですから、より高い有病率を報告する科学的研究に答えを探すのが賢明と言えるでしょう。残念ながら、反ワクチンを主唱する人たちのほとんどは、自分たちの主張に必要な情報を提供する研究に注意深く目を向けようとはしません。疫学的調査の詳細を徹底的に分析することは、方法論的な屁理屈だ、と突っぱねてしまうことがあるのです。しかし疫学においては、これからお話しするように、方法論こそが何よりも重要です。実際、その手法に目を向けてみると、私たちは何年も経て、ようやく患者数を正しく把握できるようになったことに気づきます。また、高い有病率というのは、実際のところ自閉症への認識、研究、および治療の未来にとって、朗報であることにも気づくでしょう――有病率が上昇するにつれて、研究資金と関心も高まるのが常だからです。

それはともかく、はたして自閉症というのは流行病なのか、それともそうではないのか、いったいどのようにして確かめたらよいのでしょうか?

科学者たちは概して、関連のない集団の中に突如生じる疾患、すなわち突発的な発生を言い表すために、「流行」という言葉を用います。流行は、罹患者数の多さではなく、新しい症例が急激に現れるスピードまたは比率をもとにして宣言されます。十九世紀にはこの言葉は、もっぱら伝染病の増加の波を説明するために、ほぼ限定的に用いられました。流行の一般的なグラフでは、その疾患がどれほどの速さで広まっているかを示すために、症例数は日数または週数といった時間座標で表されます。

エイズは注目すべき例外ですが、現代では一世代前に比べ、小児まひや天然痘のように、ある地域の住民全体に影響を及ぼす恐れがある、急速に広まる伝染病に見舞われることは少なくなりました。結果的に、流行の定義における時間的要素はさほど決定的な重要性をもたなくなっています。また一つの結果として、「流行」の定義が広がりました。現在、私たちは、新しい症例が生じるスピードにはほとんど言及せずにこの言葉を用います。これにより、もともとの用い方から一歩離れることになります。さらに、伝染性ではない病気などの状態――皮膚がん、自閉症、拒食症、および十代の妊娠――あるいは本物の疾患でさえない状態や状況――外国人による誘拐、極悪非道な児童虐待――を流行として話題にするとき、私たちはさらにまた一歩離れるのです。

政治家、ジャーナリスト、慈善団体、擁護者は、影響力をもちたいと願うものです。そのため彼らは、あの古い意味が響きわたるようにその言葉を利用します。「流行」という言葉は、恐怖や危機感を引き起こします――疫病を連想させるのです。実際、この言葉は、それを聞く者や読む者に影響を及ぼします。

この用語の定義で、私がこれまでに見つけた中で最もシンプルで新しいものは、ハーバード大学の疫学者から聞いたものです。彼は私にこう言いました。「もしあなたの予想を上回る数の症例があったとしたら、それが流行です」。この見方をすれば、自閉症が流行病であることは間違いありません。なぜなら、過去の診断数や有病率から考えると、診断される自閉症の数は、時を経るにつれて徐々に予想を上回ってきているからです。

古い意味での「流行」という用語によって、臨床家たちは、伝染性であったり、あるいは大勢の人たちに大きな脅威をもたらし迅速な介入を必要としたりする疾患と、比較的害のない疾患とを区別しました。それと比べると、「予想以上に多い症例」というハーバード大学の疫学者の定義は厳密ではありません。答えを提供するどころか、むしろますます疑問を喚起するように思われます。有病率をいったい誰の予想と比較したらよいのでしょうか？　誰の診断数を数えたらよいのでしょうか？　もしその予想が現実的でない、あるいは誤った前提に基づいているとしたら、どうしたらよいのでしょうか？　また、予想していたよりも多くの症例を見出したとして、流行と主張するためには、いったいどれだけ、より多くなければならないのでしょうか？　爆発的な発生を流行と呼ぶために、それがどれほど広範囲に、どれだけ急速に広がっていなくてはならないかについては、一般的な合意は何もないのです。

疫学というのは、基礎科学と調査活動、および数学を組み合わせた公衆衛生の複雑な分野です。その業務だけを見ても、多くの疫学者たちに、どうして自分は実験室以外のところでの仕事を選んでしまったのだろうと思わせるのに十分です。しかし、疫学者の発見は社会にとって非常に重要ですから、それらはメディアで報じられます。そして必然的に、私たちはその発見について、過度に単純化されたわずかな情報しか耳にしないのです。ですから、流行が起こったという主張については、たとえそれがある障害についての認識を喚起する有益なフィクションであったとしても、私たちは注意深く、さらには疑い深く、それを見る必要があるのです。

ここ数年にわたる自閉症の流行についてのニュースのほとんどは、ある特定の疫学的調査、すなわち有病率（prevalence）調査から得られた数を基にしたものです。有病率調査は、ある時点である特定の疾患に罹っている人たちの割合を示します——たとえば、三百人に一人、あるいは一万人に四人のようにです。有病率というのは、症例数を検査された人口で割ったものです。発症率（incidence）というのは、自閉症に関するニュースの中で通常私たちが学ぶものではありませんが、これは、限定された期間に特定の集団に発生した、ある障害の新しい症例数を意味するものです。流行は、通常、有病率ではなく、発症率の増加によって定義されます。

有病率調査に比べて、発症率調査が実施されることはまれです。これは発症率調査の実施には非常に費用がかかり、完了するまでに長い時間を要するからです。発症率調査を実施するためには、疫学者はまず有病率調査を行わなくてはなりません。調査集団の中ですでに問題となる病気の人が誰なのかを特定することが必要です。次に、おそらく数年後になるでしょうが、有病率調査を行っている最中には健康だった人について、フォローアップ調査を行います。そしてこれらの残りの人たち、つまり、いわゆる「危険にさらされている」集団の中に、新たな「最初の」症例を探すのです。

発症率調査は、疫学にとって欠かせない重要なものです。なぜなら、疾患が発現する時と場所を限定することによって、その疾患を引き起こす可能性がある変数を突き止められる場合があるからです。たとえば、最も有名な疫学的発見の一つにおいて、十九世紀の科学者ジョン・スノーは、ロンドンのゴールデン・スクエアで発生したコレラの新たな症例を地図に表しました。彼は、コレラ——非常に伝染性の高い疾患——の多数の新しい症例がいたるところで現れていながら、刑務所の収容者の中には現れていないことに気づきました。結局、その刑務所が、スクエアの他の地域とは異なる水の供給源を使用していたことが明らかになりました。こうしてスノーは、コレラの発生源が汚染された井戸にあると突き止めることができたのです。

しかし自閉症研究においては、これまでのところ明らかな地理的集団や、これと確認できるような原因は一切見つかっていません。さらに重要なことに、自閉症が伝染性の疾患ではなく、しかも人生のかなり早い時期に現れることを考慮すると、たとえ研究者が実際に発症率調査を実施したとしても、それ以前の有病率調査で検査した健康な人たちの中に新たな症例が発見されることはほとんどないでしょう。業界誌に発表された英語による疫学的調査の中で、ある期間にわたって同一の集団における自閉症の診断に着目したものは、私の知るかぎり、一、二、三しかありません。そのうち、何か予想外の結果を出したものは一つだけ——ミネソタ州で実施された調査——でした（これについてはあとで検討することにしましょう）。自閉症の新しい症例を生む新しい環境的な毒素、あるいはその他のきっかけとなるものが一切ないことを考ると、その有病率は一定であるはずです。つまり、自閉症を探し出し、診断し、数を数え方法に大きな変化がないならば、ということです。

それでは、過去に疫学者たちはどのようにして自閉症の数を数えたのでしょうか？一九六〇年代から一九七〇年代にかけて、研究者たちは主に管理上の記録を調査しました。彼らは、病院やクリニックを訪れ、診察記録を調べ、自閉症の症例数を明らかにしたうえで、まれな疾患についてじっくりと検討したのです。この方法では、自閉症の有病率はかなり低い結果となりました。なぜなら、たとえ症状は一般的だったとしても、「自閉症」という診断は一般的ではなかったからです。自閉症のような疾患に関しては、最低限、専門のクリニックに行くか、さもなければ地方もしくは国の特別支援教育記録にすべて目を通して調査を行う必要があります。このような記録は、障害者教育法（一九九一年）によって、一九九二年にようやく米国で成立しました。それ以前は、自閉症という診断をもち、教育的、医学的、あるいは言語療法サービスを求めた人たちの記録を、研究者たちは調べたのです。しかしこの方法では、クリニックがすでに把握している症例しかカウントされず、しかもそれらはたいてい比較的重度の障害がある自閉症の人たちでした。

現在、自閉症スペクトラムと呼ばれる連続体の全体に対する認識が高まり、利用可能なサービス、およびそれらのサービスを利用する人たちの数が増えました。その結果、記録は、重度の障害のある人から高機能の人まで、自閉症の人たちの数をより正確に示すようになりました。現在、調査をする人たちは、自閉症の症例数を把握するための三段階のアプローチを徐々に用いるようになり、それによってかつてなかったほど、より多くの症例が突き止められるようになっています。

まず、研究者たちは、学校の職員（通常学級と特別支援学校の両方）に、可能性があるケースの確認を依頼します。そして地方または国の記録、あるいは特別支援教育の「児童生徒統計」の中に自閉症の分類がないか探します。この統計は、米国教育省に提出されるもので、前学年次にその学校が特別支援教育サービスを提供した児童生徒の数を報告するものです。残念ながら、少数の研究者、一部のジャーナリスト、そして大勢の擁護者が、これらの分類をまるで診断と同じであるかのように用いているのです。先にも述べたように、自閉症は一九九一～一九九二学年次まで、米国教育省の記録コードにさえなっていませんでした。そのため、それ以前に全国特別支援教育児童生徒統計で「自閉症」と報告された子どもはめったにいません（その代わり、彼らは「精神遅滞」または「重複障害」といった名称で分類されていました）。しかしだからといって、一九九一年以前には自閉症の子どもがより少なかった、ということにはなりません。

第二段階で、かつ最善の環境では、親御さんと学校の先生方は、ＡＳＱ（Autism Screening Questionnaire 自閉症スクリーニング質問紙）またはＡＳＳＱ（Autism Spectrum Screening Questionnaire 自閉症スペクトラム・スクリーニング質問紙）といった標準化されたアンケートに回答します。これらの質問は、互いに関係のない研究者たちが同じ症例に対して用いた場合に、必ず同じ結論に達するよう、広範囲にわたって研究が行われてきたもので、疫学者が可能性のあるケースを同定するのに役立ちます。これらは非常に高精度の調査であるため、広汎性発達障害のケースの非常に軽症のケースはもちろんのこと、結局陰性であると判明する多くのケースさえとらえてしまいます。

第三段階で、疫学者は訓練された診断専門医たちに協力してもらい、スクリーニングで選ばれた人たちに面接し、診断を行います。多くの場所で広くテストされてきたツールであるＡＤＯＳ（Autism Diagnostic Observation Schedule 自閉症診断観察検査）あるいはＡＤＩ（Autism Diagnostic Interview 自閉症診断面接）などの、構造化された、信頼のおける診断手順を二つ以上用いることが望まれます。精神疾患の調査では、ほとんどの場合、研究者は一つの診断手順しか用いません。しかし、自閉症はその症状と重症度には幅があるため、調査では二つないしそれ以上のツールを用いたほうがよいのです。高機能自閉症をより鋭敏に同定するツールもあれば、低機能自閉症により敏感に反応するツールもあるからです。

理想的には、その後それらの診断は、無作為に選ばれた集団（自閉症という診断をもつ人もいれば、もたない人もいる集団）を用いて、外部の専門家により妥当性を検証されることになります。可能な場合には、診断手続きをビデオに収めます。さらに、被験者について複数の診断専門医が同じ結論に到達するかどうかの信頼性を確認するために、研究者たちは小さなテストを行います。個々のケースの診断について知らない査定者（つまり、「盲検をかけた」査定者）が、そのビデオテープを見て、そのうえで診断を行うのです。この最後の段階は、明瞭ではないケース、つまり二つの異なる診断の狭間にあるか、あるいはある診断がつくかつかないかの境界上にあるケースを確認するうえで特に重要です。

現代はアメリカの歴史上、自閉症に対する認識がかつてなかったほど高まり、自閉症の診断にスペクトラム上のさまざまな人々が広範囲に含まれるようになった時代です。その現代において、この三段階の方法が用いられると、過去の調査よりもずっと多くの自閉症の症例が生み出されることになります。

「流行（epidemic）」は元来、「人々の」という意味ですから、この言葉が、突如一般的になった考え、あるいは世間の風潮さえ表すためにしばしば用いられるとしても、驚くべきことではありません。おそらく流行に関する最近の有名な本は、マルコム・グラッドウェルのベストセラー、*The Tipping Point*（邦訳『ティッピング・ポイント』飛鳥新社）でしょう。グラッドウェルは、何であれ、人から人へ瞬く間に広まるものを特徴づけるのに、「流行」という語を用います。ハッシュ・パピー［訳注：トウモロコシ粉の揚げパン］の復活、十代の喫煙や妊娠の増加傾向のように、考えや世間の風潮も含めたありとあらゆるものです。「考えと製品とメッセージと行動は、ちょうどウィルスのように広がる」と彼は記しました。「ティッピング・ポイント（閾値）」というのは、実際には疫学の分野に由来する表現です。しかしグラッドウェルは、「考えやトレンド、あるいは社会的行動が限界、先端を越えて野火のように広がる」瞬間を表すために、字義にとらわれずに使用します。「流行」のこのようなより緩やかな定義は、古い定義よりも自閉症（および、ほとんどの精神医学的診断）の調査により適しています。実際、私たちが「ティッピング・ポイント」に達したことに、私は快く賛成するつもりです。つまり、自閉症がもはや単なる恐ろしい障害ではなく、流行――古い意味での本当の流行ではなく、急速に広まりつつある考えや信念という、グラッドウェルが言うところの流行――となった時点に達したということです。

ファッション・トレンドのように診断も広がることがあります。メディアによれば、外国人による誘拐、むずむず脚症候群、ロードレイジ障害［訳注：車の運転中のトラブルに突然キレること］（間欠性爆発性障害 Intermittent Explosive Disorder あるいはI.E.D.とも呼ばれる）など、数え切れないほど多くの事象が社会に広がりつつあります。これらは突然話題にのぼるようになったほんの二、三の「診断」にすぎません。このような診断をもつ人たちが、確かにどこか調子が悪く、悩み苦しんでいることは疑いありません。何が問題かというと、これらの病気のうちいくつかは新しく名づけられたものですが、はたしてそれらが「流行」かどうかということです。

新しい病名がつくり出されたからといって、その病気が新しいわけではありません。むしろそれは単に、症状群を一つにまとめ、別個の障害にしたというだけのことです。それはまた、私たちがその障害に対処しているということでもあります。というのも、新しい病気というのは、通常、私たちがその症状に対して何かしようとしているからこそ登場するものだからです。新しい病気の簡単な例を二つ考えてみましょう。

報告されたアルツハイマー病の有病率は、一九八〇年以降二倍になりました。アメリカ人の罹患者数は、少なくとも四百万人にのぼると言われます。アルツハイマー病は、医療記録がつけられ始めた頃と同じくらい、はるか昔から存在していたという確かな証拠があるにもかかわらず、この病気は二十世紀に至るまで正式に記述され、名づけられたことがありませんでした。アルツハイマー病の研究者の大多数は、発症率が本当に増加したとは考えていません。とはいえ、認識はずいぶんと高まり、疾患の定義は広がりました。報告された有病率が劇的に上昇した一九八〇年代になってはじめて、研究者たちは、後発性の認知症を表すためにこの用語を一般的に用いるようになったのです。それ以前、この用語は主に、六十五歳未満の人たちの認知症を表すために使用されていました。

もう一つの例は、胎児性アルコール症候群です。現在、少なくとも米国の千人に二人がこの症候群を発症すると推定されています――これほどの深刻な障害にしては、高い有病率です。しかし一九七三年以前には、胎児性アルコール症候群に関する医学文献は実質的に一つも存在していません。

グラッドウェルによれば、ティッピング・ポイントというのは、三つの事柄が起こったときに生じるといいます。第一に、小さな変化が少人数の人たちに起こります。第二に、人から人へと伝わりやすいメッセージが、人々の記憶に残るようになり、「定着」します。第三に、メッセージはまさにそれにふさわしい文化的、歴史的状況で伝達されます。これまで説明してきた、自閉症の診断と治療における数多くの変化は、グラッドウェルの記述にぴったりと一致します。それらがまとまって大きな影響をもたらしました。自閉症の頻度、範囲および原因についてのメッセージは、非常に多くの人たちの心に響き渡りました。児童精神医学、精神薬理学、特別支援教育が花開こうとしていた歴史上のある時点で、それらのメッセージは伝えられたのです。

文芸評論家であり医学史家でもあるイレイン・ショーウォーターは、医学的流行にとって必要な要素として他に二つ挙げています。第一に、診断の一般化に関心がある医師と熱心なメディア／擁護者たち、第二に、いったい自分の（またはわが子の）何が問題なのかを理解し確認したいと切実に願う、不幸で傷つきやすい人たちです。多重人格性障害や慢性疲労症候群といった、比較的新しく異論の多い精神医学的障害の流行は、これらの障害が実際には存在しないと考える科学者もいることから論争の的になっていますが、ショーウォーターは、疾患が、特にメディアやインターネットを通して目に見えるものとなるよう手を貸す科学者と、自分の厄介な症状の原因を必死に見つけようとする患者さんがいないかぎり、流行はおろか、本物の疾患のカテゴリーとなることは決してないだろうと確信しています。

経済的な影響が作用することもあるでしょう。*Pharmaceutical Reason*（薬学的理由）という本の中で心理学者のアンドリュー・レイコフは、フランスのバイオテクノロジー会社が双極性障害と診断された人たちのDNAを探していたとき、この障害と診断された患者さん二百人のDNAサンプルを提供してもらう見返りとして、アルゼンチンの精神病院に十万ドルを支払った経緯について述べています。問題は、アルゼンチンでは双極性障害が一般的な診断ではなく、米国や西欧と比べると、ずっと馴染みの薄いものであるということでした。精神科医たちは、DNAを提供し、契約の責任を果たせるよう双極性障害をもっとたくさん診断しなくては、というプレッシャーにさらされました。結局、十分な数の製薬会社に十分な数の病院を関係させて、特定の障害の診断を十分な数だけ下せば、すぐにでも特定の疾患の診断を有意に増加させることができる、と言えるのかもしれません。そしてそれらの病院が十分な数の精神科医を訓練し、さらにそれらの医師が他の病院で職を得れば、「流行」の発生が叫ばれるのはもはや時間の問題となるでしょう。

はたして自閉症の流行を煽るほど十分な経済的動機があるかどうかはわかりません。しかしすでにわかっていることがあります。メディケイド・ウェイバーは、政府の給付金を受ける資格がない自閉症の子どもがいる家族に対し、薬物治療、レスパイトケア〔訳注：一時的に施設が預かるサービス〕、言語療法、作業療法も含めて、無料もしくは低料金でさまざまな治療を受けられるようにしたのです。米国では、広汎性発達障害は、言語療法と児童精神医学診療の患者の大きな割合を占めていますが、おびただしい数の代替療法も登場し始めています。一万ドルをかけてすべてのアレルゲンを除去するハウス「クリーニング」から、病気の子どもの身体から水銀やその他の金属を除去する治療法であるキレート化という危険な処理まで、多岐にわたります。

多くの「流行」は、科学的根拠があろうとなかろうと、それを進んで信じようとする人たちがいなければ存在しないでしょう。しかし科学者は――なかでも特に疫学者は、症例数を数えている張本人ですから――自閉症の有病率について、はたして何と言うでしょうか？

一九六六年以来、自閉症についての約五十の疫学的調査が、異なる十四カ国（カナダ、デンマーク、フィンランド、フランス、ドイツ、アイスランド、インドネシア、アイルランド、イスラエル、日本、ノルウェー、スウェーデン、英国、そして米国）で実施されてきました。ただしほとんどが、北米か西欧で行われたものです。中国、ガーナ、香港、ナイジェリア、南アフリカ、台湾、ザンビア、およびジンバブエには、自閉症がこれらの国々にも存在し、女子よりも男子に多いことを確証する、二、三の短い報告があります。しかし、それらはごくわずかな症例しか記述していませんし、自閉症の疫学についてはほとんど語られていません――あまりにもわずかなため、一九七〇年代から一九八〇年代にかけて、疫学者の中には、自閉症が世界的な現象ではなく「西洋文明の病気である」と提言した人もいたほどでした。

カナダ、モントリールのマクギル大学の精神科医であり疫学者でもあるエリック・フォンボンは、最近、一九六六年から二〇〇一年の間に発表された自閉症に関する、英語による四十三の疫学的調査を分析しました（厳密な方法に従っていないもの、自閉症関連の科学雑誌に発表されていないもの、あるいは単なる予備的調査は除外されています）。これらのうち二十一の調査は、前述の十四カ国で、一九九一年から二〇〇一年の間に実施されたものです。

南アフリカ、韓国、およびインドは、本書の第II部で議論する三カ国ですが、いずれも確固たる医学制度と高度な医学調査の基盤をもっているにもかかわらず、これらの国々はここには入っていません。自閉症の明確な基準があれば、これらの国々でも自閉症の有病率を提供することは容易でしょう。しかしそのためには、調査の実施に関心をもつ研究者と資金提供機関、および自閉症研究を国家の優先事項と定める政府の存在が必要です。これらの国々では、米国で報告された有病率の増加について、地元のメディアが取り上げるようになったここ十年で、ようやく自閉症に対する関心が寄せられるようになったばかりなのです。

自閉症の大規模な疫学的調査は、唯一オーストラリアで実施されたものがあるだけです。しかもそれは、知的障害があるとしてすでに分類された子どもたちに限定されたものでした。標準か、あるいは標準を上回るＩＱをもつ自閉症の子どもたちも含めたら、はたしてオーストラリアで有病率がどのようになるのかはわかりません。オーストラリア――およびインドや南アフリカといった他の国々――では、知的障害のある子どもたちは、米国やヨーロッパの基準からすると、かなり遅く診断される傾向にあります。たいてい五歳か六歳の、小学校へ入学する頃です。したがって、米国で行われる、より包括的な疫学的調査でときおり把握される二歳から五歳の子どもたちは、これらの比較的年長の子どもたちから導き出される有病率では、除外されているのです。

しかしながら、このような認識上のギャップは、精神医学研究によく精通している人たちにとっては驚くべきことではありません。児童期の精神障害というのは、特に評価が難しいからで、その理由については前章で説明したとおりです。しかも、これらの障害は数えるのが殊のほか困難でもあります。第一に、親というのはわが身以上にわが子を保護しようとするものです。そのため、親はわが子を研究調査に関わらせまいとする傾向にあります。第二に、大人についての疫学的調査では直接本人にインタビューすればいいわけですが、それとは対照的に、子どもの場合は、親や教師といった多数の情報提供者が必要です。一人の情報提供者からでは、不正確であったり、偏っていたりするような情報が寄せられることがあります。というのも、子どもの精神障害についての親や教師たちの説明は、重複して報告されることはあまりなく、しかも子どもが自分自身の経験を説明できるケースでは、当の子どもの説明と、彼らの親や教師たちの説明は、ほとんど共通しないことが多いからです。児童期の精神障害の有病率については、大人の精神医学的障害の有病率ほど知られてはいません。一九九〇年代初頭は、米国精神衛生研究所が大規模な人口を基盤とする児童精神医学的疫学のための基金を増やし始めた時期ですが、事実、このときまでほとんどの児童調査は、実際には青年期の若者を対象に行われていたのであり、しかもその大部分は、被験者が八百人未満の調査だったのです。

フォンボンが分析した調査では、自閉症の有病率が明らかに徐々に上昇していることが示されています。たとえば、一九六六年から一九九三年の間に行われた調査で報告された中央値は、一万人につき自閉症四・七例だったのに対し、一九九四年から二〇〇四年の間の調査では、一万人につき十二・七例でした。より最近の調査であればあるほど、有病率はより高くなっています。そして、一万人につき七例を上回る有病率となった調査――総数二十二――は、すべて一九八七年以降に行われたものでした。一九九〇年代半ばまでに、その率は一万人につき十三例にまで上昇し、さらに範囲を広げてＰＤＤ‐ＮＯＳやアスペルガー障害のような、より軽度の自閉症スペクトラムと診断された子どもたちまで含めると、その率はさらに高くなりました。これらの上昇は、いったい何によって説明したらよいのでしょうか？　少なくとも、七つの主な要因が関わっていました。

第一に、現在、世界のほとんどの国々で、なかでも北米と西欧においては特に、自閉症に対する認識が高まり、診断も増加したということがあります。一九九〇年代以前には、学校の教師や一般の人たちは、自閉症の兆候や症状についてほとんど知りませんでした。より重要なことに、米国と英国の小児科医と精神科医の多くは、最近まで自閉性障害の判別と診断の仕方を理解していなかったのです。

第二に、ますます早い年齢で子どもたちが診断されるようになったということがあります。かつては自閉症に対する認識が欠けていた一つの結果として、自閉症と診断される子どもたちは、今日よりも遅い年齢でそう診断される傾向にありました。正確な診断を求めて親が数年にわたりわが子を多数の医師のもとへ連れていき、ようやく診断を受けるに至ったということもしばしばだったのです。ある一定の集団において、診断を下す年齢が低下すれば、自閉症と診断を受ける人の数が増加するのは明らかでしょう。以前の調査では五歳以上を対象に自閉症のある子どもの数を数えていたのに対し、現在では二歳以上で数えるとすれば、三年分の子どもたちの数が統計に加えられることになります。年少のグループのより多くの子どもたちが自閉症という診断を与えられたというのでないかぎり、年齢の幅が広がったとしても、それ自体で有病率（スクリーニングされた集団から割り出された数）が変わるということはないのでしょうが、この場合は、それが事実のように思われます。

自閉症に対する認識に変化が生じたのは、政府が自閉症についての知識を向上させるために何らかの決定を下したからではありませんでした。認識の向上は、自閉症のある子どもの親御さんたちがわが子のために特別なサービスを求める主張を行ったからであり、また、最も影響力をもつ親御さんたちの中に、バーナード・リムランドやローナ・ウィングといった、科学的な出版物を通して多数の読者に意思を伝えることができる精神保健の専門家がたまたま何人かいたからです。『レインマン』は、自閉症の子どもをもつ世界中の親御さんたちが見た映画ですが、この映画の成功も、自閉症への認識を傷つけることはありませんでした。ベストセラーとなった本も、認識を高めています。たとえば、テンプル・グランディンやドナ・ウィリアムズといった自閉症の本人が執筆したもの、クララ・クレイボーン・パークの作品のように、自閉症の子どもの親の回想録、さらに自閉症の登場人物を特徴的に描いた小説――マーク・ハドソン著、*The Curious Incident of the Dog in the Nighttime*（夜中に犬に起こった奇妙な事件）――などがあります。学校の教師たちの認識も、自閉症の診断の増加にとっては決定的に重要でした。二十世紀の終わりに、幼稚園やデイケア施設に入園する子どもたちの数が増え始めましたが、こうした施設で教師たちがこれらの非常に幼い子どもたちを比較することで、対人的、言語的障害を同定することができるようになったのです。

第三に、自閉症と統合失調症がもはや一緒くたにされなくなったということがあります。その証拠に、児童期に始まる統合失調症と自閉症の区別は、現在、精神医学で扱われる障害間で最もよく認められているものの一つです。自閉症のある子どもたちは、今では自閉症と診断されるようになってきています。自閉症の症例が増加するにつれて、児童期統合失調症の有病率が劇的に減少したことを立証できれば、自閉症の増加が認識と定義の変化を反映しているとする私の理論が裏づけられることになるでしょう。しかし残念ながら、児童期統合失調症についての疫学的な有病率は一切見つけることができません。というのも、この病気は常に大人と子どもの有病率を合わせ、「統合失調症」という一般的な名称のもとに分類されてきたからです。

第四に、自閉症の概念が広がったことがあります。一九九〇年代、主として英国のローナ・ウィングの功績により、多くの疫学的調査がその焦点を変えました。カナーによって記述された「古典的な」自閉症にその他のPDDも加えた、「スペクトラム上にある」症例の数を数え始めたのです。そして現在、PDD‐NOSは、少なくとも一般的に用いられる場合には、「自閉症スペクトラム障害」というカテゴリーに包括されます。自閉症の概念が変化するにつれて、有病率は増加しました。二〇〇〇年から二〇〇三年の間に実施された八つの調査のうち、六つの調査において、一万人につき五十二人から六十七・五人の間（つまり一五五人に一人という高さ）という結果が出たのです。

概念がわずかに拡大しただけでも、有病率と障害者教育法の学校コードに大きな影響を及ぼす可能性があります。その影響は、疫学的調査における有病率の増加を説明する症例の分布に見ることができます。増加のかなりの割合は、スペクトラムの両端に現れました。つまり、重度の障害のある子どもたち（かつて「精神遅滞」と呼ばれていた子どもたち）と、かなり軽度の障害のある子どもたち（以前の基準からすると、精神医学的な診断をまったく与えられることがなかったかもしれない子どもたち）です。その証拠に、スペクトラムについての疫学的調査では、古典的自閉症と診断された子ども二人に対して、スペクトラム上に位置してはいるものの、古典的自閉症の基準をすべて満たすほど重症ではない子どもが三人いるのです。

二〇〇〇年に、フィンランド北部で研究していた三人の研究者が、一九四三年にレオ・カナーによって初めて用いられた狭い基準と、世界保健機構の診断マニュアルであるＩＣＤ-10（ＤＳＭ-Ⅳに類似）のより広範な基準とを比較しました。彼らは「自閉性障害」があるのかどうかを確かめるために、古い、より限定的な基準を用いると（自閉症にそのスペクトラムを加えない場合）、自閉症の有病率は一万人につき五・六人になるのに対し、現在のＩＣＤ-10の基準を用いた場合には、一万人につき十二・二人になることに気づきました。手短に言えば、より新しい基準を用いたほうが、カナーの基準を用いた場合よりも高い率になるということですが、これは驚くことではありません。なぜなら、新しい基準では、障害が比較的軽度の子どもたちと、より重度の子どもたちの両方が含まれることになるからです。

有病率に関する基準を拡大したことによる影響の一つの例を、カリフォルニア州の統計に見ることができます。カリフォルニア州では、自閉症という分類で一九八七年から一九九八年の間にサービスを受けた人たちの数は、二七三％増加しました。モートン・アン・ゲルンスベイカーと同僚たちは、実際には症例が増えていないにもかかわらず、なぜこのような増加が生じうるかを示すために、二〇〇五年の雑誌記事の中である推論を用いました。彼らは読者に、テキサス州マクレナン郡に住む男性の中で、二つの時代において――一九八〇年代半ばと一九九〇年代半ば――「背が高い」人は何人いたか、尋ねられたと仮定してもらいます。「背が高い」の定義も二通りあり、一九八〇年代半ばには「背が高い」というのは一九〇センチ、一九九〇年代半ばにはその基準が少し緩くなり、一八二センチと定義されるようになった、とも仮定してもらいます。すると、先の年代では、背が高い人は二七七八人になるのに対し、後の年代では一〇三六〇人になり、二七三％の増加を示すことになるのです（偶然にもこれは、一九八〇年代半ばから一九九〇年代半ばにおける、カリフォルニア州での自閉症の有病率の増加幅と同じでした）。明らかに、このテキサス州の仮定に基づいた調査には欠陥があると言えるでしょう――本当は身長の伸びなどまったくなかったかもしれないときに、この調査は二七三％の増加を示しているのです。変わったのは「背が高い」ことの基準だけです。ゲルンスベイカーは、カリフォルニア州における自閉症の有病率にも同様のことが起こったのではないかと提言しました。

一九九〇年代に、自閉症スペクトラム内にいくつか新たな診断が登場しました。その中には、小児期崩壊性障害（CDD：Childhood Disintegrative Disorder）といって、後発性自閉症と呼ばれることもあるまれな障害と、レット障害といって、女子だけがかかり、PDDのその他の一般的な症状に併せて協調運動の不良と頭部の成長の減速を特徴とする病気が含まれていました。そして一九九四年までに、DSM-IVには、もう一つのPDDであるアスペルガー障害も登場することになります。これは言語の遅れはないものの、社会性に重度の障害がある、対人的障害のある子どもたちのグループです。ＣＤＤとレット障害は自閉症スペクトラムの症例の多数を説明するものではありませんが——これらはまれな障害なのです——しかし、ＰＤＤカテゴリーにおけるこれらの障害の存在は、ＰＤＤについての視野が広がってきていることのもう一つの表れでしょう。スペクトラムにおいて新しい症例の多数を占めているのは、ＰＤＤ-ＮＯＳとアスペルガー障害です。高い評価を受けている二人の研究者によれば、それらは新しい症例の七五％にものぼります。

第五に、多くのケースで「自閉症」は、「精神遅滞」というラベル、および多数の学習障害の代わりに用いられるようになってきているということがあります。精神遅滞と診断されていたかもしれない多くの子どもたちが——一九七〇年代であれば、私の娘もその可能性がありました——今では自閉症と診断されます。学齢期の子どもたちの少なくとも百人に一人が精神遅滞であると仮定すると、自閉症の診断がますます一般化していくにつれて、これらの子どもたちの多くは再分類されることになるでしょう。実際、米国全体では、自閉症として分類される子どもたちの数の増加に相前後し、特別支援教育プログラムによって精神遅滞もしくは学習障害があるとして分類される子どもたちの数は減少しました（カリフォルニア州は、この傾向の、ほんの少数の例外の一つです）。さらに、以前はＡＤＨＤまたは境界性人格障害と診断されていたものの、その後アスペルガー障害として再分類された子どもたちについての事例証拠もたくさんあります。とはいえ公正を期すために言うなら、有病率の増加が診断上の再分類の結果であるとする仮説をはっきりと確証もしくは反証する研究は、今のところ一つもないのです。

二〇〇五年に私がアパラチア地域の小児科医たちにインタビューを行ったところ、この地域の親御さんたちはちょうど自閉症の診断を求めるようになったばかりである、とのことでした。最近、ある女性が、テネシー州東部で私が訪れた小児科クリニックの一つに入ってきました。彼女の十歳の息子さんには脳性まひと精神遅滞があり、生まれて以来ずっとこのクリニックで診察を受けてきたのです。彼女によると、息子さんは「少し自閉症のようになってきている」とのことでした。小児科医が説明を求めると、「彼に自閉症のエピソードが見られるから」と彼女は答えました。この母親は自閉症についてあまりよく理解していませんでした。というのも、彼女が詳しく語った「エピソード」の中には、アイコンタクトに関する問題――つまり、息子さんの左目がときおり中央から外れる動きをする――しか含まれていなかったからです。彼女が医師の診察に訪れたのは幸いでした。なぜなら、その少年には「さまよう目」、つまり斜視が見られ、眼を手術して治す必要があったからです。しかし彼女は、息子さんが自閉症ではないことに心底がっかりした様子でした。彼女は診断が変わることをずっと望んでいたのです。私がお会いした他の親御さんたち同様、彼女も、自閉症という診断はわが子がいつか改善することを意味する、と信じていました。彼女は、わが子の中には正常な子どもが閉じ込められており、いつか新しい薬または治療法が登場して殻の中から解放し救ってくれるのをその子どもは待っている、と夢見ていたのです。しかしながら、わが子のために自閉症の診断を手に入れることに対する親御さんたちの関心が、はたして疫学にどの程度影響するかは議論の余地がある問題です。明らかに、その影響は調査の方法論次第で変わってくるでしょう。親御さんたちの報告に大きく依存する調査をもってすれば、自閉症というラベルのほうを好む彼らの趣向が、調査の結果に影響を与えそうだということが明らかになるかもしれません。

第六に、疫学の手法が変わったということがあります。行政上の記録は、結局のところ症例を見つけるための資料として当てにならないことがわかりました。たとえば、二〇〇三年に発表された米国疾病対策センターのアトランタでの調査によれば、ＰＤＤがあるとして研究者に認められた子どもたちのうち、すでに学校制度によって自閉症スペクトラム障害と診断されていたのはわずか四一％にすぎませんでした。学校制度が研究者たちよりも厳密な一連の基準を用いていたのかもしれませんし、学校心理学者や教育者がその地域全体にわたって別の基準を用いていたということも考えられます。新しい調査がより多くの症例を見つけられたのは、研究者たちが別の、より徹底した、感度の高い方法を用いたからでした。つまり、クリニック、学校、近隣の地域センターなどでの、集中的で、複合的で、反復的なスクリーニング・プロセスです。研究者たちは、同じ子どもを二度以上にわたり確認することもある重複的メカニズム——学校の管理記録、障害登録、学校および教師の調査、小児科医の調査、さらに自己紹介（ウェブやニュースレターで公表されているもの）——さえも用いました。すべてのケースを把握しようという、ただそれだけのためにです。彼らは事実上、戸別訪問をしたも同然でした。

より最近の調査を行っている研究者たちは、自分の労力、資金、診断ツールでより効率よく行えるように、もっと小規模な集団——十万人ではなく一万人の集団——で調査しています。最近のもので、比較的低い有病率を打ち出したのは二つだけでした（それぞれ約一万人に三十人と、一万人に三十四人）。しかもこれらは、主に行政のデータから少しずつ収集された情報をもとにした、十万人が対象の大規模な調査でした。

概して、小規模な調査ほど、自閉症の症例をより高感度でとらえることになるでしょう。一方、大規模な調査ほど、感度は鈍くなり、有病率は低くなるでしょう——言い換えれば、より大規模な調査では、いくつか見過ごされる自閉症の症例が出てくるだろうということです。要は、方法が異なると有病率も異なってくるのです。したがって、エリック・フォンボンが一貫して指摘してきたように、本当はまったく病気の発症率が増加していない場合でも、単に方法が変わったというだけで、徐々により高い有病率が検出されることがまさにありうるのです。

米国とヨーロッパにおける自閉症の研究者たちは、標準的な方法を開発することで、自閉症の症状の重症度を測定し、自閉症の可能性がある症例をスクリーニングし、世界中で実施される調査を相互に比較可能なものにしようとしてきました。たとえば以下のものがあります。㈠一九八〇年にエリック・ショプラーと同僚たちによって開発された、簡潔なＣＡＲＳ（Child Autism Rating Scale 小児自閉症評定尺度）、㈡一九九九年発表、ＡＳＳＱ（自閉症スペクトラム・スクリーニング質問紙）、㈢一九八九年に初めて発表されたＡＤＩ（自閉症診断面接）、㈣そしてこれも一九八九年に発表された、現代の自閉症診断のゴールド・スタンダードとも言えるＡＤＯＳ（自閉症診断観察検査）。ＤＳＭは、障害があるかどうかを精神科医が判断するのを助けるのに対し、これらの面接や質問紙による検査は、症状の数や程度を示すスコアを算出できます。ＡＤＯＳのような検査は、疫学的調査で患者さんをスクリーニングするだけでなく、その患者さんの経過状況や治療を観察するためにも活用できます。ＡＤＯＳは質問紙ではなく、検査者が子どもと一緒に遊び、対人的コミュニケーションや行動を観察する、詳細で、半構造化されたプロセスであることから、診断を確認するうえで特に有益です。より短く簡単な検査は、診断するというよりも、可能性のある症例に目星をつけるうえで、調査者や臨床家にとって役に立ちます。また、ＡＳＳＱやＣＡＲＳのような検査は、ＡＤＯＳのようなより精密な方法を用いて最終的に確認されうる症例が見落とされていないかどうかを確かめるのに役立ちます。そしてスクリーニングが高度になればなるほど、より多くの症例が発見され、有病率の報告に加えられてきたのです。

第七に、「自閉症」という用語が、カナーの時代には認められなかったような、明確に同定可能な医学的障害のある人たちに対して適応され始めたということがあります。別の言い方をすると、自閉症の症状を引き起こした病気が自閉症としてみなされるようになったということです。国家や地方の障害登録を調査している疫学者たちにとっては、多くの場合、いったいどの自閉症の症状が、脳性まひ、ダウン症候群、先天性の風疹、フェニルケトン尿症、あるいは何らかの他の染色体異常といった疾患が原因で生じたのかを見極めるのは難しいことです。自閉症のある子どもたちのうち、いずれにしても一％から四％は、結節性硬化症と呼ばれる常染色体優性遺伝疾患をもっています（そして結節性硬化症と精神遅滞の両方が併存する人たちの四〇％は、自閉症スペクトラム障害なのです）。また、自閉症のある男子の五％までが、脆弱X症候群であり、脆弱X症候群の男子の二五％にものぼる子どもたちが、自閉症スペクトラム障害の診断に該当するのです（脆弱X症候群は、女子には生じません）。

どうしてこれらの人たちは自閉症であるとみなされ、該当するもう一方の病気のカテゴリーにだけ入るとはみなされないのでしょうか？　それは先述のように、ＤＳＭが病気の原因ではなく、症状を列挙した記述的な文書だからです。どのようにしてその症状をもつようになったかにかかわらず、それをもっているならば、その人はその診断に該当すると言えるのです。仮にDSMが遺伝学に基づいているとしたら、診断にとっては因果関係が決定的に重要となるでしょう。特定の遺伝子が自閉症の特定の現れ方にどのように関連しているかに関心がある遺伝学者なら、自閉症の症状を引き起こす遺伝学的に異なる病気を一緒くたにして何もかも同じカテゴリーに含めたいとは決して思わないはずです。しかし、DSMの記述は遺伝学とは何の関係もありませんから、記述的な精神科医は、あらゆる種類の病気が自閉症としてひとまとめにされようと気にしないのです。

現在、最も広く受け入れられている保守的な推定値、もっと正確に言えば、より低い推定値では、自閉性障害が一万人に十三人、PDD - NOSが一万人に二十一人、アスペルガー障害が一万人に二・六人となり、これらを合わせると、有病率は一万人に三十六・六人、すなわち三百人に一人となります。

しかしながら、この推定値はもっとずっと高い有病率を示す調査を反映していませんし、可能性はあるものの、非常に高機能であるために今まで一度も診断を受けたことがないか、あるいは調査者の目に一度もとまったことがない多数の自閉症の人たちを考慮に入れていません。これほどまで保守的ではない、現在のところ最も妥当な自閉性障害全般の推定値は、およそ一万人に六十人、すなわち一六六人に一人で、これには臨床家によって診断され、障害者教育法の児童数に記録されることはあっても、ＤＳＭの基準を満たさないかもしれない自閉症の症例も含まれています。このような、より保守的ではない推定値では、アスペルガー障害の症例が、自閉症スペクトラムの総数の一四％から一九％を占めます。

二〇〇五年に*American Journal of Psychiatry*（米国精神医学雑誌）に発表された論文の中で、スニティ・チャクラバルティとエリック・フォンボンは、彼らが英国のスタッフォードで実施した二つの調査について報告し、一六六人に一人という有病率を確認しました。この二つの調査は、一つが一九九〇年代半ばのもの（一九九一年から一九九五年の間に生まれた子どもたちに関するもの）で、もう一つは二〇〇二年のもの（一九九六年から一九九八年の間に生まれた子どもたちに関するもの）です。彼らは両方の集団において同じ値を見出したことで、有病率の増加を再度主張しました。しかしそれよりもずっと重要なことに、この調査は、ＰＤＤの発症率が一定であることを示唆していました。

結果は重要でしたが、驚くべきことではありませんでした。基準が拡大され、より高感度で検知されるようになれば、有病率が上昇することは予測されるはずです。しかしチャクラバルティとフォンボンの二つの調査の間の期間がそうであったように、いったん新しい基準が落ち着くべきところに落ち着き、安定すれば、発症率が本当はまったく増加していない場合には、有病率も一定のままでしょう。言い換えれば、疫学者が調査を実施した社会では、報告される自閉症の有病率が増加していたとしても、その増加率はおそらく今では横ばいになっているだろう、ということです。おそらく、新しい診断の割合は急激に減少するでしょうし、今後数年にわたって有病率は下降し始めさえするでしょう（しかしそれは自閉症の減少が理由ではありません）。

これはいったいどういうことなのでしょうか？　報告される有病率は、一九九〇年代早期に増加しましたが、これは単に「自閉症」というカテゴリーに分類される人たちの数が増えただけなのでしょうか、それともこの疾患をもつ人たちの数が本当に増えたのでしょうか？　カリフォルニア州によって雇用された研究者たちは、この質問に対する答えは自分たちが握っている、と確信していました。

一九九九年にカリフォルニア州は、先ほど紹介した驚くべき数字を発表しました。モートン・アン・ゲルンスベイカーがテキサス州の長身の男性についての仮説的類推の中で示した数字のことです。それは、州の自閉症プログラムに登録された人の数が、一九七〇年から一九九八年にかけて着実に、かつ急速に増加していることを示していました。しかも一九八七年から一九九八年にかけて、「自閉症」というカテゴリーのもとでサービスを受けた人たちの数は、二七三％増加したのです。

カリフォルニア州には、発達障害局と連絡を取り合い、州全体の子どもたちに対して必要とされる適切なサービスを提供するための、地方機関の効果的な融合システムがあります。発達障害局は一九六九年の創立ですが、当時、自閉症は特にまれな障害と考えられていたため、障害のリストに正式に加えられたのは二年後の一九七一年でした。発達障害局の一部である二十一の地方センターは、センターに紹介されたすべての症例を暗号化して記録します。そしてそのデータにより、システムに加わった子どもたちの数が数えられるのです。しかしながらこれらのセンターは、子どもたちがスペクトラムのどこに位置するかまでは記録しません。自閉症プログラムは「アスペルガー障害」かそれとも「ＰＤＤ‐ＮＯＳ」かの診断を識別しないため、どこであろうとスペクトラム上にある人は誰でも「自閉症」という一般的なコードのもとで、システムに入らなくてはならないのです。つまり、たとえその人たちが同じコードのもとでサービスを受けたとしても、カリフォルニア州が報告した数というのは、幅広い診断を受けた人たちを示していた可能性があるということです。

州の報告が初めて公開されたときから、メディアは「流行」という言葉を口にし始めました。これは、「システムに入ることになる人の数は、従来の発症率から判断される推定数をはるかに上回る」と、その報告で示されたことが主な原因でした。州は、精神遅滞をまったく伴わないか、あるいは伴うとしても最小限である子どもたちも含めて、軽度の自閉症のある子どもたちの間で有病率が著しく上昇しており、地方センターで自閉症に対するサービスを受ける資格がある子どもたちの数の実質的な増加率は一年で少なくとも三％である、と予測しました。脳性まひ、てんかん、および精神遅滞といった、その他の主な児童期の障害と比較して、自閉症は大幅に増加したのです。

一見したところ、それは明らかに流行のように見えました。州はセンターのサービスを受けた人たちの数を数えただけであり、発症率調査を行っていないと主張しましたが、親やメディアはその微妙な違いと但し書きに対してほとんど注意を払いませんでした。もちろん、その報告が示したのは数であり、率ではなかったのですが、その伝えられ方が不明確であったため、大部分の読者には明確に伝わりませんでした。たとえば報告では、自閉症の症例が「従来の発症率から判断された推定数」よりも上回る、と述べられています（筆者による強調）。この言葉は、従来の発症率がまったく示されていない、という理由だけでもあいまいです。著者たちは、自分たちが有病率調査と発症率調査のいずれをも行っていないことを述べるべきでした。また、そのことが何を意味するのかも説明すべきだったのです。

研究者たちが報告したのは登録者数だけで、その数を人口で割ってはいません。カリフォルニアの人口は、一九七〇年から二〇〇二年までの間に七五％以上増加しました。そして一九八七年から一九九八年にかけての「流行」にとって問題となる、決定的に重要な期間においては、州の人口は二七七七万七一五八人から三三一四万五一二一人へ、一九・三%増加しました。また、新生児から十四歳までの子どもの人口は、六〇〇万九一六五人から七五五万七八八六人へ、二五・八%増加しました。したがって、患者数の増加の一部――ただしすべてではありません――は、おそらく単なる人口増加によるものだったのではないかとも考えられるのです。

また、その数字が州当局への登録者数から導き出されたものだということも忘れないでください。カリフォルニア州が一九七〇年からの登録者をリストアップしたところ、その驚くべきグラフから、一九七〇年には一万人につき四人であったのが、一九九七年までに一万人につき三十一人にまで増加するという、急激な有病率の上昇が明らかになりました。現在の登録者数は、一九六〇年代あるいは一九七〇年代を何千人も上回っています。なぜでしょうか? それは一九七〇年代、カリフォルニアには、自閉症の人たちが登録できるプログラムが事実上一つもなかったのに対し、現在では何百も存在するからです。

カリフォルニア州のデータは、私の大学の疫学一〇一コースではおそらく合格点を取れなかったでしょう。また、このカリフォルニアの調査は、いかなる科学雑誌にも発表されたことがありません。実際には、すべての研究者が自分のデータに基づき、より多くの利用可能なサービスが存在するようになり、「自閉症」というコードをもつ、より多くの人たちがそれらを利用するようになった、と本当に言えるようになったとき、その報告は流行があったことを明らかにするのです。登録者数は発症率と同じではありません。それは最近、スターバックスのようなコーヒーショップへ行く人たちの数が増えたということが、それだけで米国におけるコーヒーの飲用者数の増加を示す証拠であると主張するようなものでしょう。

しかもカリフォルニア州の調査は、問題の期間に診断行為がどれほど変化したかを考慮していません。一九七〇年代から一九八〇年代にかけて、精神遅滞あるいはてんかんを伴う自閉症の症状がある人たち、もしくは医学的ないし先天的な病気の結果、自閉症の症状を呈するようになった人たちは、自閉症と診断されないことが多かった、ということを思い出してください。その後、一九八〇年代から一九九四年の間に診断基準は著しく変わりました。基準が変化していくなか、時代を越えて妥当な比較をすることは難しいでしょう。現在、軽度の自閉症と診断される多くの子どもたちは、以前は精神遅滞であると言われていました。精神科医のステラ・チェスは、「私が若かった頃、一九六〇年代初期には、『情緒的ブロック』という診断を使用していました」と振り返ります。現在、ＰＤＤ‐ＮＯＳまたはアスペルガー障害と診断される子どもたちは、以前は一風変わっているとみなされていました――いじめられ、まぬけ呼ばわりされることもあれば、特定の学科でのみ成績優秀ということもしばしばでした。しかし、多くはそれでも正常範囲内とみなされていたのです。児童神経学者のパウリーン・フィリペクは、アスペルガー障害がＤＳＭの一部となる年より十四年前の、一九八〇年に医学部を卒業しました。彼女は、自閉症スペクトラムの症状のある多くの子どもたちに精神医学的評価を受けるよう勧めましたが、自閉症という診断の可能性についてはまったく予想していなかったことを覚えていると言います。彼女は紹介状に、「このお子さんにはどこか風変わりなところがあります」と記しただけでした。コネチカット州フェアフィールド出身の別の小児科医は、かつては他の医師たち皆が理解できる「ＦＬＫ」（奇妙に見える子ども）というコードを紹介状につけたものだった、と話してくれました。これらの子どもたちの親や医師たちは、彼らを自閉症であると言うことなど想像もしなかったでしょう。

カリフォルニア州の二〇〇二年の調査は、流行をめぐるすべての話題を引き起こした一九九九年の報告を更新したものですが、この調査によると、二〇〇二年十二月の時点で、州の子どもの総人口約千百万人のうち、自閉症プログラムに登録されている新生児から十九歳までの子どもは約一万八千人とのことでした。エリック・フォンボンは簡単な数学的処理を行いました。この数字を、三百人に一人（すなわち一万人に三十人）という保守的な推定値に照らし合わせてみると、カリフォルニア州では自閉症スペクトラム障害の子どもたちがほぼ二倍近く見つかることが予想されるのです――つまり研究者たちが明らかにした一万八千人ではなく三万二千人ということになります。したがって、このカリフォルニアの数字は低いのです！本当の有病率は、おそらくもっと高くなるでしょう。

カリフォルニア州には、自閉症のある子どもたちが本当はもっとたくさんいる可能性があります——私立学校に通っており資金援助を受けていない子どもたち、あるいは診断を受けていないか、さもなければ州からの特別サービスを受けていない子どもたちです。結局、障害者教育法のデータと同様に、カリフォルニア州のデータは、州のサービスを受けている子どもたちしか報告しませんし、行政上の有病率というのは、疫学的推定値よりも低い傾向にあります。実際、カリフォルニア州のプログラムの中で自閉症であるとされる人たちの数は、研究者たちが予想すると思われる数よりもかなり少ないため、そのデータは、流行しているという彼らの主張を骨抜きにしてしまいます。そのため私たちは、まさに予期せぬ事態に至り、流行に対する反対論を唱え、しかも自閉症の率はもっと高いはずだと主張することになるのです。つまり、カリフォルニア州の数字は流行の証拠にはならず、むしろそれは全国平均と比べてもかなり低く、州における自閉症の本当の有病率を低く見積もっているに違いないということです。

ジェームズ・G・ガーニーは、ミネソタ医科大学で小児科学を教えており、彼は、カリフォルニア州が行ったのとちょうど同じように登録数／記録数を用いましたが、ただしそれは、ミネソタ州における自閉症の有病率を検証するためでした。彼と彼の同僚たちは、一九八一～一九八二学年次から二〇〇一～二〇〇二学年次までのミネソタ州児童・家族・学習局の特別支援教育障害者データを調査し、各年齢集団を時間を追って検証しました。一九八九年生まれの七歳児の有病率は一万人につき二十九人で、それからわずか二年後の一九九一年生まれの七歳児の有病率は一万人につき五十五人でした。これは一見したところ、意義深い増加のように思われます。

ところが、さらにその統計結果を見ると、増加の原因が明らかになってきます。自閉症は五歳くらいまでに明らかになるでしょうから、新たな診断はそれくらいの年齢の子どもで頭打ちとなり、もうそれ以上は増加しないだろう、と人々は予想するでしょう。しかしガーニーは、同一の集団で十五歳になるまで毎年診断数が増加していることに気づいたのです。別の言い方をすると、十四、五歳の子どもたちが新たに自閉症スペクトラム障害と診断され、自閉症としてコード化されていたということです！　たとえば、一九八九年に生まれた子どもたちの場合、年齢が上がるにつれて有病率が高くなります。六歳で一万人につき十三人、九歳で一万人につき二十一人、そして十一歳では一万人につき三十三人、というようにです。しかし心に留めておいていただきたいのは、自閉症というのは、それが存在する場合には、生後約三十カ月までに顕在化するということです。実際、ＤＳＭは、発症が三歳前でないならば自閉症という診断を認めません。この二重の発見――若者の集団で有病率がより高いということ、そして十代で新たに診断されているということ――に対する唯一の説明は、子どもたちが連続体の両端で比較的多く診断されていた、ということです。たとえば、一方の端には、もともとは「精神遅滞」と診断され、その後、自閉症と診断し直された子どもたちがいたに違いありません。そしてもう一方の端には、ひょっとすると正常と認められるか、あるいは以前なら、ADHD、境界性人格障害、あるいは学習障害といった診断を受けた子どもたちがいたに違いないのです。十年前であれば、現在なら自閉症とされる非常に高機能な子どもたちの中には、風変わり、あるいは普通でない、と呼ばれる子どももいたことでしょう。自閉症は治療不可能な病気であるにもかかわらず、ガーニーが追跡調査を行ったミネソタの集団の子どもたちの中には、自閉症という診断が取り消された子どもさえいたのです。

別の調査で、ポートランド州立大学出身のジェームズ・レイドラーは、米国教育省のデータを検証し、十五歳で新たに自閉症とされた子どもたちの数は、八歳でそう判断された子どもたちの数と同程度であることを発見しました。しかも奇妙なことに、十一歳から十二歳の間で診断数が減少していることに気づいたのです。この年齢は、子どもたちが中学校に入る難しい時期で、学業的、対人的により大きな課題に直面し、ちょうど、比較的軽度の症例が見つかりやすい時期です。レイドラーは、十一、二歳の子どもたちに何か異常があるとは思いませんでしたが、学校コードというのは非常に主観的で、一貫性に欠けており、信頼できない傾向にあることから、彼の言葉を使えば、「自閉症の有病率をたどるには不適切である」と思ったのです。

自閉症の子どもについての学校の分類の仕方は、州によって、また地域によってまちまちです。テキサス州のある調査からは、比較的裕福な学区では、より貧しい学区と比較して、行政記録にある自閉症の症例数が有意に多いことが明らかになりました。さらにカリフォルニア州の例でもわかるように、行政記録から出された有病率は、疫学者によって導き出された有病率と決して一致せず、ほぼ必ずと言っていいほどより低くなっています。疫学者は、全人口を徹底的に調査し、自閉症でありながら今まで一度も診断を受けたことがなかったか、あるいは行政記録に残されたことがなかった、可能性のある症例をすべて数えようと努力しているのです。

ミネソタ州とオレゴン州の例は、自閉症に対する認識の高まり、サービスの増加、サービス利用に対する関心の高まり、さらに基準の拡大が、いかに有病率を高めうるかを示すよい例です。自閉症は十四歳の子どもに突然発症するわけではありません。しかし、学校で――学業面でも対人面でも――悪戦苦闘している不器用な子どもたちは、自閉症という診断を得られれば、特別支援教育サービスの資格を得ることができます。そして、自閉症の子どもたちのみの専用の教室が設置されたことで、再分類された子どもたち――たとえば、精神遅滞から自閉症へ――の数もおそらく増えたことでしょう。加えて、米国特殊教育プログラム課が、現在十二の障害コードしか障害者教育法に該当しないとしている事実を考慮すると、非常に多くの学校が、対人的やりとりに障害がある子どもたちに対して「自閉症」というコードを選択したとしても驚くべきことではありません。

ゲルンスベイカーとウィスコンシン大学の彼女の同僚たちは、自閉症の流行の分析の中で、米国自閉症協会からの二〇〇三年のメールを引用しています。そのメッセージは、協会が会員の二万人に送ったもので、「アメリカの学校における自閉症は、一九九一～一九九二学年次から二〇〇〇～二〇〇一学年次までの八年間に一三五四％という驚異的な増加を示した」と記されていました。

しかし、特定のカテゴリーが新しく導入されたとき、そのカテゴリーで報告される症例数が膨大な増加を示すというのは周知のことです。自閉症と外傷性脳損傷は、いずれも一九九一～一九九二年に報告カテゴリーとして導入されました。そしてその年、自閉症だけが選択カテゴリーとなったのです。「外傷性脳損傷」の増加数は全体として自閉症と同じでした。しかも、ほとんどの年で自閉症よりも多かったのです。にもかかわらず、外傷性脳損傷の流行を主張する人は誰もいませんでした。それどころか実際には、一九九六年に米国教育省の当局者は、自閉症と外傷性脳損傷の両方の報告例が増加したのは、以前なら他の障害カテゴリーで報告されていた生徒たちに対して、これらの比較的新しいカテゴリーが用いられるようになった事実による、と記しているのです。私の娘が一九九六年に入学した学校は、ちょうど自閉症のコードを用いるようになったばかりでした。彼女は最初、「重複障害」があると記述されました。というのも、この学校ではすでにそのコードをもつ子どもたちのための教室が運営されていたからです。新しい報告カテゴリーの結果として自閉症の症例数が増加するのは、想定外のことではありませんでした。一九九二〜一九九三学年次に、米国の公立学校制度で教育サービスを受けた自閉症のある子どもの総数は、一万二二二二人でした。一気に二〇〇三年にとびますが、この年にはミネソタ州では三五三六人、フロリダ州で五九一五人、ニュージャージー州で五一四六人、カリフォルニア州で一万九〇三四人、ジョージア州で三九五六人、アリゾナ州で二一三一人が報告され、これにより全国総数は十四万九二〇人になりました。そして二〇〇六年五月、米国疾病対策センターは、米国の学齢期の子どもたちの三十万人以上が、何らかの時点で自閉症と診断されていると推定したのです。

本当のところを言えば、報告される自閉症の有病率は増加していても、実際の有病率はおそらく一定のままでしょう。ほんの十年か二十年前と比べ、現在ではどれほど手法が厳密で高感度になったかを考えると、より新しい高い有病率を信じ、古いほうを疑問視すべきなのかもしれません。しかしこれは、自閉症が疾患としてより広くはびこるようになったということではないのです。現在では見方が変わりました。より多くが見つかるようになったのです。したがって、自閉症が出生児一万人につきわずか三人しか生まれなかったと言われる一九五〇年代に、現在の方法をもってさかのぼれば、当時誰も考えなかったほど、はるかに多くの自閉症が見つかることでしょう。その頃は登録簿もなく、児童数を数えることもありませんでしたし、たとえ自閉症と診断された場合でも、その子どもたちのために特別に策定されたサービスは事実上一つもありませんでした。学校は自閉症コードをもっていませんでしたし、自閉症は、医師の診察や向精神薬に対する保険の払い戻しの対象でもありませんでした。自閉症のメディケイド・ウェイバーもありませんでした。また、児童期の精神障害に付随するスティグマははるかに大きかったため、医師は最も明らかなケースにしか診断を下さなかったのです。しかし何とかして過去にさかのぼり、現在のように症例を数えることができたとして、よく似た有病率が割り出せなかったとしたら、私は驚いてしまうでしょう。

もし私たちがこの「流行」の人口を構成する、膨大な数のさまざまな人たちに援助の手を差し伸べず、彼らが当然受けるべき介入を彼らに与えていなかったとしたら、自閉症の有病率は現在、これほどまで高くはならなかったでしょう。自閉症の「流行」が起こっているのは、私たちがいかに進歩したかを示す、予想外にポジティブな兆候なのです。高い有病率を医学的な緊急事態として解釈することは可能でしょう。しかし、現在子どもが自閉症と診断されたとしても、その子どもは、忍び寄ってくる危険な毒素の犠牲にはなりません。それどころか、ますます洗練されつつある教育者、言語療法士、精神科医、心理学者、および疫学者の恩恵を受けることになるのです。

同じ論理は、顕微鏡のもとで実際に観察可能な疾患にも当てはまります。肺がん、前立腺がん、または悪性黒色腫（最も致命的な皮膚がんの一種）の早期発見は、大部分、認識の高まりのおかげです。それは、これらの病気であると診断される人の割合が、過去と比較して高くなっていることを意味します。したがって、たとえば悪性黒色腫の発症の増加（一九八六年から二〇〇一年の間に二四〇％増加）が流行を意味するかどうかをめぐって、皮膚病学界で猛烈な論争があったとしても驚くべきことではありません。しかし幸いなことに、増加が起こっているのは主にごく初期の段階の悪性黒色腫で、これはがんの比較的治療可能な時期であり、もっと後期の深刻な段階ではない、ということです。後期になってしまうと生存の可能性は低下します。がんの場合、早期発見はより早く支援を受けられることを意味します。そして、同じことは自閉症についても言えるのです。自閉症の治療薬はありませんが、早期発見によって、子どもたちは生活の質の向上をもたらす教育その他のサービスを受けることができるのです。

もはや私の意見はおわかりでしょう。現在の自閉症の有病率は朗報であり、ひょっとしたら表彰にすら値するのではないかということです。

自閉症の高い有病率について説明を求められると、私はまず、ここ数年にわたる診断基準の拡大について話すことから始めます。医師が用いる基準が変わったからといって、おそらくそれでこのような大きな増加を説明できないだろう、という答えがしばしば返ってきます。すると私は次のような事実に触れます。子どもたちがますます早い年齢で診断されるようになっていること、さらに大人も新たに診断されるようになったこと、したがってここ数年にわたり、ある時点において診断された人は——単に五歳の子どもや、子どものときに診断を受けたごく少数の大人の集団だけでなく、生後十八カ月の赤ん坊からすべての年齢の子どもたち、さらに大人で、以前にもしくは新しく診断された人たちの両方に至るまで——かつてなかったほど多く存在するようになった、ということです。それでも人々は、診断基準と診断年齢のどちらも、有病率の増加の説明にはならない、と主張します。そこで私は、疫学的手法が現在、より強力なものとなり、その結果、科学者はかつてなかったほど多くの症例を見つけられるようになったという事実に言及します。あるいは、米国教育省が把握する児童生徒数において、自閉症カテゴリーがどれほど新しいものであるかについて話をします。しかし、それでも人々の反応は同じなのです。

自閉症の有病率が本当は長年にわたってずっと変わっておらず、実際には流行など一切起こってはいないという考えに、どうして人々がこれほど抵抗するのか、私には理解できません。おそらく、人々は希望を捨てたくないのでしょう。もし「流行」の原因が見つかりさえすれば、子どもたちを救うことができる、毒素を排除することも、大会社に責任を負わせることも、そしてこの傾向を元に戻すために何らかの手を打つことも可能である、という希望をもっていたいのです。本当は流行などまったく存在していないとしたら、誰にも責任がないことを認めなくてはならなくなってしまいます。このような希望は理解できます。しかし、誤った前提と未熟な科学に基づいて考えているかぎり、本当の解決策は見つからないのです。

私は人々の意見に共感を覚えはしますが、それらは間違っていると思います。臨床や診断の行為、行政コード、および疫学的手法における変化は、診断される症例数の著しい変化の要因となります。数の劇的な増加は、いくつもの変化が一斉に作用することによって引き起こされます。それは、自閉症を表舞台へと引き上げ、闘う価値のある問題とした、一連の立役者たちによって起こされた変化です。

では、一連の立役者たちとはいったいどんな人たちなのでしょうか？　そこには特に、研究者、臨床家、親の擁護者、慈善家、教育者、言語療法士、心理学者、行動療法家などが含まれます。これらの集団の誰一人として、単独で流行をつくり出したり、あるいはそれを断言したりする力をもっている人はいません。しかし彼らが一緒になることで、その力が生まれるのです。そしてこれらの立役者たちは、私たちの文化の中で機能します――それは、普通とは違う人たちに対して、よかれ悪しかれ名称を与える文化であり、そこでは、新しい病理が絶えず発見されるか、あるいは創造されています。新しい研究仮説とデータがボタン操作一つで世界中に発信され、止めようのない力を創造するのです。そして、このような状況が結果的に、自閉症の流行という紛れもない激動を招いているのです。

第 II 部

第8章 モネの庭のイザベル

危機的な状況に置かれると、私はしばしば完全に行き詰まってしまいます。イザベルが初めて自閉症と診断されたとき、ジョイスが私にそうさせてくれたなら、私はただ立ちつくしてしまったことでしょう。ジョイスは、何か問題があると徹底的に考え、計画を立て、そして行動することを好みます。彼女が私たち全員を救ってくれたのです。深刻で治療不可能な障害のある子どもを育てることがどれほど大変であろうとも、常に、何か、やってみるほうがいいということを、彼女は私に証明してみせてくれました。私たちの行動がイザベルの成長を促し、苦しみを減らすのに役立った、と私は確信しています。

私はその後、決断力がありながらも思慮深い行動がどれほど重要かを理解している、世界の他の地域の親御さんたちを励ましてきました。自分の将来をあれこれと思い悩んだり、自らの状況の「なぜ」――なぜ自閉症なのか？　なぜ私なのか？　なぜわが子なのか？――にこだわって無駄に費やしたりする時間がほとんどない親御さんたち。自分は一人ぼっちではないということ、すべきことがあるということを理解している、少なくとも先進国の親御さんたちです。医療チームを結成し、教育計画を立てなければなりません。正確な診断と、認知的評価を行うことも必要ですし、不適切な行動にも修正が必要です。薬物療法についても考慮しなくてはなりません。教育や言語療法の方法も学ばなくてはならないのです。

ジョイスと私は迅速に行動しましたが、それでも、知り合いの何人かの親御さんたちと比べるとまだ保守的でしたし、専門家の言うことにほとんど頼っていました。現在、専門家の間では、治療は早く始めるほどよいという合意があります。だからこそ、米国のこれほど多くの研究者が、生後六カ月の幼児に自閉症を診断する方法を見つけようと努力し、明らかに成功をおさめているものもいくつかあるのです。診断がより早く、しかもより洗練されるにつれて生じる問題がありますが、それは、このように非常に幼い子どもに対して、はたしてどのような治療法が最もうまくいきそうか、あるいはそもそも可能なのかということです。研究者たちは、非定型抗精神病薬のリスペリドン（リスパダール）といった、ある種の抗精神病薬や、フルオキセチン（プロザック）といった抗うつ薬が、自閉症の特定の症状——たとえば、不安、動揺、自傷行為、睡眠障害——に対して有効であることを明らかにしました。しかし、これらの薬は一般的に、子どもが学齢期になるまでは処方されません。現在までのところ、利用可能な非薬学的治療または療法のいずれにしても、時間と愛情以上に自閉症の症状の軽減に役立つことが証明されたものは一つもありません。

私は、ほぼすべての種類の治療法を試みてきた親御さんや保護者の方々にお会いしてきました。彼らがそうするのも無理からぬことです。自閉症の治療は試行錯誤の連続であり、一つの治療法ですべての子どもに対して有効に作用するものはありません。したがって、さまざまな治療法を試みることにも意味があります。ただ残念なことに、自閉症の診断が広まったことにより、新しい効果的な治療法に関してまだ何も証明されていないという問題が多々起きるようになってしまいました。多くの親御さんたちは、わが子に何か問題があると感じると、たいがい何でも試そうとします。アフリカの小さな村の親であるか、メリーランド郊外の親であるかにかかわらず、親ならば、何か自分にできることがあるときに、ただそばで突っ立っていようとは思わないでしょう。

自閉症の民間伝承は、あれこれの奇跡の薬、あるいはビタミンや魚油、およびミネラルの組み合わせをめぐる逸話でいっぱいです。自閉症は、一部はある特定の食べ物に対するアレルギー反応であるという仮説を唱える科学者が少数ながらいることから、グルテンまたはカゼイン〔訳注：牛乳やチーズなどに含まれるリンタンパクの一種〕を含まない食事を試みる親御さんたちもいます。そして実際にその食事は、自閉症のある人たちの多くが経験する胃腸の問題の改善に役立ちます。また、自閉症と関係する神経の損傷とはきっとこれに違いないと思われるものを修復するために、自閉症のわが子を高圧酸素室に入れようとする親御さんがますます増えています。水銀の毒性が自閉症に関係していると信じる人たちの中には、「キレート化」と呼ばれる、身体から金属を取り除く、もっと過激で危険な治療法を試みる人たちもいます。二〇〇三年、ミルウォーキー出身の八歳の少年、テランス・コットレルは、教会のメンバーたちが彼の自閉症を引き起こしているに違いないと信じる悪霊を追い払おうとした際、礼拝の最中に窒息死しました。

精神科医やその他の精神保健の専門家によって開発された治療法の効果について、審査委員会は一切沈黙を保っていますが、なかには期待を抱いている人もいます。最近では、よちよち歩きの幼児のための、対人関係と話し言葉の改善に重点をおいた行動療法も多数あります。重度の自閉症のある子どもたちのために米国で最も一般的に用いられる治療法は、「応用行動分析」、すなわちＡＢＡ（applied behavioral analysis）です。これはその創始者であるＯ・アイヴァー・ロヴァースとともに知られている治療法です。教育を受けたＡＢＡセラピストとの集中的な一対一の治療法で（一週間に最大で四十時間提供されることもあります）、基本的に非常に幼い子どもを対象とする、刺激と報酬のシステムです。ＡＢＡは、ネガディブな行動を消滅させ、ポジディブな行動を強化するのに役立つとされています。それは、子どもが自分一人でトイレに行くといった簡単なものから、学業スキルや対人的やりとりに関わる、より複雑な行動のように、高度に構造化された課題の習得を助けます。この方法を支持する人たちは、これが自閉症にとって最善の非医学的な介入であり、就学前の子どものＩＱと行動を改善するという点でその効果を測定されてきた唯一のものであると長い間主張してきました。しかしながら、ＡＢＡをめぐる論争はかなり白熱化すると思われます。とりわけ、ＡＢＡに対して科学的あるいは財政的な関心をもつ研究者によって報告された結果がこれまで別のところで再現されていない、という指摘が別の研究者たちから出される場合にはそうなるでしょう。

また、絵カード交換式コミュニケーション・システム（ＰＥＣＳ：Picture Exchange Communication System）を使用する親御さんたちもたくさんいます。これは、自閉症のある子どもたちの視覚的長所を生かす方法です。その目標は、言葉を用いない子どもに、他者とのコミュニケーションの方法を学ぶための絵を使わせ（ジュースが欲しい場合、子どもはジュースの絵を誰かに見せる）、その後その学んだ行動を口頭で言えるようにすることです。ジョイスと私はもちろん、イザベルのデイケアや幼稚園の先生方も、イザベルのコミュニケーションを助けるためにＰＥＣＳを活用し、それで効果を得ました。

私たちはまた、感覚統合療法と呼ばれるアプローチも活用しました。イザベルの感覚器系には明らかに何か問題があったからです。彼女はある種の音に対しては敏感でしたが、痛みに対してはやや鈍感でした。赤ん坊のときにはとてもくすぐったがり屋だったにもかかわらず、くすぐられても笑わないことがありました。彼女のいちばんの楽しみは抱きしめてもらうことでしたが、私にはどうも、彼女がそれを好きだったのは、抱かれる際に私たちの手が彼女の両方の耳にかぶさる格好になるからという、ただそれだけの理由なのではないかと思われました。彼女は私たちの両手を自分の両耳に強く押しつけたものでした。そして私が手に力を加えると、それを気に入っているようでした。こんなことをしたら彼女が痛がるのではないか、と私のほうが心配していました。自閉症のある人たちは強い圧迫刺激を求めることがよくあるということを、ジョイスと私は後になって知りました。テンプル・グランディンが自分のために抱きしめマシンを設計したのもそれが理由でした。私たちはまた、イザベルが左右に身体を揺らしたり、トランポリンの上で跳んだりはねたりしているときにはアイコンタクトが増え、より多くの言葉を使い、私たちとより関わろうとすることにも気づきました。彼女を非常に動揺させる感覚を和らげられるよう、感覚統合の教育を受けた作業療法士が助けることができれば、彼女は不安が和らぎ、それによってより社会的になるのではないか、と私たちには思われました。作業療法を二年間受けたあと、イザベルは実際それらの感覚に対して何とかうまく対処できるようになりましたが、はたしてそれが作業療法のおかげなのか、それとも単に時間と彼女の感覚器官の成熟によるものなのかは、決してわからないでしょう。

私たちはまた、精神科医のスタンリー・グリーンスパンの「フロアタイム」という方法も試みました。フロアタイムでは、親が子どもと一緒に座り、子どものリードに従って、徐々に時間を長く、またより複雑に交替しながら、子どもとのやりとりを試みます。これは本質的に対人的やりとりの定義であり、つまり、コミュニケーションの輪が持続的に開いたり閉じたりしている、ということです。ジョイスと私は、私たちの最初の精神科医が求めるほど、うまく頻繁にそれができるとはまったく思えませんでしたし、やってみたときには不甲斐なく感じました。それでも私たちは、要するに自分たちはその方法を実行しているのだと心の中で思いながら、イザベルと遊び、彼女をからかい、くすぐろうとし、質問をし、彼女におもちゃのゲームに興味をもたせようとしました。親はときおり、ただ当たり前にわが子とコミュニケーションをとろうとしているだけなのですが、結局それによって、既存の、名のある治療法の原則の多くを知らず知らずのうちに適用していることがあるのです。

ＡＢＡ、フロアタイム、ラピッド・プロンプティング（ソマ・ムコパダャイによって開発された、集中的に刺激を与えて反応を引き出す方法）、および最近数年間に定式化された、その他の名前のついた治療法の多くは、ただ「わが子と向かい合う」と呼んでもいいような基本的な戦略を共有しているというのが、ジョイスと私が出した結論でした。それは子どもをあまり長い間引きこもらせず、できるだけ多く子どもと関わり、どれほど抵抗しようとも親とやりとりするよう子どもに強く求めることを意味します。また、親は子どものリードに従い、子どもが親と遊ぶときには、親も子どものおもちゃで遊び、アイコンタクトを促すために子どもの顔を親のほうへ向けさせたりすることでもあります。

イザベルは、非常に多くの対人的障害を抱えています。そのため、彼女の思い通りにさせようものなら、彼女は自分の頭の中でぐるぐると回っている台本と独り言を繰り返しながら、何日も過ごしてしまうでしょう。彼女が人とやりとりするのは、冷蔵庫の中の飲み物や棚の上のおもちゃにその人の手が届く、といったように、その人が何らかの個人的な目的の手段となる場合に限ってでした。彼女の対人的な問題というのは、左利きの人が右手だけを用いるよう強制された場合に経験するような問題と似ているのではないか、と私は思うことがあります。イザベルが対人的やりとりをしようとしないのとちょうど同じように、左利きの人は自分の右手を使おうとはしないでしょう。左利きの人が、右手を使って快適に感じることはないでしょうし、右手をかなりうまく使いこなせるようになることもないでしょう。しかし、時間があれば上達は可能です。

イザベルと互いにやりとりしながら、私たちは、彼女が自分にとって意味のある世界へ私たちを連れ込もうとするのに任せます。この章では、私たちがどのようにして彼女に手を差し伸べ、またそれに対して彼女がどのように応えてくれたかについて述べたいと思います。

多くの専門家は、集中的な対人的やりとりを勧めます。しかしジョイスと私は、そのようなことに何時間も耐えることはとてもできない、とすぐに気がつきました。イザベルが泣きながら走って逃げていってしまうか、私たちのほうが疲れきってしまうだけでした。それで私たちは、言語療法士を雇うことにしたのです。療法士はイザベルに話をさせるために、手話、遊戯療法、さらにはチョコレートやポーカーのチップといったご褒美を用いたりもしました。また、対人的状況ではどのように行動したらいいのか、人は他人に対してどのような行動を期待するのか、の両方をイザベルが理解できるよう、ソーシャルストーリーを利用しました。これらの物語は、イザベルが「心の理論」を学ぶのを助けるためのものでした。ベビーシッターが必要なときには、私はジョージ・ワシントン大学の言語聴覚学科の学生ロビーへ行きました。新しく学んだ言語療法の技能を、自閉症のある子どもに対して使ってみることに積極的な大学院生を見つけるためです。

私たちはイザベルを、彼女が診断前まで通っていた、メリーランド州チェビーチェイスの幼稚園に所属させたままにしておきました。そのため彼女は、よい対人的モデルとして役立ってくれるかもしれない「障害のない」子どもたちの周りにいることができました。私たちは二人とも、ABAメソッドを尊重する一方で、その濃密さがとても自分たちの手に負えるものでないことも、ABAセラピストを雇うだけの経済的余裕がないこともわかっていました。ABAセラピストは、一週間に最大で四十時間、子どもと取り組む場合があります。子どもはセラピストに従うよう多大なプレッシャーをかけられるため、その経験は全体として、子どもと親の両方にとって情緒的につらいものとなる可能性があるのです。私たちにとってより重要だったのは、ABAは自宅で行われるものですが、医師が、イザベルを通常の幼稚園の中で、他の子どもたちと一緒にいさせたいと考えていたことでした。

だからこそ私たちはイザベルを、第一章で紹介したスミソニアン早期情操教育センターに入れようと、かなり懸命に努力しました。イザベルはそれから二年後、地元の幼稚園に入るためにプログラムを離れたのですが、それまでに彼女は、私たちと先生方の両方を大いに喜ばせ、また驚かせました。彼女は、子どもというのは適切な環境であればいかにたくさんのことを学べるかを示すとともに、その一方で、自閉症という障害がどれほどしつこく、また広範なものであるかを示したのです。蘭の庭で珍しい種類の蘭をむしり取ることに始まり（あのときのことを考えると、私は今でも汗が吹き出します。彼女の以前の先生方も同様でしょう）、ピーナッツバターとジャムのサンドイッチでベトベトになった手で、ルノアールの油絵に近づくことまで、イザベルは手に負えない子だったのですから。

スミソニアン早期情操教育センターのカリキュラムの背後にある哲学は、レフ・ヴィゴツキーやハワード・ガードナーといった大勢の思想家によって伝えられたものでした。レフ・ヴィゴツキーは、対人的やりとりが認知的、言語的発達の重要な鍵であると確信していました。また、ハワード・ガードナーは、知能には多くの異なった種類があるという考えを支持した人物です。ガードナーは、とりわけ空間的知能、音楽的知能、身体運動感覚知能、そして対人機能といった領域において、より優れた能力をもつ人もいれば、そうではない人もいると考えます。スミソニアンで学ぶ以前に、私たちはすでに、イザベルの知能が視覚的、空間的能力において優れている一方で、話し言葉と言語に著しい障害があり、どこか普通とは違っていることに気づいていました。

スミソニアンのカリキュラムは、三つの事柄を達成すべく計画されていました。その三つとは、教育を、具体的で、感覚を基盤にした、相互作用的なものにすることです。スミソニアンにおける具体的な教育とは、博物館やアートギャラリー、温室、彫刻の庭などを訪れるといった校外見学を通して、授業外の事柄を直接経験することを意味しました。これらの直接体験は、音、味、匂い、および、教室を出て特定の場所へ実際に出かけていくことの身体的な感覚を伴っていました。加えて、その学習過程には、子どもたちがただ見たり聞いたりするだけでなく、同年代の仲間や教師、そして最も重要なのは、環境と相互作用することが必要とされました。この種の学習により、幼い子どもたちは後に学業上の難問に対処できるようになる、と教育の科学は示しています。学生が新しい情報をどれほどうまく学ぶかを示す最も強力なバロメーターの一つは、目前の主題についてその学生がどれだけすでに知っているかである、と研究者たちは強く主張してきました。スミソニアンは、子どもたちをできるだけ早く、できるだけ多くの学業上の経験にさらすことで、「すでに知っていること」、あるいはときおり「背景知識」と呼ばれるものをより多く生み出そうとしたのです。

校外見学は、ワシントンモールの向こうにずらりと並んで広がっている博物館すべてが探索可能でした。イザベルにとって、それは申し分のないものでした――書き言葉や話し言葉による情報処理があまり得意でない他の子どもたちにとってもです。子どもたちの中には――自閉症のある子どもたちに限ったことではないのですが――より具体的に物事を考える子どももいます。そのような子どもの場合、何かについて学ぶためにはそれを見る必要があります――それを感じ、それに触れ、それと相互作用する必要があるのです。そのため、この子どもたちが、たとえばダンスについて学ぼうというとき、先生はバレエシューズをもってきて手に取れるようにします。次に、ドガの有名な若いバレエの踊り子の彫刻の写真を彼らに見せるでしょう。それから、ドガのパステル画『旧オペラ座の踊り子』の複製画を見せます。この絵には、舞台で演技をしている最中の踊り子の両脚とシューズがのぞいて見えるのです。それから先生はそのイメージに合うクラッシック音楽を流します。次に、ウィリアム・ジョンソンの『ジッターバグ』〔訳注：「ジルバを踊る人」「ジャズ狂」の意味〕の複製画を子どもたちに見せます。ジッターバグというのは、二十世紀初めのハーレムにいたアフリカ系アメリカ人のことで、肩幅の広いスーツやドレスを着ていた人たちです。こうして子どもたちは、ダンスというのが大きなカテゴリーであることを理解し始めます。しかもこれで終わりではありません。子どもたちは、ジョージ・カトリンの、ミズーリ川上でのネイティブ・アメリカンの儀式を現実的に描いた風景画と、ゴーギャンの木靴をはいて踊るブルターニュの三人の少女たちの絵画を、さらにマティスの活気にあふれた『植民地の踊り子』を見ます。『植民地の踊り子』は、ジョセフィン・ベーカー〔訳注：セントルイス出身のジャズ歌手、ダンサー〕に触発された、色鮮やかな切り紙絵です。マティスの作品は非常に抽象的ですから、ほんの少し前までは子どもたちにとってわけのわからないものだったかもしれませんが、今では彼らもそれを理解できるでしょう。

スミソニアンのようなところなら、たいていの場所よりもこのようなことをうまく行えることは明らかです。しかし原則的に、そのカリキュラムはどこにでも適用可能です。必要なのは、あることに関して快く物を収集してくれる先生だけです――たとえば自転車であれば、二人乗り用に作られた自転車の絵、レースを走っているランス・アームストロング〔訳注：アメリカの自転車走者〕の写真、中国で商品を運ぶために自転車を利用している人たちの写真、ということもあるでしょう。主題がアメリカ独立戦争のような、もっと難解なことであっても、やはりほとんどすべての感覚様式に対して訴えることができます。子どもたちは、十八世紀のアメリカ人が嗅いだのと同じ花の匂いを嗅ぐことができますし、同じ音楽に耳を傾け、同じ食べ物を味わうことができるのです。

イザベルはスミソニアンに通い始めた当初、話をすることができませんでした――当時、彼女は四歳でした。しかし彼女はすぐに、博物館というのは楽しむための場所であること、そこに行って一つか二つの物を見て出てくればいいということ、さらに博物館の環境を大切にしなければならないということを学びました。そしておそらくもっと重要なことは、博物館と、そこに所蔵されているものが、今では彼女の生活の一部になったということでした。彼女はほとんどの博物館で、先頭に立って隅々まで案内することができました。彼女は、職員用の裏階段や、くねくねと曲がりくねった、特定の展示品のところへ行く道も知っていました。警備員全員と顔見知りでしたし、彼らも彼女のことを知っていました。

かなり言葉が話せる子どもの親御さんであっても、わが子が博物館からいったい何を学んだのかについて確信をもてる人はまずいないでしょう。しかし、ちょっと驚いてしまうようなことがあります。セスという無口な少年がいました。彼のお母さんは、芸術のことなど彼の頭にはない、と確信していました。ところがある朝、母親がイヤリングをつけていたとき、セスは彼女を見上げてこう言ったのです。「アレクサンダー・カルダー〔訳注：アメリカの彫刻家〕も、そういうアクセサリーを作ったんだよ」。もう一人、ディエゴという少年は、ある日、スミソニアンの教室で絵の具をこぼすと、こう言いました。「ジャック・ポロック〔訳注：米国の画家〕は、こんなふうな芸術が好きなんだ」。そしてイザベルは、あるクリスマスシーズンに、動物についてできるだけ多くのことを学ぼうと決心しました。スミソニアンは、クリスマスの季節になると大勢の訪問者が予想されることから、おそらく縦九十センチ横一二〇センチはあろうかという巨大なジンジャーブレッド・ハウスを建て、そのすべての部屋に動物の小さな模型を置き、その家がアメリカ歴史博物館に展示されたのです。イザベルはその家に非常に心惹かれ、警備員や職員の間で話題になるほどでした。正月明けに、その展示の責任者だった学芸員の方は、その家を丸ごと、動物たちも添えて、イザベルの教室へ引き渡してくれました。そこには「イザベルちゃんへ」というメモが添えられていました。彼女は他の何よりも、小さな模型の動物たちが気に入りました。そしてこの経験を皮切りに、しばらくの間、生物学と、動物界の分類に魅了されることになったのです。

たいていの幼稚園が彼女を生徒として受け入れさえしてくれなかったであろう時代に、スミソニアンは、彼女を惹きつける、教育上ためになる世界を作り出してくれました。先生方は、イザベルに物語の世界に触れさせ、そのほとんどは決まって小道具を使って教室で実演されました。彼女が集まりの時間に他の子どもたちと一緒に座っていられるように――ときどき、彼女は先生のひざの上に座らせてもらうこともありました――または、休憩時間には昼寝ができるように、先生方はイザベルが身体を落ち着かせる方法を学べるよう助けてくれました。彼らはまた、他の人たちをどのように見たらいいのかをイザベルに教えてもくれました。自閉症のある人たちと一般的な人では目にしているものが違うことが科学的にわかっています。たとえば、映画の感動的なシーンを見ているとき、自閉症のない人は感情や意図を理解しようとしてまず一人の俳優の目を、それから次の俳優の目へと視線を移動させます。ところが自閉症のある人は、手、電灯のスイッチ、口、背景の絵などを見るのです。ではいったい、どのようにして彼らは心情を理解したり、他の人たちとやりとりしたりすることができるのでしょうか？スミソニアンでイザベルは、強制的に自分のマインド・ブラインドネス〔訳注：「相手の心が読めないこと」〕と向き合わされました。先生方は、優しく彼女の頭を動かし、「イザベル、素晴らしい目を使いましょう」と言ったものです。そして彼女がそうしないかぎり、欲しがるものを与えようとしませんでした。彼らはイザベルに、美術館の肖像画に描かれた人たちの目をじっと見つめるよう促しました。また、先生方は彼女に話すことを教えようとはしませんでしたが、感情を表す語彙を与えようとしてくれました。言語は、イザベルの中に人と関わりたいという願望とそのための能力が備わって初めて出てくるだろう、と先生方は固く信じていたのです。

スミソニアンのプログラムの一年目を終えて二年目に入ったとき、イザベルは実際、話し始めました。ただ、彼女に学習面での進歩は見られたのですが、それでも私たちは、はたして彼女がクラスメートの名前を知っているのかどうかさえわかりませんでした。ところが、バレンタインデーに驚くべきことが起こりました。彼女がすべてのメッセージカードを手に取り、他の生徒たち一人一人に手渡したのです。彼女は字を読めなくても、子どもたちのかばんやお弁当箱に書かれたそれぞれの名前を目にしていたため、その文字と人物とを一致させることができたのです。数年後、彼女は小学校で郵便配達係りになりました。学校の職員だろうと生徒だろうと、全員の名前を知っている子どもは、その学校で彼女だけだったからです。

シャロン・シェイファー先生とジル・マンコヴィッツ先生は、スミソニアンでのイザベルの先生で、二人とも教室でのイザベルの存在が他の子どもたちによい影響を与えるに違いないと信じてくれていました。「イザベルがいることで教室に多様性が生まれたというだけではありません」と、シェイファー先生は振り返って言います。「イザベルのおかげで、他の子どもたちがあまり利己的ではなくなったのです」。子どもたちは、イザベルにはある種の特別な便宜が必要であることに気づき、それを尊重することを学んだのです。また、マンコヴィッツ先生は当時を振り返り、イザベルが何かの理由で学校を欠席したとき、他の子どもたちの様子がいつもと違っていた、と言いました。「子どもたちはいつもよりお互いに競争し合って、どなり合ったりしたのです。バラバラになってしまうことはありませんでしたが、何か中心を失ったようでした。その後、イザベルが教室に戻ってきたとき、彼らは普段の状態に戻りました」。その後の数年間に、私は別の親御さんから、スミソニアンの先生方の言葉を繰り返すコメントをもらうことがありました。ちょうど昨年、私たちの地元のスイミングセンターで、一人の女性が私のほうに近づいてきました。私は彼女が誰なのかわかりませんでしたが、彼女は私のことを知っているようでした。「お宅のお穣さんのおかげで、私の息子はよりよい人間になれました。そのことをお伝えしたかったのです」と、彼女は言いました。「私は、うちの息子が他の子どもたちを気遣ってあげられるようになるとは思ってもみませんでした。これにはイザベルちゃんが大きく関係していると思います。というのも、息子は彼女のことをよく話すんですよ——彼女がどれほど利口かって」

一九九六年の夏、五歳になろうかという頃、イザベルはおもちゃの人形を使って物語を再現し始めました。彼女は、『タブ・ピープル』に熱中しました。それは排水溝に落ちてしまう、バスタブのおもちゃの一家についての絵本でした。彼女は両手でページをさすり、ときどきその匂いを嗅ぐこともありました。おそらくそのような感覚を通して新しい情報を少しずつ集めようと思ったのでしょう。すべての登場人物を表せるだけの人形がわが家には見つからなかったため、彼女は、ミスター・ポテトヘッド［訳注：米国では一般的なジャガイモの顔をした人形］のシリーズをバスタブ一家に見たてて並べました。お父さん、お母さん、おまわりさん、おばあさん、お医者さん、子ども、犬、というようにです。そしてそれらを絵本に描かれているように一列に並べたあと、その主人公を取り除きました。その物語は、完全性、喪失、そして回復に関わる問題を表現する簡潔な詩のようなものです。好奇心旺盛なバスタブの子どもが排水溝に落ち、一家を危機に陥れます。配管工がそのおもちゃを助け、この時点でおもちゃたちはすべてバスタブから彼らの持ち主の子ども部屋へと新たに移されます。家族は再び揃います。お父さん、お母さん、おばあさん、お医者さん、おまわりさん、子ども、そして犬です。

休暇の季節が近づいてくるなか、十一月にはイザベルはアメリカンガール［訳注：米国の女の子に人気の人形。服や小物、家具などをさまざまにそろえることができる］のコレクションに夢中になっていました。この人形のために、また別のおもちゃのセットを手にいれる（そして持ち続ける）ことが必要で、残念なことに、バスタブ一家よりもずっと値段が高めでした。人形には、手の込んだ日常着はもちろんのこと、パジャマや靴、それにナイトキャップも必要です。しかもイザベルは、自分が寝るときには人形もパジャマに着替えさせてくれるよう、私たちに言ってききませんでした。そのため彼女の就寝時の日課は十五分余計にかかるようになり、朝の日課にもまた別の十五分が加わりました。ほんの二、三週間の間に、人形たちは私たちがどこへドライブに行くときにも後部座席に一列に並べられ、シートベルトを締められ、私たちに同行しなければならなくなりました。

イザベルが人形と遊ぶときには、私たちも仲間に加わろうとしました。しかし、私たちの姿が視界に入ると彼女は逃げていってしまいました。遊んでいる間、私たちもその場にいさせてくれる場合には、私たちが彼女の隣に座り、決して彼女の真向かいには座らないように、と彼女は強く求めました。バスタブ一家や人形たちと一緒でも、彼女はほとんど、あるいはまったく創造性を示しませんでした。人形に話しかけることもありませんでしたし、人形たちを集めてティーパーティーを開くといった、対人的状況をまねたごっこ遊びをすることもめったにありませんでした。しかし、異なる物語の登場人物間で短いやりとりを考え出したことならありました。映画の『トイ・ストーリー』で彼女が見た、ウッディとバズの間で交わされた短い会話を、彼女のアメリカンガールの二つの人形、アディとキルスティンが演じたのです。アディは十九世紀半ばの奴隷の子どもで、キルスティンは十九世紀のスカンジナビアからの移民でした。それでも彼女が自分で新しい物語を生み出すことはありませんでした。彼女は、別の領域のおもちゃが互いに近づくのを許そうとしなかったのです。仮に誰かが、アメリカンガールの人形か、あるいは何か他のおもちゃを手に取り、それをミスター・ポテトヘッドと一緒に置いたら、イザベルはそれに我慢できなかったでしょう。それは重大なカテゴリー違反なのです。

日々の生活の中で、常にセラピストのように行動することは到底不可能です。それではあまりにも負担が大きすぎるでしょう。だから私たちは従いました。私が夕食を作り、ジョイスが請求書の支払いをしていると、イザベルは「これは、おじいさん」と、よく言ったものです。そして次に私を見ながら、彼女は「これは……?」と言います。そして私が「おじいさん」と言うまで待っているのです。五分後、彼女はまた尋ねます。邪魔するのをやめてくれないかな、と思いながらも、私は再び「おじいさん」と答えたものでした。彼女は、自分の構造化された世界へと私たちを引き入れ、反復の小道具として私たちを利用していました。ジョイスはときどきそれを「マッドリブズ」［訳注：文章の空欄に単語を入れていく、言葉遊びのゲーム］式の交流と呼ぶことがありました。

バスタブ一家やアメリカンガールのようなコレクションの数は急速に膨れ上がりました。そのため私たちは、すべて揃っていなくてはならないとする彼女の欲求の背後にある不安の源を明らかにしようとしました。通俗的な心理学的説明ならいろいろ簡単に思いつきました。何しろ私はそれらと一緒に育ったのですから。しかし実際のところ、自閉症のある人たちに非常によく認められる不安、頑固さ、決まりごと——それは固執と呼ばれることもあります——については、それが自閉症のある幼い子どもの遊びであれ、バス路線を詳しく調べたりジグソーパズルを繰り返したりといった、十代や大人の活動であれ、ほとんど何もわかっていません。自閉症のある人たちは、限られた種類の食べ物に執着するあまり、健康的な食生活に欠かせない食べ物を排除してしまうこともしばしばです。加えて、いったん自閉症のある子どもが何らかの行動を始めてその楽しさに気づくと、新しい行動に移ることは非常に難しくなってしまうでしょう（このような頑固さは、自閉症だけがある人たちと比べて、自閉症と精神遅滞の両方がある人たちの間ではさほど一般的ではないようです）。

心理学者のウタ・フリスをはじめとする人たちは、自閉症が中枢性統合における障害を伴う場合、その反復は中枢あるいは高レベルのモニターが力を駆使してその行動を変えるということができないことを反映している可能性がある、との仮説を立てました。言い換えれば、小さくはっきりとした領域——たとえばひとまとまりのおもちゃで遊ぶといった場合——に一貫性を求めるのは、脳が一貫性を見つけてコントロールを発揮できないことによる頑固さを表しているのです。フリスは、自閉症における反復と頑固さを、中央からの命令がないためにスイッチを切ることができず、常に回転し続けているエンジンになぞらえました。この学説は、手をパタパタさせる、身体を揺らす、あるいは頭を打ちつけるといった、自閉症のある人たちに一般的に見られる反復的な自己刺激行動のいくつかを説明できるかもしれません。

一九九七年の春、イザベルがスミソニアンでの二年目を過ごしているとき、私たちは、ドラマーの少年たちの小さなおもちゃをイザベルに買ってあげました。するとすぐに彼女は、クラスの子どもたち全員にちなんで、それらに名前をつけました。名前をつけるというのは、彼女が想像力を用いていることを意味するだけでなく、対人的な世界との結びつき、決められた台本なしで遊んでいるということでもありました。彼女がまねをするための物語も、そのドラマーたちや彼女のクラスメートを連想させるビデオも、何一つありませんでした。彼女はまた、四つから五つの単語から成る完全な文を使って、スミソニアンの活動により参加し始めるようにもなりました。そして十二月二十九日、六歳だったとき、彼女は初めての写実的な絵を描きました。それは彼女自身のおおざっぱな絵で、絵の下側には「イザベル」と記されていました。それはまるで彼女が自分自身を見つめ始めたかのようでした。そしておそらくこれは、彼女が他者との関係の中で自分自身をとらえるようになるための最初の一歩だったのでしょう。私が彼女の初等教育に対して全幅の信頼を寄せるのも、この画期的な事件ゆえなのです。

一九九六年の秋、当時イザベルは五歳になったばかりで、まだまったくと言っていいほど言葉を用いることができませんでした。その頃、彼女はわが家の地下室へ行くことを嫌がり始めました。そこには小さな遊び場がしつらえてあり、かつて彼女はそこが大好きだったのです。

ところが、今や私たちがそこへ通じるドアを開けただけで、彼女は泣き叫ぶのでした。その後、十月の初めに、ジョイスは地元の商店街のおもちゃ屋にイザベルを連れていきました。店の中へ入っていくと、イザベルは途中でぎょっとしたように足を止めてしまいました。まるでヘッドライトに照らされたシカのように脅えているのです。彼女は、クルツの『フェイス・ペインティング』という本をまっすぐに見つめていました。そのカバーには、ハツカネズミのようにフェイス・ペインティングされた、驚いた女性の顔がありました。イザベルは震えていました。ジョイスは、すぐにそれがわが家の地下室に通じる階段の棚にあり、一階から見える本と同じものであることに気がつきました。イザベルがどうしても地下室に近づこうとしなかったのは、これが原因だったのです。ジョイスは帰宅するやいなや、すぐにその本を手に取り、ごみ箱に投げ入れました（彼女が捨てるところを、イザベルが見ているのを確かめながらです）。イザベルにその棚を見させるのは大変でしたが、それでも私たちは彼女に、その本がもうそこにはないことをなんとか理解させました。

その本は以後、わが家では「怖いペインティングをした顔の本」として知られ、今でも恐れられています。数週間後、イザベルは再び地下室へ行き始めました。しかしハロウィーンが来るたびに、その本は書店に現れます。イザベルは十代になっても、ジョイスか私が彼女よりも先に店に入り、その本が陳列されていないことを確かめるまで、どうしてもおもちゃ屋さんや書店に入ろうとはしません。本が置かれていれば、私たちはそれを隠してしまいます。彼女はクルッの本の棚を目にすると、顔を背け、その陳列に近いほうの目を手の平で覆い、本があったとしても目の端から見えないようにしています。

彼女はそれまでフェイス・ペインティングで――あるいは、ついでに言えばネズミについても――嫌な経験をしたことが一度もありませんでした。そのため、犬を恐れることと同様、どうしてあの本をそれほど恐れるのか、説明がつきませんでした。彼女は犬に襲われたり噛まれたりしたことが一度もないにもかかわらず、かつてひどく犬を恐れたことがありました。犬がこちらに向かって歩道を歩いてくるのを見るやいなや――鎖でつながれており、飼い主によく制御されていても――彼女は泣き叫びながら通りへ逃げ出してしまうことがありました。いったい何が原因で、自閉症のある子どもたちがこのような異常な不安反応を示すのか、私たちにはわかりません。しかし、これらの反応が必ずしも実際の出来事に基づいているわけではないということ、そしてそれが、わが子が恐れるだろうと私たちが予想する他の物事に当てはまるわけでもないということはわかっています。イザベルは二歳から十歳までの間、犬に対して異常なまでに怯えましたが、猫やその他の動物たちのことは大好きで、二年間、乗馬のレッスンを受けさえしました。

イザベルの不安はその翌年の秋にピークを迎えました。一九九七年、彼女はメリーランド州モンゴメリー郡の公立の幼稚園に入りました。彼女は、「包括的な」特別支援教育クラスに入りました。これは、子どもたちが半日の幼稚園のプログラムの中で、ほんの短時間だけ通常学級に入れられるという意味です。当時、私の知るかぎり、そのクラスで自閉症と診断されている生徒は彼女だけでした。その他の子どもたちは、ADHD、小人症の非常にまれな形態で神経系の障害を伴うもの、およびライリー・デイ症候群といって世界中で約六百人しか罹患者がおらず、しかも全員がアシュケナジム［訳注：ドイツ・ポーランド・ロシア系ユダヤ人］であることが知られている症候群などの障害がありました。それはおおむね、素晴らしい子どもたちのクラスだったのですが、先生は大学を卒業したばかりで経験が浅く、にっちもさっちもいかない状態でした。

単一の同じ障害がある子どもたちの行動上の問題に対処し教育をほどこすことでさえ、教師にとってかなり大変なのですから、このように広範囲の障害がある子どもたちとなれば、その大変さは言うまでもありません。この先生がそれだけの能力をもっているという形跡はほとんどありませんでした。私たちが雇った心理学者がしたように、私たちもその教室を観察してみたのですが、その時間は大部分、完全なる混乱状態でした。あるとき、私たちが観察していた際に、先生が落ち着きのない少年のほうへ近づいていきました。その少年はADHDであり、彼の両足はゴムバンドで椅子の脚に縛りつけられていました。彼は紙に落書きをしていました。先生はかんしゃくを起こし、その紙切れをもみくちゃにすると、「私の話を聞かない子に対しては、こうします」と言いました。私は思いました。「誰も見ている人間がいなかったら、この先生はいったい何をし、何を言うのだろうか？」と。

自閉症は遺伝的な、脳を基盤とする障害です。しかし、自閉症のある子どもたちは、環境に対してとても敏感な傾向にあります。イザベルは夜を怖がるようになりました。壁やテーブル、椅子を、指やこぶしで強迫的にトントンと叩いたり、つま先を引きずりながら歩いたりしていました。彼女の児童精神科医は、教室の環境に関する心理学者の報告を読んで、「彼女はストレスを抱えています」と言いました。クリスマス休暇中、私たちは家族全員でフロリダへ行きました。すると約二週間のうちに、彼女の不安症状はすべて軽くなったのです。もう悪夢にうなされることもなく、以前ほど頻繁につま先を引きずることもなく、物を叩くこともなくなりました。そのとき私たちは、イザベルが「包括的な」教室で途方もない無秩序さに対して反応し、感情を表現していたことを知ったのです。そのため一九九八年一月に学校が再開した際、私たちはイザベルをその教室に戻すことを拒否し、そして支援員をつけて彼女を通常学級に転入させてくれるよう強く求めました。そうすれば彼女は、どなったり、蹴ったり、かじったり、髪を引っ張ったりしているクラスメートたちよりも、明らかによい対人的モデルに囲まれていることができるのです。

メリーランド州モンゴメリー郡には、全米で最も素晴らしく、最も豊かな公立学校制度があります。学区が郡政府とは別のものになっている州が多いのに対し、メリーランド州では、学区は郡の方針に応じ、郡の予算で運営されています。私たちの郡で特別なニーズのある子どもたちの親御さんの大多数は、わが子が受けるサービスに満足しているのです。しかし私は経験上、彼らがわが子にとって必要であると信じるサービスを得るために、しばしば懸命に活動していることを知っています。特別なニーズのある子どもたちのために個別教育計画（IEP：individualized education plans）を適用するうえで、連邦政府は学校に対し、子どもにとって最善のこと、つまり選択肢の中で「適切で」かつ「最も制限が少ない」ことだけを行うようにとは求めていません。私たちの要求をかなえるためには、学校側がイザベルをもっと一個人として扱い、おそらく一対一の支援員をつけなければならず、郡にかなりの経費をかけることが予想されました。学校長は私たちの手紙や電話に対して返事をくれませんでした。校長の指導主事からも、私たちの手紙や電話に返事はありませんでした。その後、ようやく校長と話をしたのですが、その態度は防衛的で好戦的であり、私たちは、これは弁護士が必要であると気づきました。実際その校長は、自閉症がいったいどのようなものであるか知りもしないようでした。しかも彼女は英語が母国語でありながら、「自閉的（autistic）」と言うつもりでたびたび「芸術的な（artistic）」という言葉を口にしました。彼女は私たちに、「自閉症」という用語の使用をやめるよう勧めました。彼女に言わせると、「その言葉はこの郡ではめったに使用されないから」というのがその理由でした。その頃から私たちは、何とか自分たちの話を聞いてもらおうと常に奮闘することになりました。

イザベルには通常学級に入る権利があるとする根拠が、私たちには必要でした。残念ながら、自閉症のある人たちの知能検査を行うことは非常に難しく、それは検査自体に優れたコミュニケーション能力が求められるからです。イザベルの知能検査は、受容性および表出性の言語能力に大きく基づいたものだったため、彼女のスコアは標準を大幅に下回り、精神遅滞の上位域にとどまるものとなってしまいました。ヨーロッパの多くの地域では、精神遅滞の定義はＩＱスコアではなく、その子どもがどの程度のサポートを必要とするかに基づいています。しかし米国では、精神遅滞はＩＱの値によって定義されるのです。

一九六〇年代に一般的だった教育哲学では、自閉症があり、かつ精神遅滞のある子どもたちは、構造化されていない教室に入れられることになっており、そこでは基本的な生活技能しか教えられませんでした。ＵＣＬＡのアイヴァー・ロヴァース（ＡＢＡを考案した人物）、あるいはノースカロライナ大学のエリック・ショプラー（有名なＴＥＡＣＣＨプログラム〔訳注：自閉症および関連領域のコミュニケーションに障害のある子どもたちの治療と教育のプログラム〕を考案した人物）が、構造化された環境と構造化されていない環境を比較し、体系的に研究、評価してはじめて、自閉症のある子どもたちは構造化された教室で最も進歩すること、そして多くの子どもたちにとって通常学級に組み込まれることは有益だろうということが明らかになったのです。

一九九〇年代になるまでには、このように通常学級に参加させるというイデオロギーが支配的になっていました。しかしイザベルはまだ、ほとんど構造化されていない教室に隔離されたままでした。独立した学校で教育を受けたほうが、よりよいサービスを受けられる子どももいることは確かです。そのような学校では、小規模な、構造化された教室で、経験豊かな自閉症の専門家によって教えてもらうことができるからです。しかしイザベルのチーム——精神科医、心理学者、および言語療法士や作業療法士——は、イザベルは支援員つきで通常学級に入るべきだと強く主張しました。その適切さを立証するうえで役立つよう、ボルチモアの心理学者は、ライターと呼ばれる知能検査をイザベルが受けるよう勧めてくれました。この検査自体は新しいものではありませんが——一九二七年以来、各地で行われてきたものです——以前と違うのは、この検査が自閉症のある子どもたちの非言語的長所を証明するために、より頻繁に用いられるようになったということです。この検査は特に非言語的能力を見るために考案されたもので、米国に来たばかりでどのような教育環境が適切かを確認する必要がある外国人の子どもたちに合わせたものでした。なかには、この検査が言語障害のある子どもたちの知能を実際以上に高く評価すると考える人もいます。イザベルを何とか通常学級に入れようとするなかで、この検査が私たちの努力に役立つかもしれないと心理学者が考えたのも、一つにはこのことが理由だったのかもしれません。

ライター動作性知能検査は、二歳から十八歳の子どもたちの概念形成能力と問題解決能力を検査しますが、言語はまったく必要ありません。小さな厚紙の切り抜きを取ってフレームの中に並べたり、あるいはパズルのピースをつなぎ合わせたりするのに必要な最小限の運動能力を用いるだけです。子どもは自分の想像力あるいは色を用いて四角形をつなぎ合わせ、小さなパズルを解き、物語の流れに沿っていくつかの絵を順番に並べる、といったことをします。検査が進むにつれて、課題はより困難で、より抽象的になります。この検査は、注意欠如、学習障害、および神経心理学的障害がないかどうかを見るためのもので、文化的、言語的な偏りはほとんどあるいはまったくないようです。ライター動作性知能検査のスコアはＩＱ検査とよく似ていて、百点を平均とします。イザベルは一四六点でした。これは、児童用ウェクスラー知能検査のような一般的な知能検査では、天才に近い域に入るスコアです。人がこのスコアを信じるかどうかにかかわらず――これが誇張されているように見えるのは確かです――それは、彼女は聡明であるという私たちの確信を肯定してくれるものでした。そして通常学級への参加を求める私たちの主張にとって必要な情報を与えてくれたのです。学校制度がイザベルをより低い学問レベルへと引き下ろそうとするたびに、私たちはこのスコアを持ち出しました。

イザベルは通常学級に移されました。私たちはもはやヘトヘトでしたが、これはまだほんの始まりでしかありませんでした。私たちは、通常学級でもっと多くのサポートをイザベルにつけてもらうために闘う必要がありそうでした。支援員には自閉症に慣れてもらわなければなりませんし、教師と支援員にはイザベルや彼女が行うことになる課題について、私たちと連絡を取り合ってもらわなければなりません。しかしこの闘いは、それだけの価値があるものでした。四カ月後、イザベルは私たちや学校側が予想していた以上に進歩していました。彼女は自発的に対人的なやりとりをするようになりましたし、言葉の発音の仕方や読み方を覚えてきているようでした。また、カレンダーの基本的な仕組みを理解し始めました。そして奇数と偶数のどちらでも、数を飛ばして数えられるようにもなりました。これは私たちの郡では、一年生の学習目標になっていることです。何よりも重要だったのは、彼女が話し始めたことでした。春休み明けに学校へ行ったとき、彼女は新しい担任の先生に休暇について話をしたのです。「私は、コロラドへ行きました。スキーに行きました。コロラドでハンバーガーを食べました」。自宅では、ジョイスと私はイザベルの言葉を促すために、彼女の数についての知識を活用しました。イザベルが「ジュース」と言うと、私たちは「五つの単語を使って、ジュースが欲しい、と言ってごらん」と言ったものでした。すると彼女は「ジュースが欲しい、ちょうだい、お父さん、ジュース（Want juice please dad juice)」と言ったりするのです。私たちは徐々にハードルを上げていきました。七語、十語、あるいはもっと多く、彼女が率先してより長い文をつくるようにしていったのです。イザベルの翌年の教育目標を話し合うための年末のミーティングで、彼女の幼稚園の先生はこう言いました。「イザベルの学力は年齢レベルを下回ってはいますが、それでも標準域内です」

幼稚園が終わるとき、当時イザベルは七歳で、まだ支援員つきで通常学級にいたのですが、私たちはいくつかの変化に気づきました。彼女は両耳を覆ったり、床や机や壁をげんこつでドンドンと叩いたりして、再び不安の兆候を強く示し始めたのです。彼女は学校で以前より孤立するようになったようにも見えました。それは多分に、彼女のクラスメートたちが対人的により洗練されてきており、自分たちのより言語的な活動にイザベルをどう参加させればよいのかわからなくなってしまったためではないか、と私たちは考えました。私たちは、ボルチモアの医師が異動した際、その後を引き継いだ新しい児童精神科医から、抗不安薬（プロザック）をごく少量試してみてはどうか、と勧められました。医師がそれを勧めたのは、イザベルにうつ病の症状があるからではなく、プロザックが不安を緩和させることが証明されていたからです。彼は、自閉症のある子どもが薬に敏感であることを承知していたため――少量の服薬でも大きく作用する可能性があるのです――彼女の身長と体重から見て適切と思われる量の十分の一だけを処方しました。イザベルはそれまで向精神薬を服用したことが一度もありませんでしたが、私たちは試してみる価値があると思いました。彼女は慣れない味に対して非常に敏感でしたから、私たちはその薬の液状タイプのものをチョコレートシロップにしました。

大人の場合は、プロザックのような薬を服用しても何週間も標的症状の変化に気づかないことがあります。うつ病もしくは強迫性障害の治療では特にそうです。十分に研究されたわけではありませんが、子どもたちのほうがずっと速く効き目が現れ、不安や恐怖心が低下し、回避行動も少なくなる傾向にあります。自閉症のある子どもたちがプロザックを服用すると、彼らはより元気になり、自信が増すようになる、という話を私は多くの医師から聞きました。イザベルの場合も確かにそうでした。彼女は一週間後、前より話をするようになりました。アイコンタクトも改善しました。その改善は劇的ではありませんでしたが、ジョイスと私は、それが間違いなくそうであることを認めざるをえませんでした。

イザベルの年齢が上がるにつれて、学校の先生方は彼女に対してより多くを期待するようになりました。八歳で三年生になったとき、彼女は教室を動き回ることをどうしても認めてくれない先生のクラスに入りました。イザベルも一時間もの長い間、ずっと着席したままでいることが当然とされました。また、質問をされたら答えることも当然とされましたし、一度など、クラスみんなの前に出て口頭で短い発表をしなければならないことさえありました。私たちは台本を書いて彼女が覚えられるようにし、何とか彼女はその発表をこなしたのです。

イザベルは本を読むようになりました。はたして彼女がどれほど理解しているのか、私たちにはわかりませんでしたが、彼女は目にしたほとんどの単語を発音することができました。一九九九年から二〇〇〇年にかけての冬に、彼女はスミソニアンで初めて目にした本を地元の本屋さんで探しました。*Linnea in Monet's Garden*（邦訳『リネア――モネの庭で』世界文化社）という、美しい挿絵が入った素晴らしいモネに関する本でした。これは、リネアという名前のスウェーデン人の少女の物語で、彼女は上階に住んでいる高齢の住人、ブルーム氏と一緒にパリや、ノルマンディのセーヌ川沿いのジベルニーにあるモネの家と庭へ旅をします。ブルーム氏は引退した庭師で、モネの美術に夢中の穏やかな男性です。ブルーム氏はリネアに、彼女が最初に見たときにはいいかげんで、でたらめな色の斑点のように見えた絵の中に、真実を見つけるよう励まします。日本の橋を描いたモネの絵をリネアが見たとき、ブルーム氏は、その橋は本物で、今でもそこにあるので、行ってその上に立つことができる、と言います。

イザベルは、その物語を読んでくれるよう何度も私たちに求め、そして数日以内にそれを暗記してしまいました。ジョイスがその本のアニメ映画版を購入したところ、イザベルはそれにも夢中になりました。彼女は自分も日本の橋の上に立ちたいと言い、ワシントンにある国立美術館へ連れていってくれるよう頼みました。そこには、睡蓮と日本の橋を描いたモネの絵があるのです。私たちがそこへ連れていくと、彼女は隅からその絵をじっと見つめたものでした。ちょっとそれを盗み見て、それからいきなり駆け去り、あたかもほんの一瞬でそのイメージ全体を吸収しているかのようでした。

抽象概念がイザベルにとって十分に満足のいくものであることは決してありません。彼女は、タスマニアンデビルのような珍しい動物に興味をもつと、その実物を見るために動物園へ行きたがります。リネアとモネについても、彼女は同じように思いました。どうしても彼らに会うと言ってきかず、リネアは物語の人物で、モネは亡くなっているという事実などまったく気にしませんでした。彼女はその物語を再現しようとしました。リネアのように見えるように、黒のTシャツ、サンドレス、黒の靴、そして帽子をかぶり始めました。ジョイスもとうとう、リネアのものとよく似た服を見つけました。黒い靴、白い靴下、ギンガムチェックのドレス、そして麦わら帽子です。イザベルは私たちがそうさせておくかぎり、リネアになっていました。

わが家のリビングには、光沢のある、円形の大理石のコーヒーテーブルがあります。ときおり彼女はその上に立ち、「日本の橋」と言いました。明らかに、ジベルニーの睡蓮の池に弧を描くように架かる、明るい緑色の橋の上に立っているふりをしているのです。彼女は上と下に目をやり、何も言いません。私は、彼女の心はジベルニーのイメージで満たされているに違いない、と信じたい気持ちでした。そして彼女が顔を上げたとき、彼女が、橋を覆うようにして影を落としている、記憶の中の藤の花のイメージを見ているのではないか、と私は思いました。周りを見て、何が見えたのか教えてくれないかな、と私は彼女に頼みましたが、彼女はただ上と下を見るだけでした。しかし彼女は、光沢のある水面、一種の鏡、モネのもう一つの庭、睡蓮が咲き、空と風景が映る池に集中していました。彼女はいつもとは違う角度から目を釘づけにして何時間もテーブル――鏡――を見ながら過ごしました。じっと頭を動かさず、行為の真っ只中にとらわれていましたが、それはまるでジュースのカップを口にもっていこうとしたとき、そのカップの中に何かが映っているのに気づき、持ち上げた手を途中で止めてしまったかのようでした。時間があるとき、彼女がいったいどれほど長く、そのコーヒーテーブルを見つめて過ごしていたのかは思い出せませんが、私には長く感じられましたし、そのとき彼女はいつになく落ち着いていました。二〇〇〇年に私たちがパリとジベルニーへ彼女を連れていき、少なくとも八月の一週間、彼女がモネの庭のリネアになるまで、私は二度とあのような落ち着いた感じを目にすることはありませんでした。

イザベルの学習を助けるための私たちの主な方略とは、彼女が一つの考えや行動に集中しすぎたままにさせないことです。したがって、彼女のモネに対するこだわりを持続させようと私たちがあえて骨を折るのは、矛盾しているように思われるかもしれません。しかしながら、私たちが本当に望んでいたのは、彼女を一つの主題あるいは視点に固定したままにさせるのではなく、その主題と共にさらに進み続けるということでした。私たちは、彼女がリネアの物語に何度も耳を傾けることだけを望んでいたわけではありません。どんな子どもであれ、一つのことに集中できるというのは素晴らしいことですが、自閉症のある人たちは病的なまでにそれを行ってしまいます。彼らは、特定の主題についてさらに学習することを妨げる反復的行動やこだわりにとらわれることなく前進していくことが、共通して困難です。リネアに対するイザベルのこだわりは、その好例と言えます。心理学者や言語療法士は、ときどきこれを「主題の精緻化」の問題と呼ぶことがあります。高機能自閉症の人たちは言葉が豊富な場合もありますが、同様に精緻化したり、ある主題から別の主題へ移ったりすることが困難です。私が知っている、アスペルガー障害のあるお子さんでティモシーという男の子がいますが、彼は多くの子どもたちと同様、恐竜に夢中で、それについては並はずれた知識をもっています。しかし、マンモスなど、絶滅したその他の動物について話しかけようとしても、彼はまるで人の話が聞こえないかのようです。実際、彼はあまりに容赦なく、あるときなどは私がトイレに入ってドアを閉めてしまった後でさえ、私に恐竜のことを話し続けたほどです。ティモシーのような子どもたちの中には、他にも、芝生のスプリンクラー、天井のファン、あるいは電灯のスイッチのような妙な主題に夢中になるあまり、他のことが一切目に入らなくなってしまう子どももいます。

ですから私たちは、イザベルが、限定された本の言葉の制限された世界から、モネの人生や業績、印象主義、およびフランスの言語や文化といった、他の主題の世界へと大きく飛躍するための助けになればと思い、パリとジベルニーへ行ったのです。本の中では、リネアとブルーム氏は最初にパリに行きます。パリでは、ノートルダム寺院を見下ろす、左岸に建つ小さなホテル、ホテル・エスメラルダに滞在します。ホテルのオーナーは、キャネルという犬と、モナとリザという二匹の猫を飼っています。このホテルは実在し、しかもそれは本の挿絵にそっくりです。魅力的で居心地のよい灰色の石の建物で、床が傾き、階段の足元の壁にはビクトル・ユーゴーの『ノートルダムの鐘』のヒロイン、エスメラルダの白黒のプリント地が下がっています。残念ながら、私たちの滞在中は一部屋も空きがなく、しかも悲しいことに、あの猫たちも亡くなっていました。しかしイザベルは、ちょうど本の中でリネアがそうしているところが描かれているように、ホテルの窓のところへ行き、茫然としながらも同時に大喜びしているようでした。

旅は、私たちが思っていたよりもずっとスムーズに進みました。イザベルは新しい食べ物に挑戦し、フランス語の単語をいくつか話し始めましたし、しかも驚くほど素晴らしい発音をすることがわかりました。旅行で最も苦労したものの、結局、最も有益だったのは、犬に対するイザベルの恐怖心に取り組んだことでした。フランスの犬はインドの牛のようなものです。彼らはいたるところにいて、ときには人間よりも優遇されています。そのためイザベルの犬恐怖症はますます激しくなりました。ときどき歩道で、十メートル先に犬がいるのが見えると、彼女は慌てて通りへ飛び出してしまったものでした。そのためジョイスと私は、彼女が悲鳴をあげながら往来へ駆け出してしまうところをつかまえなければなりませんでした。しかし私たちは、犬が通り過ぎてしまうまで、戸口の中へ逃げ込む方法を彼女に教えたのです。

イザベルは、私たちのジベルニー入りが本のとおりになるようにしました。リネアと同じようにバゲットとヤギのチーズを買い、さらにチケット売場に行き、係りの人が本と同じように、モネの家での写真撮影は「厳禁です」と言うのかどうか確認しました。ジベルニーは驚きの世界でした。私たちは花々や睡蓮を見ながら、日本の池で何時間も過ごしました。朝遅い時間、早朝のにわか雨の後で、そこは緑色、つまりイザベルの大好きな色で満ちあふれていました。モネの絵と同じように、陸地と水とが、イザベルがとてもよく知っている鏡のような水面の端で、共にかすんでいました。彼女は日本の橋へ向かって駆けていき、一時間ばかり、その真ん中に立っていました。

彼女は、それまで見たことがないほど穏やかに落ち着いていました——私は、モネもきっとそうだったのではないか、彼も、まさにぴったりの感銘が彼の心をわきたたせるのを待ちながら、何時間もその池を見つめていたに違いない、と想像しました。新しい風が吹いてくるたびに、または雲や太陽が動くたびに、いかに池が変化していくか、イザベルは気がついたのでしょうか？　彼女は何かに魅了されていましたが、それが何なのかは、私たちには決してわからないでしょう。花々が一面に広がり、色の筋がありましたが、おそらく彼女は決してそのことに気づかなかったでしょう。なぜならジベルニーは、彼女にとって、台本の繰り返しだったからです。彼女は落ち着いていましたが、きっぱりとしていました。リネアが座ったのと同じ階段に座り、リネアがしたのと同じように嬉しそうに右足を抱え、両腕を頭の上へ伸ばしました。睡蓮を見下ろし、それから藤の花に目を向けました。そしてリネアのように、本に挟んで押し花にするために小さな緑の葉をとりました。彼女は、自分なりの感銘も受けてはいたのでしょうが、私にはそれが、完全であることへの感動であるように思えました。まず本に、それからビデオに、そして今、現実へと――三つすべてに踏み入ることができたことに対する感動です。

この旅を贅沢な甘やかしだ、と言ってくださっても結構です。しかし、意味ある旅だったと言えます。彼女は今や芸術にますます興味をもつようになり、フランスへの関心もずいぶんと高くなりました。そしてもう犬を怖がらなくなったのです。私たちの滞在が終わるまでに、イザベルは「あなたの犬はお利口ですか？」と、フランス語で言えるようになりました。彼女は、私たちが出くわしたすべての犬の飼い主に、まったく同じイントネーションと強勢で、同じ単語を使って、その質問をするようになりました。彼女は、少なくとも百人の人と、ペットの犬五十匹に話しかけたに違いありません。私たちは帰国すると、イザベルをスミソニアンの、彼女が好んで行く場所へ連れていきました。その場所で彼女は、さらに多くのモネの絵画を探しました。彼女はまた、他の芸術作品を私に見せてもくれました。彼女は睡蓮の絵の前に立ったとき、スミソニアンの先生が「美術館の手」と呼ぶしぐさ——絵画に近づくときに両手を背中の後ろにまわす格好——をして、ちらっとですがジベルニーでの落ち着きを見せました。

一年と経たないうちに、彼女は地元の小学校で早朝のフランス語の授業を受け始め、皆を驚かせました。彼女を課題に向かわせるために、その間ずっと私が彼女の隣に座っていなければなりませんでしたが、彼女は新しい語彙と発音を覚え、たちまちそのクラスの成績優秀者の一人になり、ときどき行われるコンクールで優勝することもしばしばでした。そのコンクールとは、先生がフラッシュカードを見せて、最初にわかった生徒にその絵が表す単語をフランス語で発表させ、次へと進むというものでした。それは言語療法に少し似ていました。というのも、子どもたちは擬似的な対人的状況の中で簡単な会話の仕方を教えられるからです。私は、イザベルの中に変化が起きつつあるのを見て取りました。自閉症のある子どもに外国語学習を勧める専門家は、いまだかつてほとんどいなかったでしょう。しかし私はお勧めします。彼女は、フランス語のクラスで学んだことを自宅や公共の場の新しい状況に応用しました。彼女が話しかけた人たち——食糧雑貨店のレジ係りや犬を連れて通りを歩いている男性——はフランス語を話しませんでしたが、それは私たちにとって大した問題ではありませんでした。彼女は世界と触れ合っていたのです。

イザベルは今、犬を飼っています。フレンチブルドッグです。私たちがその子犬を買うことにしたとき、友人の中には、イザベルの積年の犬恐怖を考えたら、それが彼女に精神的ショックを与えることになりはしまいか、と尋ねる人もいました。しかしその日のうちに、イザベルは這って犬のケージの中に入り、内側からドアを閉めると、子犬の隣に寝転んでしまいました。イザベルの犬は小さくておとなしく、ブチで、特徴のあるコウモリのような耳と短く突き出た鼻をしています。夜は大きないびきをかきます。犬の名前はリネアです。「モネの庭のリネア」という名前でアメリカン・ケンネル・クラブに登録されているのです。

第9章　インドのイグルー

世界中の自閉症についての啓発に力を尽くしてきた科学者や基金創設者の中には、自身も、自閉症の子どもの親である方たちが大勢います。自閉症研究全国同盟を設立したエリック、カレン・ロンドン夫妻もそうです。現在ではオーティズム・スピークスと合併しましたが、自閉症研究全国同盟は、国立衛生研究所と米国疾病対策センターと密接に協力し、科学研究に対して何百万ドルという資金を提供してきました。また、慈善家のポーシャ・アイバーソンとジョン・シェスタックは、キュア・オーティズム・ナウの設立に尽力しました。キュア・オーティズム・ナウは、自閉症の研究のために何百万ドルをも投じ、科学者たちが孤立して研究しすでにわかりきっていることに無駄な時間を費やすことがないよう、自閉症の遺伝子研究の情報共有をまとめてきた団体です。このような努力の結果、自閉症は幅広くメディアで報道され、著名人や慈善家が自閉症擁護運動に加わることになりました。

しかし、米国やその他の地域には、科学者でも専門家でもなく、また慈善家でもないけれども、自閉症に対する認識、研究、治療の発展を支援するために活動している親御さんが数え切れないほど存在します。もちろん、大活躍の人たちもわずかながらいて、親御さんに勇気を与える本を執筆したり、新しい治療法を開発または促進させたり、あるいは学校を建設したりしている人もいます。しかし大部分の一般の人たち――自閉症の子どもの親御さんやその他の親戚の人たち――の場合、英雄的行為は、よそからはほとんど気づかれないような些細なことの中にあります。私たちの毎日の生活の風景の中に、食事に神経質なわが子のために作る特別な料理の中に、わが子を歯科医や医師のもとへ連れていくために乗り越える困難の中に、そしてわが子が抱き返してこなくてもギュッと抱きしめることの中にです。ジョイスと私は、水を流す音でイザベルが身をすくませなくてもいいようなトイレを見つけるために、何週間も店を見て回りました。これもそれなりに英雄的な行為です。私たちは変わることを余儀なくされます。そして多くの場合、自分たちがどれほど多くのことをすることになるのか気づかないまま、進んでそれに応じます。なかには、自閉症のあるお子さんをもつ前は自分がどのような人間だったかを思い出せないほど、人生がまったく変わってしまった親御さんもいることでしょう。

同時にこれまでの成果は、彼らが自覚している以上に、自閉症の子どもの親御さんたちのおかげなのです。彼らは彼らなりに偉業を成し遂げており、このような親御さんは世界中に存在します。クロアチアのリディア・ペンコさんは、ご主人は漁師で自宅を留守にすることが多いため、一人で娘さんのニナの世話をし、しかも地元の自閉症センターの運営もこなしています。彼女は米国の自閉症の専門家と定期的に情報交換し、インターネットカフェで最新の論文すべてに目を通します。南アメリカのジル・ステイシーさんは、自閉症のある息子さんの世話をしなければならないにもかかわらず、今まで開催された中でも最大規模の国際会議を計画しました。ケニアのモニカ・ムブルさんは独力で、自閉症のある子どもたちを虐待から救い出すために尽力し、ケニアで初の自閉症協会を発足させました。ほぼ毎年、南米の島国トリニダードでは、テレシナ・シユナリンさんが自閉症治療の専門家をミネソタ州から招くために十分な資金を集めます。地元の教師や親御さんたちを教育し、自閉症は親の過失でも祖先の呪いでもないことを親御さんたちに助言するためにです。メリーランド州サーモントのリサ・マシューさんは、三人の重度の自閉症のお子さんたちを育てており、家計をやりくりしながら、彼女を迎え入れてくれるほぼすべての自閉症プログラムに関わっています。そして、軽度の自閉症のあったご主人の脳を、彼の突然死の後数時間内に、自閉症研究のために寄贈しました。

自閉症は多くの人生の希望を打ち砕き、あらゆる人を変えてしまいます。しかし、多くの人たちは、障害のある子どもを育てる困難をポジティブなものに変えてしまいます。たとえ将来が、自分の予想や、あるいは自分の家族や文化が望ましいとするものとは異なるとしてもです。

二〇〇一年九月十日、月曜日の夜、モーリーン・ファニングは、彼女の夫、ジャックに、仕事に行かないでくれるよう頼みました。彼らの二人の息子、十三歳のショーンと、五歳のパトリックをスクールバスに乗せるのに手助けが必要だったからです。

ジャック・ファニングは、ニューヨーク市消防局の危険物管理者で、ニューヨーク市の五つの行政区すべてがこの局の管轄でした。彼は、ただでさえ仕事に遅れているから家にいられない、と言いました。九月十一日の朝、五時四十五分に彼が自宅を出た後、モーリーンが彼に会うことは二度とありませんでした。彼は、ハイジャックされた飛行機が最初のタワーにぶつかった直後にワールド・トレード・センターに到着しました。そして第二タワーが崩壊したとき、彼も命を落としたのです。襲撃の犠牲となったほぼ全員と同じように、ジャックの遺体も見つかることはありませんでした。黒焦げになった彼の白いヘルメットが回収されましたが、それは二〇〇二年三月になってのことでした。

ジャックとモーリーンは、二人ともアイリッシュ系のローマ・カトリック教徒で、クイーンズ地区で育ちました。彼らは一九八六年六月、ジャックが三十九歳、モーリーンが三十歳のときに結婚しました。ジャックが彼の父親と同じく消防士となって、すでに二十年以上たっていました。モーリーンは正看護師でした。彼らの最初の息子、ショーンは、一九九一年に幼稚園に行き始めた当初は普通に成長しているように思われました。しかし幼稚園の先生はまもなくモーリーンに、ショーンは「周囲と関わらないように見える」と言いました。それから数カ月のうちに、ショーンは徐々に人とのやりとりができなくなっていった、とモーリーンは私に話してくれました。ジャックとモーリーンは最初、小児科医を訪れ、そしてその小児科医から神経科医を紹介されました。神経科医は、診断を下そうとはしませんでした。ショーンがもっと成長し、発達するまで待つ必要があると主張したのです。それから三カ月後、自閉症の可能性を疑いつつ、モーリーンは、ショーンをノースカロライナ州まで車で連れていきました。そこのTEACCHプログラムには、イーストコーストで最も経験豊かな検査スタッフが揃っていると聞いたからです。検査後のTEACCHスタッフの言葉は、モーリーンを元気づけてくれるものではありませんでした。その臨床家が正確にはどのような言葉を用いたのか、モーリーンは思い出すことができませんが、それが「ただお子さんを受け入れてあげてください」

という意味だったことは覚えているそうです。

「治療についての話はありませんでした。ショーンは重度の自閉症であると言われました。まるで、もうどうにもならないと言われているかのようでした」。彼女は落胆してニューヨークへ戻ったのです。

ジャックとモーリーンは、もう子どもをつくらないことに決めました。しかしその後、一九九五年四月に、ジャックはマラー連邦ビルの爆破後の救助活動支援のためにオクラホマシティに召集されました。彼は、あれほど多くの子どもたちの命が一度に奪われるのをそれまで一度も見たことがありませんでした。「彼はオクラホマでの惨状について、あまり多くを語りませんでした」とモーリーンは言います。「でも、彼はもともとそういう人で、言葉数が多いほうではなかったのです」。しかし、ジャックがもう一人子どもをつくることについて話し始めたのは確かでした。オクラホマの爆破によって、自閉症に対する見方が変わったのです。自閉症に対する彼の考え方は、「起こるときは起こるもの。人生とはそういうもの。自閉症は、何もこの世で最悪のものではない」というものだった、とモーリーンは言います。

パトリックは、一九九六年に生まれました。最初はショーンとは違うように思われました。刺激に対してそれほど過敏ではありませんでしたし、にっこりと笑い、クークーと声を立てることもできました。しかしパトリックは、クークーと言うだけで、それ以上はまったく話し言葉が発達しませんでした。そして二〇〇五年、九歳になってもまだ、彼はトイレット・トレーニングが終わっていませんでした。二人の自閉症の子どもたちを抱え、家庭は今や収拾をつけるのが困難でした。ところがその後、ショーンがますます攻撃的になりました。彼は逃げ出すようになり、警察に発見されるまでにかなり時間がかかるということはありませんでしたが、彼らの郡で特別なニーズのある子どもたちのために政府が設立したレクリエーション・グループから追い出されるには十分なくらいの時間、逃げ回っていました。その後、子どもたちは二人とも免疫障害と診断されました。ショーンは、分類不能型免疫不全症（これは伝染病に対抗するための免疫グロブリンと白血球が不足していることを意味します）を、パトリックは、選択的IgA欠損症（免疫グロブリンの一つの型だけが不足している）なのです。三週間ごとに、彼らはガンマグロブリンの点滴をしてもらわなくてはなりません。二〇〇五年にパトリックは四回肺炎に罹りました。モーリーンはショーンの健康に特に注意しなくてはなりません。彼の免疫系は障害が大きいため、感染すると熱に対処できないのです。

「私たちはひたすら働いていたか、さもなければ子どもたちの世話を一対一でしていただけでした」とモーリーンは言いました。「ショーンが壊した家中の物を修理していました。彼が自分で噛んでつくった身体の傷を洗い、包帯を巻いていました。ときどき彼は、自分の手から大きな肉の塊を引きちぎってしまうこともありました」

パトリックは、夜はたいていずっと眠っていましたが、ショーンは、よちよち歩きの頃からずっと睡眠障害に悩まされ、ベッドにじっとしてはいませんでした。ときにモーリーンとジャックは、一晩に百回以上、彼をベッドへ連れ戻さなければならないこともあったのです。彼らは外に夕食に出かけることができませんでした。少年たちを扱うのに慣れた、しかも実力を備えたベビーシッターを二人雇うのは、非常に高くついたからです。休暇を過ごすこともとても困難でした。ショーンが七歳のとき、モーリーンとジャックは、彼をナッソー・コロセウムの高価なディズニー・ショーに連れていこうとしました。到着したものの、刺激があまりにも強すぎました。ショーンは金切り声をあげ、両手で両耳を覆い、どうしても中へ入ろうとしませんでした。ジャックがショーンを車へ連れていくなか、モーリーンは駐車場の外で涙を流していました。「一日二十四時間、まったく絶望的な日々でした」と彼女は言いました。

ショーンは身体の大きな子どもでした——十代で身長一八二センチを超えていました。彼は家族のミニバンの中で前後に激しく身体を揺り動かし、そのため車は停止しているときでさえ大きく揺れるほどでした。揺れのために、結局、車のスピードセンサーは狂って、うまく作動しなくなってしまいました。車は時速四十八キロ以上を出せなくなり、何度か高額の修理に出しました。

ワールド・トレード・センターでジャックが亡くなったとき、モーリーンの姉は、ニューヨーク州知事ジョージ・パタキとローラ・ブッシュ［訳注：当時の大統領ジョージ・ブッシュの妻］にメールを送り、ショーンのためのグループホームを探すのに力を貸してくれるよう嘆願しました。とはいえ、内心、返事は期待していませんでした。しかし、ファーストレディの事務所からは返事がなかったものの、知事からは返事が来たのです。ほんの二、三週間で、パタキ知事は、モーリーンが最も望んでいたグループホームにショーンが入所できるよう、精神遅滞および発達障害事務局に手配を命じました。そこは、ほんの数カ月前にショーンの入所を断わったばかりでした。ショーンは現在そこで暮らしていますが、毎週水曜日の夜にはモーリーンの家で一晩過ごすために帰宅します。モーリーンは訴えます。「事件の前には、私の子どもたちは人々の目に映らなかったのです。子どもたちが必要としているものを人々に理解してもらうのに、どうしてこのようなことが必要だったのでしょうか？」

パトリックにしても、あるいはショーンにしても、自分たちの父親にいったい何が起こったのかをはたして理解しているのかどうか、モーリーンにはわかりません。何年間もショーンは、父親のものに似た車、紺色のクラウンビクトリアを見ると興奮し、「お父さんが帰ってきた！」と叫んだものでした。九・一一の後、しばらくの間、ショーンは一日中窓の外を見て、父親の車が家の前に止まるのを待っていました。モーリーンは、廃墟と化したワールド・トレード・センターの写真を彼に見せましたが、ショーンは車を捜し続けました。ショーンにとって車の不在は、ひょっとしたらジャックの不在以上に、父親の死の象徴なのかもしれません。彼は、父親が亡くなった、とは言いません。しかし彼は理解しているのです。

九・一一の少し前に、ジャックはモーリーンに、もし彼女が大金を受け継いだら何をするか、と尋ねたことがありました。「請求書の支払いをすべて済ますでしょうね」。彼女は言いました。「それから、自閉症の子どもたちのためのグループホームを建てるわ」。そして今、モーリーン・ファニングはそのプロジェクトに専念しています。ジャックの財産と、少年たちのために彼女が受け取ったたくさんの寄付金を使い、モーリーンは、ジャック・ファニング記念基金、エンジェルズ・フォー・オーティズムを設立しました。その使命は、グループホームの発展を促し、自閉症のある十代の子どもや大人たちのためのレクリエーションと職業訓練用のセンターを建てることです。基金は最近、ロングアイランドでのグループホーム開設を支援するために十万ドルを寄付しました。そしてそれより少ないものの、ニュージャージー州ホーボケン市の学校に備品購入のための資金を寄付しました。

モーリーンの主な気がかりは、ショーンとパトリックと、彼らのような他の子どもたちの長期的な将来のことです。自閉症のある子どもたちが成長したら、いったいどうなるのでしょう？　親がいなくなってしまったあと、彼らの居場所はあるのでしょうか？　一九九八年、九・一一よりも、そして基金の設立よりも前に、すでにモーリーンと他の数人の親御さんたちは、一つまたはそれ以上のグループホームのための資金を得ようと、精神遅滞および発達障害事務局のメンバーとの会合を始めていました。しかし州側は、終身の長期住宅よりも、中間ケア施設――短期滞在型施設――により関心があるようでした。けれども親御さんたちは終身のホームを求めていたのです。二〇〇二年までに、彼らは子ども一人につきおよそ三十万ドルまたは二十五万ドルの支払いを確保し、さらに二〇〇四年までに二つのホームを購入しました。そして州はそれらの管理に同意したのです。

二〇〇三年にモーリーンは、彼女の使わなくなったミニバンを売って、スポーツ用多目的車を手に入れました。ショーンの揺さぶりにも耐えうるほど重いトラックです。彼女は自宅の外観も修理しました。ある週末の午後、彼女が帰宅すると近所の人がやってきました。「ねえ、モーリーン、今、世間では君のことを何て言ってるか知ってるのかい？　お金持ちのモーリーンって言ってるんだよ」

彼女はその男性を睨みつけました。「あなたは私の人生を味わいたいって言うの？　どうぞ、この人生を生きてみたらいいわ」。そう言ってやりたかったのですが、彼女は言葉をこらえ、自宅へと引き返しました。彼は大声で彼女を呼びました。「ねえ、モーリーン！　いったいどうしたんだよ？」。しかし彼女は振り返りませんでした。

「なかには同情して、『ああ、あなたの息子さんには遅れがあるのですね、お気の毒に』と言う人もいます。私はそう言われるのが大嫌いです。その一方で、憤然としている人もいます。ジャックが亡くなって私がお金を得たことをよく思っていないのです。昔だったら、こういうことがあればもっと気にしたでしょうね。でも今は、息子たちに与えられる最善のものを、ちゃんと手にできるようにしてやりたいと思うだけです」

あるインタビューの最中に、モーリーンが突然、彼女の子ども時代、おそらく十一歳か十二歳頃のことを思い出したことがありました。彼女はよくお祈りをする感受性の強い女の子だったと言います。「ある日、私はダウン症候群のある男性がバスに乗ろうとするところを見かけました。私は心の中で思ったのです……」

彼女は泣きだしました。

「私は心の中で思いました。『彼がバスに乗ったら、みんなが彼に優しくしてあげますように。意地悪なことを言いませんように』と。私はあの男性を守ってあげたい、と強く思いました。今、私は自分の子どもたちを守りたいと思っています」

南アフリカの六歳のビッグ・ボーイは、その名前に似合わず、小柄でほっそりとしています。彼は、色はさまざまでも大きさはすべて同じビー玉の絵を好んで描きます。そのためケープタウン郊外のクマロスの小さなアパートには、冷蔵庫やすべてのドアの上に絵がテープで留められているだけでなく、家中いたるところにクレヨンが散らばっています。ビッグ・ボーイの父親、ゴールデンは、芸術家であり、画家であり彫刻家でもあります。彼は、ビッグ・ボーイが自分の後を継ぐのだろうか、と考えています。ゴールデンと彼の妻、スザンナは、ズールー族です。彼らは、息子への支援を求めて母国を後にしました。ケープタウンは別世界のようだ、とスザンナが言うので、私も冗談で、あなた方も母国やご自身の文化から非常に遠く離れていますから、文化人類学者と同じですね、と言いました。

ビッグ・ボーイは二歳で話をするのをやめてしまうと、両手を奇妙に動かすようになり、アイコンタクトを一切しなくなりました。ゴールデンの両親は、ビッグ・ボーイはズールー族の伝統的な治療師であるニャンガのもとへ行くべきだと言いました。しかし、ゴールデンとスザンナは、息子の奇妙さの原因を突き止めることには関心がありませんでした。「それは祖父母自身のためなのです。彼らにとっては、原因を見つけることが必要なのです。それが彼らのやり方です。彼らが原因を見つけたがるのは、そうすれば誰かのせいにできるからです」。ゴールデンは言いました。「私はビッグ・ボーイをニャンガのところへ連れていくつもりはありませんでした。そんなところへ行ったら彼は怯えてしまうかもしれませんし、そうでなくても、いったい誰に何がわかるというのでしょう。私は彼らのことを恐ろしく思っています。息子に対してどうしてそのようなことができるでしょう。できっこありません」

ゴールデンの両親は、自分たちが正しいと思う方法でゴールデンが自分の息子を治療したがらないことに猛烈に腹を立てました。「両親と私は、言い方のことでも言い争いました。私はビッグ・ボーイの問題を障害と言いました。そして彼らはそれを病気と言ったのです。また、私はそれを不運と言い、彼らはそれを私たちの先祖が与えた罰だと言ったのです」

彼らはついにゴールデンの意見に耳を傾けるのをやめてしまい、孫のために自分たちが正しいと信じることをすることにしました。もしそれが耳の感染症やインフルエンザだったなら、ゴールデンの両親は西洋医のところへ行ったかもしれません。しかし霊に、ひょっとしたら悪魔に取りつかれたかのように見える子どものためには、他に選択肢はない、と彼らは思いました。彼らは息子との関係を傷つけてしまう恐れがあったにもかかわらず、自ら事を運んだのです。

ゴールデンは私にこう言いました。「両親は占い師を呼び、先祖を喜ばせるために、飼っていたヤギを生贄として捧げました。その後、その占い師はニャンガを連れてきて、私たちの家に泊らせたのです。私は話すつもりはありませんでした。ニャンガは怒っていましたし、両親もそうでした。それから二、三カ月、しばらくの間は何も起こりませんでした」

結局、ビッグ・ボーイの症状は悪化しました。彼はますますよそよそしくなり、反応しなくなりました。「ニャンガは、私たちに責任があると言いました」。ゴールデンは言いました。

「彼は私の両親に、『この子の問題が悪化したのは、あなた方の息子さんが生贄のところへ行かなかったせいです』と言ったのです」。事の成り行きのすべてが、ビッグ・ボーイの両親と祖父母とを互いに遠ざけました。「ニャンガが協力的になることはありえません」。ゴールデンは言いました。「ニャンガはいつも人の欠点を見つけ出そうとします。それが彼の仕事だからです」

私はゴールデンに、「協力的」という言葉の意味を説明してくれるよう頼みました。「それはこういうことです。私は、息子のために何をしたらいいのかを知りたいのです。彼はいい子なのです。私はほかの誰かを、つまりわが家に霊を送り込んでいると老人たちが言う存在を罰したいわけではありません」

ゴールデンは、ニャンガは詐欺師だと主張する一方で、なかにはよいニャンガも悪いニャンガもいることを知っています。街にはあまり信用ならない、自称ニャンガがいる傾向があるのに対し、田舎のニャンガのほうが日和見主義でない場合が多い、と彼は言いました。おそらくそれは田舎の村――彼の両親が住んでいるような村――は、より安定した親密なコミュニティであるため、そこでは同じニャンガが長年にわたってよく知られているからでしょう。ニャンガは、すべての病気を治療できると主張するわけではありません。彼らが治せると主張するのは、霊的な乱れによると思われる病気だけです。ニャンガの多くは、自分たちの治療を試す前に、まずは西洋医療を受けるよう親に勧めます。最後に、ニャンガの費用が非常に高価なのは、診察が何日にもわたる可能性があることと、場合によっては治療のためにニャンガが病気の本人の自宅に滞在するか、あるいは患者をニャンガの家にしばらく住まわせることが必要となるからです。

家族は、どちらのタイプの治療を受けるべきかについての判断を助けてもらうために、女性の占い師、すなわちイサンゴマを自宅に連れてくるのにもお金を払うことがあります。ニャンガあるいはイサンゴマは、最善の行動方針を見出すまでに、その患者についてたくさんのこと――生活状況、家族歴、個人的な経歴――を知ります。それが、西欧の医師が知ることよりもずっと多いのは確かです。しかしゴールデンは、その伝統的な治療師の方針を退けました。それは、伝統的な治療師たちが金儲けをし、家族に巧みに取り入って信頼を得ようとする手段である、と彼は主張します。

ゴールデンの両親が雇ったニャンガは、ゴールデンの先祖が生きている者たちを何らかの罪のために罰しているのだが、ゴールデンが明らかに状況を悪化させてしまった、と主張しました。そのニャンガが言うには、ビッグ・ボーイはイドゥルージということでした。これは先祖の霊に取りつかれているという意味で、通常は大きな被害を与える霊ではない、と言います。その先祖は怒ってまずビッグ・ボーイに取りつき、白人の病気、つまり自閉症を与えた後に、さらにひどく取りついたのです。

　ゴールデンの妻であるスザンナは、違う考え方をしていました。彼女はゴールデンの二番目の妻で、彼女の両親が相談した別のニャンガによれば、これは見逃せない事柄でした。そのニャンガは、ビッグ・ボーイの病気を先妻の怒りと憤りのせいにしました。病気は先祖とは何の関係もない、と彼は言いました。そうではなく、今や妖術師と化した先妻が、何か非常に強力な薬を手に入れたからだ、ということでした。両方のニャンガは共に、ビッグ・ボーイが病気になったのは道徳上の問題が原因である、と理論づけました。ただし、一方のニャンガは死霊の邪悪な行為が問題であるとしたのに対し、もう一方のニャンガは、道徳的に骨の髄まで腐りきっている嫉妬深い妖術師のせいにしたのです。「先妻には善良さがみじんもないのです」とスザンナは言いました。「しかもニャンガが言うには、彼女は嫉妬深くて、それがどんどん大きくなって憎しみへと変わったのだそうです。彼女は怒り狂うあまり、善良さをすべて失ってしまい、それで私たちの息子に対してこのようなことをしたのです」

「ある日曜日のことです」。彼女は私に言いました。「私たちはディープメドウ（ソウェトにある非白人居住地域。ヨハネスブルグのすぐ外側）の教会にいました。聖歌隊が歌っていました。するとビッグ・ボーイが発作を起こしたのです。ある子どもが、『これはきっと悪魔だ』と言って祈り始めました。ビッグ・ボーイは落ち着きました。でも私は、先妻が教会の近くにいたことを知っているのです」。ゴールデンの先妻は、確かにソウェトの近くに住んでいました――実際には、クマロスから通りを一本隔てただけでした。スザンナはある日彼女を見かけ、彼女がスザンナとゴールデンに対して怒りを抱いているのかどうかを尋ねたい、と思いました。しかしスザンナは、怖くて近寄ることができませんでした。先妻はスザンナの姿に気づき、彼女のほうに近づくと、「で、ビッグ・ボーイの様子はどう?」と言いました。「元気よ」。スザンナはそう答え、そのまま歩き続けました。「それから数日後のことです」。スザンナは私に言いました。「彼女は車でわが家のそばを通りすぎ、ビーッとクラクションを鳴らしたのです。ビッグ・ボーイはまた発作を起こしてしまいました」

スザンナとゴールデンがソウェトからケープタウンへと、国の反対側へ引っ越そうと決めたのは、正確にはその先妻が原因でした。ケープタウンは彼らの故郷から約千五百キロ離れています――これは、ニューヨーク市からウィスコンシン州マディソンまでの距離に相当します。しかし、これは距離だけの問題ではありませんでした。彼らの拡大家族から離れ、南アフリカでズールー語を話す千五十万人の大多数から離れることを意味したのです。ゴールデンは、自分たちは両親のプレッシャーから逃れるために引っ越したが、それはまったく悪いことばかりではなかった、と言いました。「私はここで住宅のペンキを塗ったり、自分の芸術作品を売ったりして、以前よりも多くのお金を稼いでいます。それに、ビッグ・ボーイの自閉症はあなたのせいだ、と言う人は誰もいません。学校の先生やお医者さんたちは、これは単なる偶然であり、何か遺伝的なものだと言ってくれます」。「ゴールデンの両親ともうまくいくでしょう」とスザンナが言いました。「私たちは、先妻から逃れるために去ったのですから」。ゴールデンは今では、自分の両親と義理の両親を訪ねたり、彼らがケープタウンを訪ねるための航空運賃を支払ったりするだけのお金を稼ぐまでになりました。「故郷が懐かしいわ」。スザンナは言います。「でも、私はビッグ・ボーイを連れて戻るつもりはありません」

ビッグ・ボーイは現在、精神科医にかかり、自閉症のある子どもたちのための素晴らしい学校に通っています。とはいえ、精神医学的支援を得るにあたって、スザンナとゴールデンは並々ならぬ勇気を出してきたのです。精神医学はサハラ砂漠以南のアフリカ諸国ではよく知られていますが、その歴史は浅く不幸なものでした。十九世紀の植民地時代の医師は、そのほとんどが現在の標準からするとかなりの人種差別主義者で、アフリカ人は精神疾患に罹らないと考えていたのです。その理由は、アフリカ人があまりにも「原始的」である――知的に非常に未発達であるため情緒的苦痛を経験できない――からか、さもなければ彼らが、産業化された社会のプレッシャーのない、ストレスの少ない生活をし、あまりにも幸せであるからかのどちらかだとされました。ヨーロッパ人の精神科医たちは、アフリカ人は彼らの伝統的な社会構造の範囲内では安全で健康であるが、そのような構造の外――町、炭鉱、あるいはプランテーション――では、アフリカ人も精神的に異常をきたす可能性がある、と理論づけました。二十世紀初期の植民地時代のアフリカでは、精神的に病んだヨーロッパ人は休養と回復のためにどちらかというと保養所に近い病院へ行ったのに対し、精神的に病んだアフリカ人はより拘置所に近い病院に入れられました。ロベン島は、ネルソン・マンデラが政治捕虜としてその生涯の多くを過ごしたところですが、十九世紀、この島は、貧困者、ハンセン病患者、慢性的な精神疾患患者に住居を提供していました。現在、南アフリカには二十四の公立精神病院があり、約一万四千のベッドがあります。しかし、コミュニティを基盤とする精神医学は現れ始めたばかりですし、ほとんどの病院は重篤で長期入院が必要な患者さんのためのものとなっています。

当然のことながら、多くのアフリカ人は、スザンナやゴールデンの両親たちも含めて、精神科の拘置所の歴史を忘れてはいません。そのため彼らは、概して精神医学に懐疑的です。このことが、スザンナとゴールデンをますます注目に値すべき人たちにしています。そして、彼らの親たちがビッグ・ボーイの医学的治療について何も知らないのも、そのためなのです。

二〇〇五年一月、月曜日の朝九時、インドの南デリーでのことです。私が乗ったタクシーの運転手は、通行人に方向を尋ねるためにすでに三回とまっており、今にも投げ出しそうでした。彼は、私をすぐ近所のシェイク・サライ・フェーズⅡへと連れてきたものの、そこは目印となるようなものがほとんどない荒廃した地域で、通りを牛たちがさまよい歩いているようなところでした。そこは考えていたよりも広く、しかも私は、実際の住所を知りませんでした。「『アクション・フォー・オーティズム』と呼ばれているところです。マハーヴィーラ・ケミストのちょうど北です」。私は彼に言いました。しかし彼は、その「オーティズム（自閉症）」という言葉自体を知らないと言い、ホテルへ戻ろうと言いました。十分後、私が見つけました。デリーのスラム街のぼろぼろに崩れかかったビルの三階から、「アクション・フォー・オーティズム、オープン・ドア」と書かれた小さな白い垂れ幕がぶら下がっていたのです。

私は、イケア〔訳注：スウェーデン発の大手家具店〕の大きな重い箱を手にしていました。米国を出発する前に、私はここの理事であるメリー・バルアに、何かもって行くものはないか、と尋ねたのです。すると彼女は、謎めいたメール送ってきました。「イグルー」〔訳注：氷雪のかたまりで造るイヌイットの冬の住居〕。最初、それは私には理解不能な冗談だと思いましたが、どういうことか説明を求めてメールを送ることにしました。返事はありませんでした。それは彼女が欲しがっているクーラーなのだろうか？「冷蔵庫マザー」についての皮肉な冗談なのだろうか？あるいはイグルーというのは、自閉症の子どもたちに対してインドが適切な場所を提供できないことを表す比喩、自閉症の異質な特徴を象徴するシンボルなのだろうか？しかしその後、自閉症のある子どもたちがテントや戸棚の中に隠れるのがどれほど好きかを知り、ジョイスが私に、メリーランド州のカレッジパークにあるイケアへ行ってみてはどうか、と勧めました。そこには、すっかり驚いたことに、イグルーに似せて作られた、小さな白いドーム型のテントが売られていたのです。私がデリーに着いたら、メリーは、あたかもそれらがはるばるやってくることを知っていたかのように、そっけない口ぶりで「あら、イグルーを見つけてくださったのね」と言うことでしょう。

アクション・フォー・オーティズムの事務所へたどり着くために、私は暗い階段を三階まで上がり、かろうじて見える海の生き物の壁の絵を通り過ぎ、寒くてボロボロの一群の汚い教室と小さな中央オフィスへ向かいました。オフィスでは理事と彼女のスタッフが所狭しと働いていました。一つ上の階では、生徒たちを四つの小さな教室に分ける前に、先生たちが十人ほどの生徒が遊ぶのをしばらくの間じっと観察しています。その日の朝は、どの子も咳をし、目をこすっていました。週末にたまったちりと、階下でマサラ〔訳注：さまざまな香辛料を粉状にして混ぜ合わせたもの〕を炒る煙が組み合わさった結果です。そこは、ニューデリーの誰よりも自閉症についてよく知っている人物を見つけるべき場所とはとても思えませんでした。ニューデリーは人口千四百万の都市で、インド（人口十一億人）の首都なのです。

アクション・フォー・オーティズムの設立者兼理事は、上級学位をもっているわけでもなく、児童の発達に関する特別な教育を受けたわけでもありません。インドのような階級意識の強い国では、彼女が科学会議で発言するために招待されることすらありえないでしょう。しかし、メリー・バルアはおそらく、自閉症に対する認識を高めるために、インドの他の誰よりも多くのことを行ったに違いありません。メリーは小柄でほっそりとし、短くカットされてはいるものの今風に崩した黒い髪をしています。彼女はブルージーンズを身につけ、ドミノピザを食べているときがいちばん心地よさそう見えます。小さなオフィススーツを着ているときの彼女は、自分の感情は完全に抑えています。しかし、アシスタントの人たちには責任をもたせ決断権を与えます。あちこちへ矢のように飛びまわりますが、でしゃばる感じはまったくありません。彼女は、ある瞬間には興奮して電話に出ながら、助成金の申し込みのプリントを校正し、電気と電話線が通じていればインターネットで調べものをして、と複数の仕事をすべて一度にこなしているかと思うと、次の瞬間には息子のための場所などどこにもないのではないかとひどく取り乱したある母親、少なくともその瞬間はメリーの関心がすべて自分にあるかのように感じている母親と、一緒に静かに座っているのです。

二〇〇五年一月のすがすがしい日曜日の朝、約二十家族が、自閉症の認知を求めて行進するためにデリーのバングラデシュ大使館に集まりました。ヴィシュヌという名前の、自閉症のある少年と彼の母親が遅れてやってきました。他の家族はすでに大使館の敷地に戻ってきていたのですが、ヴィシュヌは、これを散歩だと聞いていましたし、そのつもりで来ていました。彼は到着して数分以内に姿を消してしまいました。母親はパニックになりました。もしそれが私だったら、切迫した様子でこう叫んでいたことでしょう。「彼は九歳です。縞模様のシャツを着ています！」。しかしメリーは、マイクを取って集まった人たちを落ち着かせました。そして、すべての極めて重要な情報を一文に詰め込んで、こう言いました。「ヴィシュヌは、たいていの小さな九歳の男の子たちと同じで、車とトラックが大好きです。ですから、ちょっと行って駐車場を確認し、車やトラックの中や下を見て、そして彼の縞模様のシャツを見かけたら、大声をあげてください」

自閉症のある子どもたちの多くの親御さんと同様、彼女は以前にもこのようなことを経験したことがありました。そのほんの三日前、メリーランド州のベセスダで、私の娘、イザベルが乗っているはずのスクールバスが私たちのバス停で止まったのですが、彼女は乗っていませんでした。彼女のバスが遅れ、そのために彼女は違うバスに乗ってしまったのです。彼女は土地の目印に気づくやいなや、そのバスを降り、自宅まで三キロの距離を歩いてきました。何度パニックになるようなことが起きようとも、それは依然として起こります。そして親は思うのです。「今日こそ、本当にわが子を失ってしまう日なのだろうか？　彼女が車にはねられるか、誘拐されるか、さもなければ溺れてしまう日なのだろうか？」と。

ヴィシュヌが見つかったとき、私はまだ車の下を探していました。メリーが警察に電話をするのを見た人は一人もいませんでしたが、約五分後、パトカーはすでにヴィシュヌの居場所を突き止めていたのです。デリーは、ストリート・チルドレンや浮浪者でいっぱいの街です。しかし、きちんとした身なりで、両腕をパタパタさせながら交通の激しい道路の真ん中で歌を歌うような子どもたちがいるわけではありません。今回の危機は、収束するのに十五分もかかりませんでした。

メリーは実践主義者で、いつも行動しています。常に誰の支配も受けず、非常に自立しています。強い意志をもち、断固としているのです。私は、ちょうど診断を受けたばかりの子どものご両親にメリーが話しかけるのを聞いたことがあります。彼女は、彼らに遠い将来について考えることや、自己憐憫を求めたりはしません。「どうして私たちなのだろうか？」と問うたところで、どうなるものでもないからです。それに、彼女のほうから促さなくても、家族がそう問うだろうということを彼女は知っているのです。彼女が話すのは、どの専門家に相談したらいいか、どのような種類の検査を受ける必要があるか、どのような学校が利用できるかといった、実際に役立つ事柄です。メリーは、自閉症とセックス、あるいは自閉症と頭を打ちつけること、排泄物を塗りつけること、暴力、および自殺といった扱いにくい問題については、これらの行動をじかに経験してきた人の洞察力をもって話をします。優れた医師と同様に、彼女もそれらの問題をタブーとして扱うつもりはないのです。あるとき私は、彼女が運営する学校の親御さんによって述べられた、動物の生贄と悪魔払いについて、彼女に話したことがありました。そのとき彼女はとても信じられないといった顔をしていました。「どうしてそんなに驚いた様子をされているのですか?」。私は尋ねました。彼女は、「それって、とんでもなくエキゾチックでしょ、そう思わない?」と言いました。私はすぐに答えました。「でも、ここはインドですよ!」。彼女は声を上げて笑うと言いました。「ときどき私は忘れてしまうのよ」

メリーは、アラハバードの中流ベンガル人の家庭に生まれ、インド東部のカルカッタで子ども時代のほとんどを過ごしました。カルカッタは非常に知的で、概して世俗的な都市です。彼女の父親は、グラモフォン・レコードで働き、LPレコードのジャケットカバーやライナーノートを印刷していました。彼女は一九八一年に結婚し、それを機にジャーナリズムの仕事を離れ、夫のラタンと家庭をもちました。彼女は息子のニーラジの誕生を喜び、彼を熱愛しました。生後二年間は、何ら警告を促す兆候は見られませんでした。

メリーはそれまで障害のある子どもをほとんど、少なくとも中流階級の子どもでは、見たことがありませんでした(カルカッタの通りでは、貧しくて身体的に障害のある子どもたちは簡単に見つかります)。見た目には正常でも精神障害のある子どもは、言うまでもなく目にしたことがありませんでした。彼女はほとんどの時間をニーラジと自宅で過ごしました。自宅での彼女は周囲から比較的孤立していましたから、他の子どもたちの姿を見かけることはほとんどありませんでした。一九八四年、ニーラジが二歳のとき、メリーは夫の拡大家族を訪ね、他の子どもたちと一緒に過ごしたことがありました。「私の義理の妹の娘は、ニーラジよりもほんの二週間先に生まれただけだったのですが、ウォールト・ディズニーのキャラクターについて話をしていました。私はびっくりしました。ニーラジは言葉を話すことがほとんどできなかったからです。そして私は初めて、『私の子どもにはどこか問題があるのではないか？』と考えたのです」

もしこのことで彼女が不安を覚えなかったとしても、その翌月、ニーラジの幼稚園の先生が、まったく空白の彼のフォルダーとノートを返却し、他の子どもたちができることを彼は何一つできなかった、と彼女に伝えるということがありました。そこでメリーは、ニーラジを小児科医のところへ連れていったのですが、その医師は、「この子はただ甘やかされているだけですよ。お尻を叩いてやらないといけませんね」と言いました。メリーが、「でも、私はもう彼のお尻を叩きましたけど」と言うと、医師は、「しっかり叩かなかったのは明らかですね」と答えました。いとこからは、「私は子どもを五人育てたけど、あなたは一人を育てることさえできないのね」と言われました。ニーラジの幼い頃の写真を見ると、彼が何をするでもなく興味なさそうにしていることがわかります。ニーラジの五歳の誕生日会で撮られたある写真を見ると、それが彼のではなく、誰か他の人の誕生会のように見えるのです。

結局、近所のダウン症候群の子どもの母親が、メリーとラタンを精神科医に紹介してくれました。その医師は、カルカッタではごくわずかな精神保健の専門家の一人で、カナダで半年間診療活動をしていたことがある人でした。メリーによると、そもそもカルカッタで自閉症の診断をしている医師は彼しかいなかったそうです。自閉症という診断を手にすると、メリーは医師の診察室から図書館へ直行し、この主題についての本を、そこにあるだけすべて借り出しました。使えそうな二、三冊の本は心理学のテキストでしたが、自閉症は母親が原因で起こると示唆する短い文章が、おそらく一つか二つ載っていただけでした。唯一、その全貌が掲載されていた研究は、ベッテルハイムの『自閉症・うつろな砦』だけでした。彼女はそれをすぐに読みました。「最初は途方に暮れました」と彼女は言います。「私は、自分の髪をむしり取っていました。信じられませんでした。でもその本を下ろし、心の中で思ったのです。『この本は私とは何の関係もない』って」

私には、メリーの身になって考えるのは難しい気がします。イザベルがよちよち歩きだった頃、私には世界中のすべての情報がすぐに利用可能でした。しかしメリーは、ニーラジがこの先ずっと障害を背負っていくことになり、しかも彼のために誰も何もできない——学校もない、薬もない、何もない——と言われたのです。インターネットは存在していませんでした。

「何もすることがなく、読むものもありませんでした――インターネットも、親のサポートグループもなく、その言葉を知っている人さえいなかったのです。あなたには一生涯続く障害がありますす。しかしそれについては何もわかっていません、と言われたと想像してみてください。どうしますか？ あなたは突然、世界で一人ぼっちになってしまうでしょう」。メリーはそれまでこれほどの孤独を感じたことはありませんでした。周りの誰もが、しかしなかでも彼女自身がいちばん、無力に感じられました。

数週間以内に、彼女は情報を求めて米国と英国へ手紙を書き、電話をかけ始めました。自閉症協会からたくさんの小冊子やパンフレットをもらいました。しかしそれらは、彼女が毎日どのように息子の世話をしたらいいのかについて、あまり多くを教えてはくれませんでした。メリーの最善の努力にもかかわらず、ニーラジはよくなりませんでした。時が経つにつれて、彼はますます世話をするのが難しくなっていったのです。

一九八七年にラタンがインド南部のヴェロレに短期間転勤することになり、メリーは、ニーラジのための医学的援助を探す機会を得ました。ヴェロレで、彼女は偶然クリスチャン・メディカル・カレッジを見つけました。そこには精神障害のある人たちのための小さな養護学校があり、費用は一カ月に数ルピーでした。メリーが今まで経験したことがないほど厳格な条件の中で、母親たちもわが子と一緒にそこで住むことが求められました。他に選択肢がなかったため、彼女はそこに滞在する決心をしました。彼女とニーラジは、小さなベッドと木の窓が一つ、それに金枠のドアがついた約二・五×二・八メートルのコンクリートの部屋に引っ越しました。「私は夫にこう言いました。『灯油ストーブとテーブルとイスを手に入れてくれるだけでいい、そうすれば私はここで生き延びられる』と」。その住宅は、実際には一部屋一家族で四つの部屋が隣接しており、各部屋は大きな広い中庭に通じていました。中庭には共同のバスルームがあり、インドスタイルの非水洗式のトイレと、飲料用と水浴用の水でいっぱいになった大きなセメントの桶があり、並んだ部屋の一方の端には共同の台所がありました。

ラタンは数週間でカルカッタに戻りましたが、メリーとニーラジはそのまま留まりました。数組の他の母子と一緒に、メリーとニーラジは遊びの中でお互いとの関わり方を学びました。ニーラジは、アルファベット、数、そしていくつかの単語を習い、メリーは、このような子どもたちにもやはりいくらかの希望があると感じ始めたのです。六カ月後、メリーは自宅へ戻り、ニーラジのために特別な教育者を雇う決心をしました。しかし引き受けてくれる人はほとんどいませんでした。近所の友人や学生が買って出てくれましたが、長続きする人は誰もいませんでした。やっと教師を見つけたとき、彼女は感謝のあまり、その教師を王族のように扱いました。その教師は、地元の学校制度の校長や教育者たちと密接なつながりをもっていました。しかしある日、メリーはどうしても気になってこっそりと様子をのぞき、そしてその教師がニーラジを叩いているところを見てしまったのです。数週間は、彼女は何も言いませんでした。いつの日かニーラジを彼にふさわしい学校へ入れるための人間関係とチャンスを失ってしまうのではないかとひどく恐れたのです。かなり悩んだ末、彼女はようやくその教師に辞めてくれるよう頼みました。メリーは、ニーラジのために一つの学校も見つけてあげられない欲求不満に駆られながら、自らわが子の教育を引き継いだのです。

中流階級のインド人は、大多数がわが子を私立学校へ入れます。高額なところも多いですが、それでもほとんどは十分手が届き、月数ドルに相当する程度です。一九八七年、ニーラジが五歳の時、ラタンはニューデリーへ転勤することになりました。しかしニーラジを受け入れてくれる私立学校は一つもありませんでした。メリーは、精神遅滞のある人たちのための政府の学校では、ニーラジはきっとついていけないだろうと確信していました。インドの学校制度も以前よりは資金提供されるようになりましたが、現在でも政府の学校が対象とするのは貧困者の子どもたちだけです。なかにはあまりにも荒れ果て、とうてい学校には見えないところもあります――カーペットが一枚敷かれ、運がよければ、四方を囲む壁があるだけです。

現在、インドには三億人を超える子どもたちがおり、おそらくそのうちの二億人が初等教育年齢に相当します。しかし、政府の二〇〇四学年次の初等教育予算は、わずか十三億ドル程度、すなわち子ども一人につき約六・五ドルです。ユニセフによれば、田舎の小学校でトイレがあるのは六校あたり一校だけです。一億人の子どもたちは学校に行ってさえおらず、その多くは女の子です。それは彼女たちの親が、家事、賃金労働、あるいは畑仕事を彼女たちに頼っているからです。約二百万人の子どもたちには、何らかの点で精神的な障害があるという推定もあります。しかし、メリーが気づいたように、精神遅滞のある子どもたちのための学校はほとんどなく、軽度遅滞のある子どもたちのための学校となるとさらにずっと少ないのです。そして、彼女が自分自身の学校、オープン・ドアを設立するまで、自閉症専門の学校は一つもありませんでした。

ニーラジは、夜中眠っていることはほとんどありませんでした。しばしばひっきりなしに叫び、排泄物を自分の身体に塗りつけ、宝石類やレコードプレーヤー、本など、メリーの持ち物の多くを破壊しました。いったいいつまでこんなことを続けていられるのだろうという思いから、彼女は、*Final Exit*（邦訳『安楽死の方法（ファイナル・エグジット）』徳間書店）という、自殺幇助に関する本を購入しました。万一それが必要となるといけないからという、ただそれだけでした。あなたはご自身の命、息子さんの命、それともその両方に終止符を打ちたいと思っているのですか、と私は彼女に尋ねました。「今まで一度たりとも、そのような決断を下すところまでは行っていません」。彼女はそう言いました。彼女はそれまで一度も、自分自身の幸せのために専門のカウンセリングを受けたことがありませんでした。自分が自閉症であるわけではないのだから、そのようなことは筋が通らないと彼女には思われたのです。彼女に対する夫の支援は、主に経済的なものでした。週に六日、彼は朝早くから仕事に出かけ、夜遅くに帰宅しました。彼はメリーとニーラジの両方から自ら距離を置き、離婚は時間の問題でした。

英国では、教育者たちは自閉症について少なくとも何らかの経験をもっているのですが、メリーにはニーラジを英国にやるだけの経済的な余裕がありませんでした。かといって、自宅ではひどい事態になっていました。ニーラジがふらふらと出ていって道に迷ってしまったり、家の中であらゆるものを壊してしまったりしないように、メリーはドアと窓に鍵をかけ、ニーラジの住む空間をますます小さく制限していきました。それはそれで役に立ちましたが、それでもまだ、どう対処したらいいのかわからないという問題がありました。ニーラジは十歳のとき、お風呂に入るのに抵抗したことがありました。排泄物が塗りたくられているときでさえです。メリーはとうとうお手上げとあきらめ、反応しないことにしました。おそらく無視したことが功を奏したのでしょう。あるいは発疹や悪臭が不快だったのかもしれません。理由はともかく、彼は数週間のうちに抵抗しなくなりました。

メリーは、ニーラジのための学校が一つもないのなら建ててしまえばいい、と決意しました。その学校は「オープン・ドア」と呼ばれ、メリーのアパートで、その唯一の生徒、ニーラジと共に始められました。数週間以内に、自閉症のある少女が加わり、その試みはうまくいきそうでした。生徒たちは二人とも、彼らの最も不適切な行動をやめつつありました。数年のうちにさらに多くの生徒が入学し、オープン・ドアは、自閉症の子どもたちを教育するための唯一の場として、デリーの精神医学と児童学に関連するコミュニティで知られるようになりました。ある父兄の家族が学校に校舎を提供するために、ヴァサントクンジと呼ばれる、デリーのよい地区にある、こじんまりとして居心地のよい空きアパートを寄贈してくれました。子どもはごく少数でしたが、それはインドには自閉症のある子どもが少なかったからではなく、診断をもつ子どもがそれだけ少なかったからです。

現在、メリーは、アクション・フォー・オーティズム、オープン・ドア、および国立擁護・研究・リハビリテーション・トレーニング・センターの理事です。オープン・ドアには三歳から二十一歳までのおよそ六十人の生徒がおり、教師と生徒の比率は二対三です。ここは今でもデリー全域で自閉症のある子どもたちのための唯一の学校です。オープン・ドア以前、自閉症のある子どもたちは、ダウン症候群や脳性まひといった、さまざまな異なる障害のある子どもたちとただ一緒くたにされていました。センターでは、カウンセリング、診断のための検査、専門医などへの照会を提供し、母親教育プログラムを後援しています。プログラムには、女性たちがデリーや北インドのその他の都市から最大三カ月のトレーニングと教育指導を受けにやってきます。彼女たちは、わが子の教育プログラムの計画を援助する方法、自閉症関連の情報を見つける方法、および国内外の他の親や専門家間のネットワークに参加する方法を学びます。さらに彼女たちは、応用行動分析療法、および日常生活技能と学業の両方をわが子に教えるための実践的なテクニックも学びます。

インドでは、自閉症のある子どもたちのほとんどが精神遅滞に分類されます。そのためメリーは、自閉症という診断が実際に重要であり、自閉症のある子どもたちのための教育的、医学的介入が、精神遅滞を主な診断とする子どもたちのためのそれとは異なることを、医師、教育者、および政府関係者たちに知ってもらうために親御さんたちを結集しました。一九九九年、彼らは政府に自閉症を一つの障害として承認させることに成功しました。残念ながら、一九九五年の障害者法の改正を訴える彼らの陳情運動は実を結びませんでしたが、「ナショナルトラスト」と呼ばれる、政府の保護規定に関する記録文書の中で自閉症を承認させることには成功したのです。

メリーはまた、社会公正省に働きかけ、アクション・フォー・オーティズムや他の組織団体に特別支援教育の資格免許の授与と、そのための要件の設定を認可させることにも成功しました。アメリカ人心理学者、タマラ・デイリーと共に、メリーは、小児科医の自閉症に対する認識についての調査を企画しました。それは、自閉症の診断をそれまでに行ったことがある医師がどれほど少ないかを証明する一方で、インドの貧しく辺鄙な地域の医師に、有益な情報を提供するものでした。

彼女は、ニーラジが初めて診断されたときのことをよく覚えています。「私は茫然としてしまいました。大きな津波が襲ってきたかのようでした。あの一カ月間ずっと、私は自分に問い続けていました。『私は何をしたらいいのだろう、何をしたらいいのだろう』って。私は、あのような無力感を他の親御さんたちに味わってほしくありません。ぞっとするような気持ちなのです。でも、あれが私の人生を変えたんですよね」

第10章

規則を破る

米国でなら自閉症と診断されるであろう子どもたちのほとんどが、インドでは精神遅滞、あるいはパゴル（ヒンディ語で気違いを意味する）と呼ばれます。そのため、インドには自閉症診断の「流行」は一切ありません。精神遅滞かどうかの決定は、たいてい小児科医によってなされます。インドには精神科医はほとんどいませんし、児童精神科医は事実上一人もいないと言っていいでしょう。私の知るかぎり、インドでは自閉症研究者もまれですし、インドで今までに疫学的調査を実施した人は一人もいません。そのため、わが子が自閉症なのではないかとの疑いを抱く親御さんたちは、通常、インターネットから情報を入手しなければならないのです。私の知っている南アフリカの親御さんたちと同様、インドの親御さんたちも、もし誰か労をいとわずにそれを調査しようという人がいれば、北米や英国での調査から導き出されたものと同じ数値や有病率がインドでも報告されるだろう、と考えています。

自閉症の診断を実際に受けた子どもたちの家庭では、何らかの種類の薬か、さもなければビタミン療法を試みるのが一般的です。しかし多くの場合、彼らはその診断を秘密にしておきます。スティグマがそれほど大きいからです。ニューデリーに二人いる、訓練を受けた児童精神科医の一人、アミット・センによれば、彼の患者さんの拡大家族のほとんどは、自分たちの中に精神科医療を受けている者がいることを知らないと言います。ときどき彼は、それでよかったと思うことがあるそうです。というのも、彼の言葉を借りれば、「祖父母たちがお決まりのように治療過程を台なしにしてしまう」からです。インドにおける自閉症への認識が高まるにつれて、自閉症はここ十年の間にそれほど内密にされることが少なくなりました。そしてその診断はますます一般的になりつつあります。「インターネットのおかげで、インドでは人々が自閉症について今までになかったほど多くのことを知るようになりました。それは素晴らしいことです、本当に」。アミット・センは言います。しかし、インド人たちの多くは、流行があると結論するより、自閉症が精神遅滞や狂気よりも正確で有効な診断であると結論するでしょう。

米国と同じようにインドでも、精神科医や心理学者は、小児科医からの紹介を頼りにしています。しかし多くの場合、何も彼らは安心して小児科医にそれを任せているわけではありません。彼らは、小児科医というのは自閉症についてよく理解していない、あるいはお金を支払ってくれる患者さんを手放し、専門家に引き渡してしまうことを恐れているかのどちらかだ、と考えています。実際、自閉症のある子どもを最初に診るのは小児科医であるにもかかわらず、インドには、そのさまざまな兆候は言うまでもなく、自閉症についてよく理解している小児科医はほとんどいません。二〇〇五年一月に私は、デリーの一等地で大きな小児科クリニックを開き、周囲からの尊敬を受けている小児科医を訪ねました。「正直申し上げまして、教授……」。彼は言いました。「私の診察を受けに来た一風変わった子どもがはたして自閉症なのかどうか、わからないことがよくありました。実際、私にはただ、そのお子さんが普通ではないということしかわからなかったのです。しかし、ダスティン・ホフマン演じる『レインマン』は確かに見ましたから、大人を診断することなら私にもできるかもしれません」。インド中の医師や一般の人たちと同様、彼も、男子のほうが女子と比べて話し始めるのが遅いことから、話し言葉の遅れについてはまったく心配ない、と言いました。

タマラ・デイリーは、メリー・バルアと共に、インドにおいて自閉症の啓発のために活動しているアメリカ人心理学者です。彼女はインドのいくつかの都市で調査を実施しました。彼女は、インドの多くの医師が実際には自閉症について何がしかのことを知っていながらも、診断を下すことには乗り気でない、と確信しています。その理由は、助けようにもどうすることもできないと医師たちが思っているから、あるいは、彼らが会う家族たちは無学あるいは満足に教育を受けていない人たちが多いため、自閉症の意味を理解できないだろうと彼らが考えているから、ということです。一九九九年まで、インド政府は自閉症を診断として認めていませんでしたが、一方、精神遅滞という診断は十分に一般的で理解されています。というのも、どの村にも少なくとも何人かは精神的な障害のある人がいるからです。デイリーが言うには、あらゆる精神的な能力を正常かあるいは遅れているかのどちらかに分類する傾向がある、ということです。

小児科医の見方からすると、自閉症という診断を与えてもほとんど役に立たないということになります。自閉症のある子どもたちが利用できるサービスも、学校も、治療もまったくありませんから、診断を与えたところで苦しみとスティグマをもたらすだけ、ということなのでしょう。医師は、発達上の問題に関する診断は何であれ、できるかぎり先延ばしにします。精神遅滞でさえです。

私がニューデリーで会った、ロヒットという名前の十代の少年のことを考えてみましょう。

ロヒットが二歳になる前から、彼の両親は何か問題があることに気づいていました。彼はあまり話をしませんでしたし、対人的やりとりにまったく興味を示しませんでした。柔軟性のない、パターン化された行動が見られ、奇妙な足取りで歩きました。ロヒットの両親は宗教的な治療家を試してみましたが、彼の行動に何の改善も見られなかったため、医師に診てもらうことにしました。そしてその医師は、彼を精神遅滞と診断したのです。

ロヒットは、五歳になるまでに自動車のナンバーを記憶することに最も興味をもつようになり、自動車の種類と型を見極めるのに偉大な才能を示しました。八歳になるまでには、彼の話し言葉は、まだ遅れてはいたものの発音が明瞭になり、流暢になりました。しかし、彼には一人も友だちがいませんでした。彼は依然として人前で母親にキスをし、抱きつきました。このようなことはインドでは不適切とみなされます。しかも彼は、近所の人たちに話しかける際に、実に不愉快な言葉を使いました。ロヒットにはもっと活発な対人環境が必要である、と小児科医は言いました。しかし、公立の小学校はどこも彼を受け入れてくれそうにありませんでしたから、彼の両親は月に六十ドルを支払い、特別なニーズのある多様な子どもたちのためのよい私立学校に彼を入学させました。その小学校の子どもたちの多くは、目が見えない、耳が聞こえない、精神遅滞、あるいは小児まひがある子どもたちでした。ロヒットは「精神遅滞」という診断で入学したのです。

六年後、ロヒットは十四歳になりましたが、彼の対人的な障害は相変わらずでした。その頃、英国で教育を受けたデリーの精神科医が、自閉症も含めた発達障害について親たちに講義をするために学校にやってきました。そして、CARS（小児自閉症評定尺度）という、自閉症に特化した評価尺度を生徒たちに実施するよう学校側に要請しました。それはまず、さらに詳しい診断評価を行うために、可能性のある症例をスクリーニングしようというものでした。ロヒットの両親は抵抗しました。彼らはすでに長年にわたって何十人もの医師に会い、その都度ロヒットは精神遅滞であると言われてきたのです。彼らはすでにその診断で落ち着いていました。

講義の後、それでもまだ自閉症についてほとんど何もわからないまま、彼らは学校の理事に言いました。「ロヒットが自閉症のはずがありません。なぜなら彼は、身体的にはどこも問題なく見えますから」。それから十カ月後、学校側は何とか両親を説き伏せました。ロヒットは検査を受け、その後、自閉症と診断されました。さらなる検査からも、精神遅滞の根拠は一切明らかになりませんでした。実際、彼のIQは標準を超えていました。精神科医は、すぐに少量のサートラリン（ゾロフト）を処方しました。三カ月とたたないうちに、家族から、ロヒットの対人関係が顕著に改善したという報告がありました。ロヒットにとって適切な治療を受けるまでに、彼らは十三年を要したのです。

インドでは、医師と親御さんたちの間に分離が生じてきています。医師がしばしば時代遅れの医学文献に頼っているのに対し、親たちはますます情報通になってきているのです。親御さんたちの情報源はインターネットです。どの国かにかかわらず、私が今までに耳にした自閉症の話も、ほとんどすべてがインターネットから得たものです。インドの親御さんたちの中には、グーグルアラート［訳注：利用者が指定したトピックに一致するニュース記事がオンラインで配信されたときに、メール送信される機能］をセットし、世界中のどの新聞であろうと自閉症についての記事はすべて毎日通知されるようにしている人が大勢います。

インドでは、自閉症はゆっくりとですが確実に、奇妙なものでも、恥ずべきものでもなくなってきています。膨大な記事と情報の宝庫であるメリー自身のウェブサイトでも、よい意味での混乱状態が生じています。検索エンジンに「インド」と「自閉症」という単語を打ち込んでみてください。すると、たいていのエンジンで最初に行きあたるのは、アクション・フォー・オーティズムでしょう。しかしながら、アメリカのウェブサイトの情報のほうがもっと権威があると考える人も大勢います。コンピュータを所有するインドの家庭では、バンガロールのインド国立精神保健・神経科学研究所やメリーのアクション・フォー・オーティズムに相談するのとまったく同じように、ワシントンDCの米国自閉症協会やニュージャージー州プリンストンの自閉症研究全国同盟、あるいはカリフォルニア州デイビスの神経発達障害医療研究所

(Medical Investigation of Neurodevelopmental Disorders Institute) などから出された情報を入手するだろうと考えられます。

インドの人たちは西欧のテレビもよく見ています。あるインタビューの中で、デリー出身のベンガル人の女性が私に、彼女の夫は『ベイウォッチ』〔訳注：カリフォルニアのサンタモニカ湾沿岸のベイウォッチ（水難監視救助隊）の活躍を描く人気ドラマ〕を毎回必ず見ていると言いました。放送のある回で、ドラマの夫婦が精神的に障害のあるわが子を公の海水浴場に連れていったことがありました。この回の後、夫は息子を友人や隣人たちから隠さないようにすることに同意した、と彼女は私に話してくれました。

ある日私は、オープン・ドアから出てくるわが子を迎えに来ている三人のベンガル人の母親たちに話しかけました。そのとき私は、彼らの会話に、私が米国で耳にしたことがあるポジティブな議論のいくつかとの顕著な類似点があることに気がつきました。アルバート・アインシュタインとアイザック・ニュートンは高機能自閉症の人物なのではないかということは、米国でしばしば親御さんたちの話題になります。たとえば、ニュートンはほとんど話をせず、友だちもほとんどいませんでした。対人的にひどく不器用だったと言われています。インドでこのような比較をする場合には、宗教上の人物が引き合いに出されます。ベンガル人の女性の一人が私に、「ご存じかしら、私たちの神シヴァは、自閉症の人に似ているのです。彼は他人と関わることができず、裸で歩きまわっていたのですよ」と言いました。すると他の女性たちも顔を輝かせ、話に加わりました。「彼には友人が一人もいなかったのよ！」「そうなんです。彼は世界と完全に断絶していたんです」「彼は普通じゃなかったのよ」。もちろん彼らの言ったことは正しく、だからこそシヴァの義理の両親は、自分たちの娘が彼と結婚するかもしれないと知って激怒したのです。

「ラーマクリシュナ〔訳注：十九世紀インドの神秘的思想家〕も自閉的だったと聞いたことがあります」。一人の女性が言いました。しかし彼女は、その理由を述べることができませんでした。彼女が言及したベンガルの聖人、シュリ・ラーマクリシュナ・パラマハンサは、無学で風変わりな人物でしたが、インドでは崇敬されていました。彼は子どもの頃、女の子の洋服を着て女の子のようにふるまい、ときには自分は未亡人か、見捨てられた妻であるかのようなふりをすることもありました。そしてマドゥーラ・バーヴァを通し、クリシュナ神を熱愛していたのです。マドゥーラ・バーヴァというのは、自分の愛する人を求める女性の非常に霊的な願望です。彼は、パゴル（気違い）である一方で、神々しい霊感があるとも思われていました。

インドには、尋常ではない聖人や、特別な能力をもっているけれども適切な対人関係をもつことができない神聖な男女をめぐる長い伝統があります。実際インドでは、極めて特異な人たちにさえ、祭儀や寺院関連で何らかの役割があるのです。苦行者がいますが、彼らは米国でならすぐさま精神病と診断されるであろう人たちであり、もじゃもじゃの髪で、修行のために自分の肌にフックを突き刺し、そのフックで重い荷車を引くような人たちです。このような状況では、母親が、自閉症のあるわが子は文明という悪に汚されていないのだと述べるのを聞いたとしても、それほど意外ではありません。彼女たちは、「純粋」や「神に近い」といった表現を用います。実際、ヒンドゥ教の理想的な人生行路における一つの重要な段階とは、対人的世界からの最終的な離脱、社会生活の放棄であり、社会とのつながりや家庭での義務を一切捨てた林住者に対しては、最大の価値が与えられているのです。

似たような例は、世界の他の地域でも見られます。たとえば一九九〇年代、ハレディと呼ばれる、イスラエルの超正統派のユダヤ人グループが大規模な公開集会を計画しました。そこでは、自閉症の子どもたちがラビからの質問に応じて、ファシリテーターの指をコンピュータあるいはタイプライターのキー上で動かしました。これは、米国で「ファシリテイティッド・コミュニケーション」すなわちFCとして知られる方法です。しかしこのような方法で、自閉症のある人たちが自分たちに備わった、洗練された、抽象的で複雑な思考を伝えることができると信じる科学者はほとんどいません。ファシリテーターは当の子どもが自分の手を動かしていると思い込んでいることがありますが、実際には、ファシリテーターがコミュニケーションを伝えている人物であることを科学者は明らかにしました。しかしこの超正統派のユダヤ人たちは、その言葉が子どものものであるように見せかけているわけではありません。神聖な言葉、子どもを通して伝えられた魂の世界からのメッセージであるとしているのです。自閉症のある子どもたちというのは、自閉症として生まれ変わった前世の罪人であり、生きている者たちの罪を厳しく罰してコミュニティの価値を主張するためにこの世に送り戻された、と彼らは信じています。自閉症のある、言葉を話さない幼い子どもたちがファシリテーターにタイプで文章を打たせます。それは、生理中の女性とセックスをした、あるいはトーラー〔訳注：ユダヤ教の律法〕を学ぶのを怠ったとして人を強く非難するような明晰な文章です。なかには、重度の自閉症のある七歳の少年が、一九九六年にベンジャミン・ネタニヤフの首相への立候補を支持したというケースさえありました。ラビによれば、これらはタルムード〔訳注：ユダヤ教の口伝律法とその注解の集大成〕の論点を証明したと言います。その論点とは、エルサレムの神殿の破壊の後、預言者たちから預言が「受け継がれ、愚か者と子どもたちへ与えられた」というものです。

インドの異常なまでの文化の多様性――米国の約三分の一の大きさの国に四百近い異なる言語が存在する――にもかかわらず、ヒンドゥ教徒の子育ての慣例は非常に一貫しています。ヒンドゥ教徒のどのコミュニティでも、母親と子どもは生後二年間、ほとんど離れることはありません。母親は家事をするときでもわが子を背中におぶっています。二歳あるいは二歳半になるまで、子どもは最も大切な存在です。子どもは母親と一緒に眠ります。お乳はいつでもすぐにもらえるので、いつまでも泣く必要はありません。離乳はたいてい二歳から三歳の間に行われますが、下に弟や妹がいない場合には、五歳か六歳になるまで母親のお乳をもらうケースも少なくありません。

概してヒンドゥ教徒の男の子は、五歳頃まで母親と強く結びついていますが、その頃には母親はもう子どもを甘やかさなくなり、子どもは父親と父親の拡大家族の世界に入っていきます。インドの精神分析家の中には、子どもと母親との結びつき、とりわけ息子と母親の結びつきは非常に密接で、ほとんど病的なほどである、と示唆する人もいます。男の子は、母親の家族や社会全体における母親の地位にとって非常に重要であることから、息子に対する母親の情緒的な愛着——あるいは敬愛——は、西欧的な観点からすると過剰に見えることもあります。対照的に、父親は幼いわが子に関与しないのが一般的です。とはいえ、子どもが母親と一心同体である間も、父親と拡大家族は常にそばにいます。母親は、徐々にわが子を乳離れさせるだけでなく、母親に依存することもやめさせ、わが子を拡大家族、すなわち父親や、比喩的に言えば何十人という母親たちの懐へと押しやっていくのです。

息子が小学校に上がる頃、母親は本質的に息子との縁を切ります。私はもうおまえのことは知らないよ、とそれとなくほのめかし、わが子に冷たくします。関心を引こうとする行動を思いとどまらせ、自制を促すのです。そして、ときには子どもを甘やかすことがあったとしても、その後で彼らを拒絶します。たとえば、母親はこう言うことがあります。「ミルクを飲んだんだから、さあ、家から出ていきなさい」。他の親戚たちは子どもが自主的に母親をあきめるよう、子どもの背中を押してやります。彼らは子どもを独立させるのではなく、むしろ拡大家族か共同家族のどちらか、あるいは両方へと子どもを導き、個人のアイデンティティというよりも家族のアイデンティティを深めさせます。しかし、この構造は急速に変わりつつあり、インドの都市部やディアスポラ〔訳注：ユダヤ人居住地〕では特にそうです。これらの地域では男女が、個人主義に高い価値を置く競争的な経済市場へ参入しつつあります。しかし、アメリカ人の子どもの半分近くが片親の家庭で生活する時代においても、アメリカ人が核家族を理想的と考えるのとちょうど同じように、因習的なヒンドゥ教徒の家族の理想像も根強く残っています。しかしながら、アクション・フォー・オーティズムの女性たちにとってみれば、自閉症は、わが子を拡大家族あるいは共同家族のどちらかに溶け込ませたいとする願いを粉々に砕いてしまったのです。

世界では一般的に、自閉症というのは対人的な結びつきが切れていることに関連する障害であると考えられています。これはインドにも当てはまります。しかし、自閉症に関してインド文化に特徴的なのは、自閉症のある子どもは概して拡大家族とのつながりが切れてしまい、母親との結びつきが保たれるということです。自閉症のある子どもの母親は、義理の親族に、わが子の子育てにおいてより大きな役割を担ってくれるよう気楽に求めることはありません。インドの母親は、わが子を誰にも任せないのです。口をきかず、精神遅滞を伴う自閉症の子どもの母親は、たとえ拡大家族が喜んでその子どもを受け入れてくれようとも、わが子が母親から離れて拡大家族とより多くの時間を過ごすことができないことを知っているのでしょう。おそらく母親は、アメを食べてもいいか、あるいはゲームをしてもいいか、おじいちゃん、おばあちゃんに聞いてごらん、というような、簡単な子離れのそぶりを試してみることさえないでしょう。子どもに冷たくするといったような、分離を促すためにヒンドゥ教徒の母親が用いる共通の行動は、子どもがその意味を理解できなければ何の効果もありません（たとえば、遠い親戚に子どもを手渡し、「その子を連れていってちょうだい！　もうそんな子はいらないから！　私はもう十分その子の世話をしたわ！」と言うようなこと）。

私が出会ったある夫婦、シュブラと夫のラジブは、ラジブがデリーに転勤になるまで、息子のゴータムと一緒に共同家族の住居で暮らしていました。「義理の親族から離れたことで、多くの点でほっとしました」と、シュブラは私に言いました。そして次のように続けました。

彼ら［義理の親族］は、私が息子の精神的問題や行動を引き起こしたと言って私を責めることは一度もありませんでしたが、彼を支援するために適切なことをしないという意味では、実際、私を責めているも同然でした。私が過保護であり、彼をあまりにも自宅に置いてばかりいるので、彼はどのように話をし、人と関わればよいのかを理解するための刺激的な環境を得られないでいるのだ、と彼らは言いました。ひっきりなしに批判されていると、しばらくして腹が立ってきます。それで、考えるようになってしまうのです。「わかったわ、どうしたらいいのかわかっているというのなら、あなたがそれをすればいいのよ。あなたがあの子の祖母なら、いずれにしてもあなたは、そうして当然なのだから」と。とはいえ、これまで何も起こっていません。でも、私にとってはそれでよかったのです。なぜなら、誰よりも私があの子のことをいちばん世話してあげられるということがわかったのですから。

ゴータムは十一歳の頃に、デリーの自宅からさほど離れていない、精神遅滞のある子どもたちのための学校に行き始めました。その一年前にトイレット・トレーニングは終わっていたのですが、彼は学校から帰宅する途中でパンツを汚すようになり、ときには両手をパンツの中に入れ、排泄物で遊ぶこともありました。あるとき自宅で、彼は誰にも彼の身体を洗わせないようにしたことがありました。そのためシュブラは、彼を洗っている間、誰かに力ずくで彼を押さえつけておいてもらわなくてはなりませんでした。数週間後、シュブラは、そのような行動をやめさせるには彼を自分の排泄物の中に座らせて、いやというほど悪臭をかがせるしかない、と決意しました。これはちょうどメリー・バルアが、かつて息子さんがトイレット・トレーニングを嫌がったときにしたことと同じです。「それはひどいものでした」と彼女は言います。「家中ものすごい匂いでした。ゴータムは、ももとお尻に発疹ができてしまいました。私は、香りのついたろうそくとお香を灯し続けなければなりませんでした。それでも私は耐え続けました。なぜなら、その行動を止めるには、それに対する反応を一切示さないようにするしかない、とわかっていたからです。夫は、『いったいいつまで君は苦しみに耐えられるのか？』と言い続けました。その苦しみは一年近く続きましたが、効果的だったと思います」

数年のうちに、ラジブとシュブラは離婚しました。シュブラはこれで、他人の目にはショッキングに映るやり方でも、自分がいちばんよいと思う方法で自由にゴータムを育てられると思いました。ゴータムは十五歳頃になると、自分の身体をより頻繁に触るようになりました。彼は、自分を性的に刺激しながらも、いったん勃起してしまうと他にどうしていいかわかりませんでした。次第に欲求不満になり、イライラして、暴力的になりました。そしてときおり、自分の身体を引っ掻き、叩くこともありました。「このような性的問題をどう扱っていいのか、アドバイスしてくれる人は誰もいません」。そうシュブラは言います。「人々が性に関して非常に多くのこだわりをもっているインドでは、特にそうです。私は、彼の周りでは決して『マスターベーション』や、その他の性的な言葉を使わないようにしました。というのも、彼がそれを人前で繰り返してしまうだろうと思ったからです。彼は、かつて『陰嚢』という言葉を聞いたとたん、それに執着してしまい、見知らぬ人に向かってそれを言い始めたことがありました。私には、性的な言葉を使わないようにする以外、どうしたらいいのかわかりませんでした」

デリーで行われた特別支援教育に関する会議で、シュブラは若いアメリカ人大学院生と出会い、彼の考えを尋ねました。ゴータムはマスターベーションの仕方を習う必要がある、と彼は考えました。彼とシュブラは、ゴータムは誰かがマスターベーションをするのを見るべきであり、できればそれは映像がいいだろう、と判断しました。しかし、どうやってそうするかを考え出すのは容易ではありませんでした。どのような性行為であれ、ビデオ録画はインドでは法律違反に当たります。そのため、ポルノ映画を見つけるのは難しく、一人でマスターベーションをしている男性の映像となると、よりいっそう難しいのです。そこでその大学院生は、自分のビデオカメラをセットして、彼自身の姿を撮影しました。ゴータムは、その映像を見たとき、最初はまったく反応を示しませんでした。しかし数日後、シュブラが言うには、どうすべきかを彼が学んだことがはっきりしました。人知れずそうすることを彼が学んだということを、シュブラは確認するだけでよかったのです。

多くの親御さんたちの目には、シュブラのとった行動は異様に映るかもしれません。しかし、この状況を考慮すると、それは完璧に意味があり、非常に思いやりのある行為だ、と私は思います。どこにあっても、自閉症のある子どもの親は臨機応変に対応しなければなりませんし、それによって効果があることを行えます。彼らはわが子が、鳥やミツバチに関する講義のような抽象的な議論を通してではなく、本物の、目に見え、触れられるものを通して、具体的に学ぶということを知っているのです。確かに、それが「実地体験的な教育」という言い回しに新しい意味を与えることは事実でしょう。しかし、シュブラがゴータムの情緒面の健康を向上させ、重要な生活技能とも言うべきものを彼に教えたことは否定できません。そしてそれは、彼女が誇りに思って然るべきことです。

アムラは、別のデリー近郊に住む、ベンガル人の母親です。彼女は自分が「ボヘミアン」になってしまったと考えています。このように言うことで彼女は、自分が自分の住んでいる社会に向いておらず、物質主義や彼女の保守的な義理の両親も含めて、社会の因習を嫌っていることを伝えようとしているのです。「夫のアニールもボヘミアンになりました。そうして彼は、夫としてふさわしくなくなってしまいましたし、あるいは少なくとも、家族を満足に養わなくなりました」と彼女は言います。「二度ほど、彼は給料ではなく、それをすべて保護施設か病院に寄付してしまったことを示す領収書をもって帰宅したことがありました」。自閉症のある一人息子のスニールが十二歳のとき、彼女の夫は突然、心臓発作で亡くなりました。通常は、長男が火葬を手配し、魂が肉体を離れていくことを示す象徴的なしぐさをしながら、故人の唇に火を置くことで点火します。

「家の中は大混乱でした」と、彼女は振り返ります。「人々が家に入ってきて、死体がそこにあり――典型的なヒンドゥ教的な光景です――そしてスニールはおかしくなりました。彼はいったい何が起こっているのか、どうして父親が自宅で横たわって死んでいるのかを理解できず、泣いている訪問者に我慢ならなかったのです。彼は指を自分の両方の耳に突っ込み、さんざん泣き叫びました。私だって十分途方に暮れていましたが、私まで彼に合わせてそのようなことをすることはできませんでした」。そこでアムラは、ヒンドゥ教徒の女性ならまずしそうにないことをしました。彼女は電気式の火葬場へアニールを連れていき、彼女自身が火葬の点火をしたのです。

最近では、都会のヒンドゥ教徒の女性が葬儀を手配し、夫を火葬にしている姿さえ見かけることがあります――埋葬するイスラム教徒とは異なり、ヒンドゥ教徒はすべて火葬です――しかし、それは依然としてヒンドゥ教の慣習に明らかに違反することですし、保守的な家庭では許されないことです。伝統的に、女性が火葬場に足を踏み入れることは許されません――これは、いかなる言語的集団か、あるいは民族集団かにかかわらず、すべてのヒンドゥ教徒において言えることです。アムラ側の家族は顔面蒼白になり、夫の家族はもう二度と彼女には会わないと明言しました。

マムタの村は、ヒマラヤ山脈の麓にあり、北インドのオールド・ブリティッシュ・ヒル駅の近くです。彼女は、ある日ジーンズにTシャツ、そしてサンダルという格好でアクション・フォー・オーティズムにやってきたかと思うと、その翌日には伝統的なインドのサリーを身につけてきました。彼女は私に、彼女の最初の子どもであるオージュは、生後十八カ月のとき、他の子どもたちとはどうも様子が違っているように見えた、と言いました。「私は彼をベビーショーに連れていきました。審査員がいて、母親たちが赤ん坊を披露するのです。赤ん坊は全員、ちょっとした課題をこなして賞品をもらいました。しかし、うちの赤ん坊は何もしようとしませんでした。私は、いったい何がいけないのかわかりませんでした。『自閉症』という言葉を知りもしなかったのです」と彼女は言いました。

ベビーショーから帰る途中で、彼女は、『アウトルック』というインドの雑誌の古い号で、発達の遅れに関する記事を見たことを思い出しました。自宅に戻ると、それをガラクタの中から探し出しました。記事には、自閉症の症状が列挙されていました。その中には、アイコンタクトが乏しい、話し言葉の遅れ、名前を呼ばれても反応できないといった、オージュにも見られる症状がいくつかありました。「それを見て、私は打ちのめされました」と彼女は言います。「あまりの辛さに、そのことを誰にも話すことができませんでした。夫にさえです。どこかおかしいということを、夫が認めようとしないことはわかっていました。私は自分の両親にも話さなかったのです」

しかしながら、マムタは夫を説得し、オージュを小児科医の診察へ連れていかせました。医師は、オージュの話し言葉が遅れているのは、彼らが山間部の孤立した家に住んでいることが原因である、と言いました。オージュをもっと刺激的な環境に連れていくよう、医師は勧めました。そこでマムタと夫は、グワリオール〔訳注：中央インドの都市〕という街へ引っ越すことにしたのです。マムタは、また障害のある子どもが生まれることを恐れて、二人目の子どもを人工中絶するつもりでしたが、夫はそのような考えを拒否しました。グワリオールでも、オージュにはほとんど改善が見られませんでした。それどころか、ますます悪化しているように見えました。そのため、彼らは再びナイニタールへ戻ったのです。

息子がだんだんと悪化していくのを見ていることに耐えられず、彼女は、夫の助言にも反対し、義理の両親の憤慨にもかかわらず、驚きで目を丸くするオージュをデリーへ連れていきました。彼の幼い妹も連れ、七時間列車に揺られてです。デリーで、児童心理学者がオージュを自閉症と診断しました。当時、彼は四歳でした。この診断を携えて、彼女はオージュとの距離を縮めようと決意しました。彼女はこう言っています。

私は、クマオンと呼ばれる民族に属しています。私たちのところには医学の専門家はあまりいません。何か問題があることは私にもわかっていました。でも、みんなを納得させることができるでしょうか？　私は幾晩も泣きました。イライラして落ち込みました。夫は私を避け、いっそう仕事に時間を費やしました。でも、今はもう問題を隠していません。私は、自分の時間のほとんどを義理の母と共に過ごします。それほど喧嘩はしません。私は義母の力強さを尊敬しています。でも実際、私は義母に背いたのです。義母は私をデリーに行かせたくないと思っていましたし、心理学者にも会ってほしくないと思っていました。今私は、ここデリーで他のお母さんたちに会うと、こう言っています。「あなたは、あなたがしなければならないことをすべきなのよ」と。

マムタの義理の母親も、彼女なりに答えを探しながら、自宅にマムタを残し、聖人やタントラ修行者に会いに丘へ出かけていきました。彼らの中には、オージュが悪魔に取りつかれていると言う者もいました。彼女はついに結論に達し、マムタにこう言いました。義理の母親自身と彼女の夫が、下層カーストの神を鎮められなかったから、孫がその罰を受けているのだ、と。

ヒンドゥ教の家族における男の子の重要性については、どれほど強調してもしすぎることはありません。息子は家系を維持し、現世と来世での成功にとって非常に重要な儀式を執り行います。そのためマムタのコミュニティでは、女の子が生まれると、不満な村の神を鎮めるために、ヤギを生贄に捧げなければなりません。そうして初めて、その後の男の子の誕生や、その子の健康が可能になるのです。オージュが生まれたときは、マムタの義理の両親が神に生贄を捧げてから、すでに十三年が経っていました。「彼らはもっと早く生贄を捧げたがっていたのです」と、マムタは言います。「でも、それを妨げることが起こり続けていたのです。ヤギを殺す準備をすれば、そのとき子どもが生まれそうになったり。でも、そんなときに大きな問題を引き起こすことなく生贄を捧げることなどできません。それから誰かが亡くなります。そうなると、いずれにしても生贄を捧げることができなくなってしまうのです」。そのためマムタの義理の両親は、ヤギ一頭につき約千五百ルピー（米ドルで約三十五ドル）の費用をかけ、十四頭のヤギをデヴィすなわち神に生贄として捧げることを約束しました。デヴィというのは、カンデナーガという名のシヴァ神の一つの姿で、僧侶が仕える山の寺院の、石を小さく積み重ねたものによって象徴的に表現されています。僧侶は、一日に二回、そのデヴィのために小さな祈りの儀式を執り行うのです。

私がマムタに、彼女の義理の両親はオージュの病気のことで彼女を責めたのかと尋ねたとき、彼女は困惑しているようでした。「彼らは、生贄を捧げなかったことで自分たち自身を責めています。でも、私が自閉症について学ぶことや、彼らのもとを離れること、そして僧侶の話ではなく自閉症センターの話に耳を傾けることに関しては、やはり彼らは私を責めるのです」

メリー、シュブラ、マムタ、その他、私がアクション・フォー・オーティズムを通して知り合った多くの女性たちは、スティグマ、伝統、あるいは法律でさえ、わが子を助ける邪魔をするのを許そうとしませんでした。彼女たちは自閉症の世界とつながっていると感じていますが、はたして流行といった、より大きな公衆衛生の問題の一部としてわが子のことを考えるべきなのかどうかについては、確かな考えを抱いているわけではありません。シュブラは私に、自閉症について手に入る情報はすべて、とりわけ米国からのものは特に価値があると考えているが、彼女も他の親御さんたちも、自閉症のことでインドでパニックが起きているとは――少なくとも今のところは――感じていない、と言いました。彼らは、ワクチンあるいは水銀について心配していないのです。「たぶん、いずれ心配することになるでしょう」。シュブラは言います。「でも私たちは、数を勘定することより、むしろわが子のための教育サービスを得ることに必死なのです」。彼女の話が途切れたとき、私が話そうとすると、彼女は私の反応を見越したようにこう言いました。「それらが関係することは、私も知っています。国である疾患が増えれば、たぶん政府はより多くの支援をするでしょう。ただ、私たちは自分の子どもの心配をする時間しかないと言いたいのです。私の息子には自閉症があります。それを取り去ってくれるものは何もありません。私は、自分でもよくわかっていないことについて抗議するために全力を尽くすつもりはありません。学校や一般の認識、スティグマへの異議を唱えるためになら立ち上がるでしょう」

こうした強く献身的な女性たちが、そもそも初めから非凡な人たちだったのかは、誰にもわかりません――ただ、国を問わず、女性はどう考え行動するべきかということについて、まるで一つのモデルがあるかのようです。しかし、自閉症が彼女たちを変えたということ、おそらく、よりよくしかも明らかに永遠に変えたということは言えるでしょう。

第II章　韓国の冬の只中

文化人類学者として、私はどの社会であれ、その社会の規則について学ぶ最善の方法は、それが壊されるのを見ることだと学びました。そのように病気もまた、それによって社会の行動規則に従って生きていけなくなったとき、私たちに自分自身について非常に多くのことを教えてくれるのです。何もかもが順調で予想通りに進んでいるときには、規則は社会生活の背後に姿を消していき、ほとんど目に見えなくなります。物事がうまくいかないとき、私たちはより多くを学ぶのです。シュブラ、アムラ、マムタ、そしてメリーの経験が、インドの精神保健医療における障壁や、ヒンドゥ社会の規則ついてどれほど多くのことを教えてくれたか、考えてみてください。彼女たちにとって、自閉症のある子どもを育てることは、一つの抵抗運動だったのです。

彼女たちがヒンドゥ教の慣習のプレッシャーを感じたように、彼女たちにとって対処しなければならなかった妨害とは、集団的なものでした。しかし、たとえ私たちが社会的なスティグマをすべて取り除くことができたとしても、彼女たちは依然として個人的で情緒的な混乱を抱えたままでしょう。なぜなら疾患というものは、どれほど私たちがそれを本質的に生物学的あるいは物質的なものとしてとらえたとしても、親、家族、そしてコミュニティにとって、人生をすっかり変えてしまう経験だからです。作家のスーザン・ソンタグはかつて、疾患というのは生物学的な出来事としてのみとらえたほうがよい、と論じました。彼女は、疾患を比喩的に、懲罰的な意味で用いることに反対しました――結核がかつて死の象徴であったこと、あるいは社会悪をがんにたとえて話すようなことです。そして、もし私たちが病気についての非物質的な論議をやめることができれば、スティグマは減り、エイズやハンセン病のような最もスティグマの大きな病気に苦しんでいる人たちだけでなく、精神疾患のように比較的目に見えない苦悩を抱える人たちも含めて、病む人たちに対する社会的な支援がより増えるだろう、と彼女は主張しました。しかし、もしがんを、たとえば単なる腫瘍としてとらえたら、私たちは人間の経験の複雑さを容易に見逃してしまうでしょう。もし自閉症を単なる脳の障害としてとらえたら、この病気をめぐって人々が日々経験する小さな勝利を私たちは見過ごしてしまうかもしれません。

女性たちがわが子の自閉症とどのように闘っているか、その多様なあり方について私がこれまでにお話ししてきた物語は、「疾患（disease）」と「病気（illness）」という言葉の違いを理解するうえでも役に立ちます。医療人類学者のアーサー・クラインマンの見方では、疾患というのは私たちの身体の器官や組織に何か問題があるときに起こるのに対し、病気というのは、私たちの肉体または社会で機能する能力におけるネガティブな、あるいは求められていない変化の経験であるといいます。とすると、自閉症は疾患と病気の両方であり、それ以外の何ものでもありません。

自閉症の経験は、たとえ同じ国の女性であっても、大幅に異なっていることがあります。これらの経験は、それぞれの女性が住んでいるコミュニティの種類、家系、文化で尊重される性別役割、および自宅でのそれらの担われ方、多様性と違いに対する文化の寛容さ、さらには本人の人格や、最も身近な人々からの厳しい批判にもかかわらずわが子を世話していこうとする個人的な意思によってさえも、形づくられます。スンミは、韓国のスヨンという名前の、自閉症のある九歳の少女の母親です。彼女にとって、自閉症という病気は、彼女の文化における、彼女が軽蔑する側面に光を当てるものです。

「人は、犠牲者となることを免れることはできません」。私たちが彼女のソウルのアパートにいたとき、スンミが私に言いました。「私は、先祖の憤り、民族のハン（恨）を受け継いだのです。『ハン』というのは、韓国語から容易に訳せる言葉ではありません。それは、現在も進行中のトラウマの意識、解消されない不公平さに対する苦悩を表しています。ハンは大きくなり、次の世代へ引き継がれる可能性があります。そして各世代の人たちは、どのような方法――復讐、革命、和解、あるいは寛容さ――であれ、いつか自分たちがそれを克服できる理想郷のような未来を待ち望んでいるのです」

スンミにとって、自閉症のある娘のスヨンは、ハンのもう一つの表れです。つまり、チョラドと呼ばれる低開発地域に住む民族に対して、過去数世紀にわたって行われてきた不正から、彼女が受け継いだ苦悩が姿を変えて現れたものなのです。しかし彼女は、自分の憤りを何かポジティブなものに変えたいと思っています。彼女は、スヨンを不正の象徴としてではなく、彼女が正しく行えることの象徴として考えたいのです。スンミはそれを次のように言いました。「私は、ありえたかもしれないことに思いをめぐらすのは好きではありません。これが私の人生なのですから。私はまるで、常に真冬にいるかのようです。春へ向かって進んでいくこともできますし、すべてが悪くなり始めたときに戻ることもできるのです。今はまだ春ではありません。でもいつか、私にも春は訪れると思います」

スンミのポジティブな姿勢は、韓国の最も有名な民話、『チュンヒャン伝』を思い出させます。それはシンデレラのような物語で、美しいけれども貧しい若い女性が、無理やり彼女を服従させようとする腹黒い役人の乱暴な試みに見事立ち向かう、というものです。その役人がとうとう牢屋に入れられたとき、チュンヒャンは、どうか彼に情けをかけてあげてほしい、と政府に懇願します。もし彼がいなかったら、私は徳の高い女性になるチャンスを決して得られなかったでしょう、と彼女は主張するのです。同様に、スンミも、自分は自閉症に感謝している、と言います。彼女は、自閉症のある子どもをもつことで、自分はよりよい人間、母親、および、そして姉になることができた、と確信しているのです。これを表す韓国の言葉がありますハンの一タイプで、「チョンハン（情恨）」と呼ばれます。それは、ポジティブな感情を用いてネガティブな感情を克服する能力を表すものです。

ときどきスンミは、私がこれまでに会った自閉症の子どもの母親たちの多くと同じように、どの献身的な母親とも変わらないように見えることがあります。わが子のことを心配し、わが子にとって最善なことだけを求め、さらに男性が支配する社会で女性であることの余分な負担まで担っているのです。しかし、もっとよく注意してみると、そこは別の世界です。彼女の心配は別のことにあり、彼女の選択肢はもっと限定されており、彼女が思い描く娘の将来はありふれたものではなく、より限定されているのです。スンミの日常生活は、私の日常生活よりもはるかに、自閉症が単なる診断カテゴリーの一グループではなく、社会の厳格な規則や期待へとつながる窓であることを、彼女に思い起こさせるのです。

ときどきスンミは、地方の田舎に憧れることがあります。そこでなら、スヨンも改善するかもしれないと思うからです。自閉症のある二人の子どもが、一人は田舎の農園に、もう一人は高層ビルが立ち並ぶ都会にいるとします。彼らは同じ疾患を抱え、よく似た症状、よく似た言語の遅れ、様式化された動き、対人的障害をもっているかもしれません。しかし病気としては、田舎における自閉症は、都市におけるそれとは異なります。このような別の経験を娘に与えてあげたいという彼女の切実な願いは、深い文化的信念を反映しています——それは、場所についての、病気についての、そして母親であることについての思想です。しかしそれは、韓国に限らず世界の他の地域においても存在する、よくある都会と田舎の違いに対する彼女の敏感さをも反映しています。

韓国南西部のチョラドの山間部にあるスンミの故郷では、小学校は生徒不足のために閉鎖されてしまいました。若者はほとんどどこにも見当たりません。私が数日間滞在したある村には百世帯ありましたが、住民はわずか一二六人で、しかもそのほとんどが未亡人でした。チョラドも、韓国の他の多くの地方と同じです。大都市、特にソウルで幸運を見つけようと、みんな出ていってしまったのです。子ども、親、そして土地を世話するために村に留まっている人は少数にすぎず、たいていが息子か、最も年長の子どもです。村には若い女性がほとんどいないことから、これらの男性たちの多くは、郵便やインターネットを通じて紹介される東南アジアの女性たちと結婚します。結婚するとすぐに、彼らは、ほんの十年前であれば国際結婚などばかばかしいと思われたであろう土地で、共に暮らすのです。韓国は民族学的に均質な国で、外国人労働者はほとんどいません。移民は事実上、皆無と言えるでしょう。

農村地域は韓国では軽視されることが多く、政府からも長い間無視されてきました。そのため、チョラドは世界的に豊かな国の中にありながら、最も開発が進んでいない地域のままなのです。チョラドの住民は差別と逆境には慣れっこで、自分の階級や社会的地位を向上させるのは難しいと思っています。彼らはソウルでキャリアを築くことを、素晴らしい成功と考えます。ソウルには現在、韓国の四千四百万の人口のうち、二五％以上が暮らしているのです。

おかしな矛盾が存在すると言えるかもしれません。そこでは、若者たちがパソコンをもちインターネットにアクセスする一方で、多くの家には電気やガスが通っていないのです。家庭でのうっかり事故で最もよくあるのは、屋外トイレで携帯電話を落とし、なくしてしまうというものです。

それでも、あちこちで二、三の質問をしたところ（「話がうまくできない子どもはいませんか？」「ここには脳に障害のある子どもはいませんか？」）、私は山間部のある郡で、十六歳の少年と九歳の少女を見つけました。彼らのことは誰もが知っているようでした。しかも、私が床屋と地元の食糧雑貨店の店主に彼らのことを話したとき、不快さや憐れみを示す様子は少しも見られませんでした。少年の母親は、彼のことをピーターと呼んでほしいと言いました。ピーターは自転車が得意で、満面の笑みを浮かべて手紙や小包を配り、二つの村のメッセンジャーとして貢献していました。彼は二カ月に一度、医師の診察を受け、不安と反復行動のいくつかを和らげるために、抗精神病薬を少量処方されていました。一方、少女はスリンとい い、彼女は、ダウン症や脳性まひ、精神遅滞のある子どもたちのための特別支援学校に通っていたことから、シングルマザーの母親と一緒に村にいるのは週末だけでした。しかし、彼女のことも全員が知っていました。彼女の自宅の部屋は愛らしく、ピンク色で、レースのカーテンが掛けられ、ぬいぐるみやディズニーのキャラクターが置かれていました。母親によれば、彼女は注意を払えるように、学校で薬を飲んでいるということでしたが、母親はそれが何と呼ばれるものか知りませんでした。このような村では、世界保健機構が長年ずっと議論してきたことを立証することができます。つまり、精神障害のある人たちは、都会の産業化された社会よりも、都会から離れた産業化されていない社会にいるほうが、時が経つにつれて、うまくやっていけるようになる、ということです。

人口千百万の都市、ソウルでは話が違ってきます。見て見ぬふりをする人が多いのです。「うまく話ができないお子さんを知りませんか？」という質問をしても、たいていは返事が返ってきません。その理由の中には、その子の家族を辱めてしまうのを恐れて、人々がこのようなことを話題にしたがらないということがあります。そしてまた、ときには自閉症のある人たちが世間から隠されてしまうこともあります。治療を受けないままになることが多く、地域生活になじむことはめったにありません。自閉症のある子どもたちの中には、通常学級に通う子どももいますが、そこでは長続きしません。特別支援学級や教育支援員がほとんど存在しないからです。中学校の最終学年までに、高機能自閉症の子どもたちを除いて、ほぼ全員がホームスクーリング［訳注：家庭で学校教育の課程を受けること］を受けるか、あるいは身体障害のある子どもたちと精神障害のある子どもたちの両方を対象とする学校に入学します。本書の執筆時点では、韓国の公立高校には特別支援教育サービスはまったくありません。

とはいえ、障害がある人たちが村では生活しやすいと言っているのではありません――軽度の言語障害はあるもののそれ以外は正常な人でさえ、配偶者を見つける難しさは、同じ問題を抱える都会の住民と何ら変わりはないでしょう。また、親御さんたちの困惑もまったく同じです。ある男性は、私に次のような話を打ち明けてくれました。かつて彼は、絶望し、幼い息子さんを山の上へ連れていったことがありました。息子の喉を切り裂くつもりだったのですが、実際にはできなかったということでした。しかし、障害のある子どもをもつ親御さんたちのほとんどにとって、ソウルのような豊かな都市での生活は、もっとつましい村での生活よりもストレスが大きくなります。田舎生活のパラドックスの一つは、村の人たちは比較的多様性を受け入れる傾向があるということです。秘密のままにされることはほとんどなく、すべての人のための場所があるようです。子どもにとっては都市にいるほうがずっといいだろう、と田舎の地域では考えられています。しかし都市、ソウルの無秩序に広がった、見分けがつかないようなアパート団地では、大部分の人たちは隣人のことを知りません。たとえできるかぎり注意深く隣人たちを観察したとしてもです。成功へのプレッシャーがひどく大きく感じられることもあるため、各家族は、自分たちの社会的立場に悪い影響を及ぼしかねないことは何だろうと人の目から隠しておこうとします。このように人口が密集した都市で障害のあるわが子を外へ連れ出そうものなら、たちまちあなたを観察し評価しようとする見知らぬ人々があなたの前に立ちはだかるのです。

ソウルは、どの基準からしても、住みにくい都市です。交通だけをとっても、あれほどひどいものを私は米国で経験したことがありません。しかし、チョラドの訛りと風習をもつチョラド出身者にとっては、ソウルでの生活は特に難しいでしょう。スンミは、ソウルで貧困、差別、孤独と闘いました。そして、彼女の家系の評判がよくなかったことにも一部原因がありますが、安定した仕事と夫を見つけるのにかなり時間がかかりました。スンミは、いつか自分はソウルで成功すると思っていました。しかし、フルタイムの仕事をもち、中学校の教師として、そして世界でも有数の大都市の中で母親であり妻として、まさか自分がこれほど孤独になろうとは思ってもみませんでした。チョラド出身で、しかも重度の障害のある子どもをもつ人にとって、その孤独は耐えがたいものとなりうるのです。

おもちゃや洋服が散らばるなか、小さなアパートでダイニングテーブルに座るスンミは、疲れて見えました。彼女は最近、新しい髪型にし、韓国でこのところ人気のオレンジ色っぽい色に髪を染めました。私たちの滞在中、彼女は身だしなみを整え、きちんとしていようとしたのですが、うまくいっていませんでした。彼女の後ろでスヨンが走り続け、散らかしていました。私たちが話しているとスヨンがやってきて、私の胸を激しく叩きました。私はスンミの強さに感心していますが、それでも作り笑いを浮かべた彼女ははかなげに見えました。ポジティブなことへの彼女の集中ぶりは、ときおり、防衛的に見えることがありました。

スヨンはスンミの最初の子どもです。そのためスンミは、スヨンオンマ（スヨンのママ）として永遠に知られることになります。というのも、韓国では通常、母親を正式な名前で呼ばないからです。自分のアイデンティティが子どもと、母親としての役割によって定義されることを非常に喜ばしく思う女性は多いでしょう。しかしスヨンは、スンミにあまり多くの喜びをもたらしてはくれませんでした。彼女は最初から発育の遅い子どもでした——寝返りも、お座りも、歩けるようになるのも遅かったのです。スヨンが生後十カ月のときに、スンミは、彼女を医師の診察に連れていきました。しかし、スヨンがかなりの低出生体重児だったことを考慮し、医師は、おそらく生まれたときに少し未熟児だっただけで、結局は適切に成長するだろう、と言いました。

スンミは、友人や家族の間で自分の心配事を決して口にしないよう注意しました。というのも、彼女が言うには、子どもの発達に関する問題は、韓国では非常に微妙な話題だからです。自閉症のある子どもの親御さんたちの中にはそうしない人もいますが、スンミは、もう一人子どもをつくろうと決心しました。彼女の夫（と夫の家族）に息子をつくってあげることがその主な目的でした。息子ができなくても成功していると考える男性（あるいは女性）は、ほとんどいないからです。幸運にも彼女は成功しました。そして、その男の子は現在九歳になりますが、彼女が言うには、絶対に自閉症ではないということです。「私はスヨンの世話はしますが、誰の世話でもできるわけではありません」。彼女は言いました。スヨンは、彼女の弟を日常的に叩きます。そして弟は、決まり悪い思いをしたり、からかわれたりするのを恐れ、友だちを自宅に連れてこようとはしません。彼は、友だちの家族に姉の障害のことを打ち明けようとは思いません。親戚が訪ねてくることもありません。

「義理の姉は、私にひどく幻滅しています」。スンミは言いました。「彼女は――そう期待して当然だったのですが――私が、特に彼女の母親や父親を手伝い、もっと家族の力になるだろうと期待していたのです。でも、スヨンのことにあまりにも時間がかかります。私には無理なことなのです」

昨年、韓国の感謝祭であるチュソクの際に、スヨンが自宅でかんしゃくを起こし、一家はスンミの義理の兄の家に行くのがかなり遅れてしまいました。彼らが到着したときには、料理はすでにできあがっていて、親戚たちは、彼女がその手伝いをしなかったことにひどく憤慨していました。状況はますます悪くなる一方でした。スヨンは家じゅうを走り回り、しかもあまりにも力強く歩いたため、下の階に住む人たちから苦情が来たのです。

「あの日、私たちは大ゲンカをしてしまって、私は本当に悲しくなりました」と、彼女は言いました。「義理の姉は私に、スヨンをきちんと躾けるようにと言いました。私は、夫の家族に彼女を嫌ってほしくありません。少なくとも、彼らは私に仕事をやめるようには言いません。私たちがお金を必要としていることは、彼らも知っているからです」

スンミの一日は、午前六時に始まります。彼女は、その日の天気を確かめるために寝室の窓の外を眺めます。ブラインドの隙間から、小さな遊び場、幾列も並んだ店の通り、そしてその向こうの小学校を見ます。そこは、スヨンを除く、近所の子どもたち全員が通っている小学校です。

午前七時までにスンミは、スヨンをエンジェルズ・プレイスへ車で送り届けます。エンジェルズ・プレイスは、特別なニーズのある子どもたちのためのデイケアセンターです。スンミは、もしフルタイムの仕事をしていなかったら、スヨンをエンジェルズ・プレイスへ連れてくることはできなかったでしょう。それはそれだけの経済的な余裕がないからというだけでなく、そのようなことをしたら体裁が悪いからです。韓国の妻は、わが子を自分自身で世話できて当然なのです。

スヨンの父親は株式売買人で、約五万ドル相当の年収があります。彼は幸い、多くの韓国人男性よりも早く、午後七時頃には仕事を終えることができます。しかし、彼の収入の半分近くは、デイケア施設と、スヨンの弟の毎日の家庭教師代に消えてしまいます。最近では、韓国の子どもたちの大多数にとって、家庭教師をつけるのは標準的なことなのです。全体として、韓国では学校教育費が国民総生産（GNP）に占める割合はわずか四％にすぎません。これは、ヨーロッパのほとんどの国や米国、および日本での割合を下回っています。しかし学校外の教育も含めると、韓国人は世界のどの国よりも高いGNP比（一二％）を教育に費やしているのです。しかもこれは、幼稚園から高校までの間だけのことです。さらに言うなら、スヨンは、言語療法、音楽療法、芸術療法、運動療法を少なくとも週に一回、エンジェルズ・プレイスを通じて受けており、この費用が月に約百万ウォン、すなわち千ドル相当になるのです。このことが、家庭での口論の主な争点となります。なぜなら、スヨンの父親はこれらの療法が有効だとは考えていないからです。彼は、自閉症のある子どもをもつ他の家族は子どもにそれほど多くの治療を受けさせていないと指摘し、自分はお金を無駄にしているのではないかと疑問に思っているのです。

「スヨンは決して変わらない。なのにどうしてそんなにたくさんのお金を費やすんだ？ と夫は言うのです」。スンミは言いました。「彼は自分の仕事を最優先にします。私はそのことが残念ですし、特にスヨンに対して申し訳なく思っています。というのも、私が妊娠したとき、私たちはかなり言い争いをしたからです。たぶんそのストレスが彼女を傷つけ、自閉症を引き起こしてしまったのでしょう。そうでなければ、たぶんそれが彼女の自閉症をいっそう悪化させてしまったのだろうと思うのです」

夫が自分を支えてくれないということの思いが、無神論者であるにもかかわらず、スンミをメソジスト派教会へと導きました。スンミは、自分が「本当は信心深くない」ということを、これまでずっと牧師や信徒たちに正直に打ち明けてきましたが、教会は彼女を快く受け入れてくれました。しかも彼らは、スヨンのことも歓迎してくれたのです。スヨンは霊的な子どもなのですよ、神の身体のように、彼女は彼女のままで完璧なのです。そう彼らはスンミに言ってくれるのです。

スンミはこう言いました。「彼らは、私に罪悪感や無力さを感じさせることなく話しかけてくれます。彼らは、スヨンを好いてくれているようです。私が教会に、あるいは教会の他の活動で姿を見せると、お母さん方がスヨンのところに駆け寄ってきて、彼女の世話をしてくれるのです。私はリラックスして、誰かと話をし、スヨンのことを常に注意して見ていなくてもいい時間を得ることができます。それは、考えてみれば悲しいことです。教会に行って、自分の家族を訪ねるというのは本来こうあるべきだ、と思うような時間を過ごすのですから」

スヨンは難しい子どもです。それは、彼女が非常に多くの事柄に恐怖を感じるからでもあります。彼女は風船を恐れます。一人では眠りません。しかし彼女の弟は、寝ている最中に彼女に痛めつけられるのではないかと恐れ、ドアを閉めた部屋で彼女と一緒に眠るのを非常に怖がります。そのためスンミの父親は、ドアを取り外してしまわなくてはなりませんでした。スヨンは、魚介類と一緒の部屋にいることに耐えられません。他の人は誰もその匂いに気づかないときでも、彼女はたとえ少量であっても、魚介類が部屋の中にあることに気づくのです。彼女には睡眠障害があります。夜中に目が覚めると、関心を引こうとしたり、長々とお風呂に入りたがったりします。おそらくそうすると気持ちが鎮まるからでしょう。しかしそうなると、ほとんど毎晩のようにスンミはある時間にスヨンと一緒に目を覚ますことになってしまい、睡眠不足に陥ることもしばしばです。スヨンは本を壊し、紙を切り裂くのが好きです。そのため家族の重要な書類は、鍵のかかる小さな冷蔵庫に入れてあります。スヨンの両親は、彼女が自宅から出ないでいるとは思えないため、ドアと窓にも鍵をかけなくてはなりません。何度か、彼女はアパートから出ていってしまったことがありました。たいていは近くの小さな日用雑貨店を歩き回るためで、幸いにもそこでは、その店の主人が彼女に気づき、自宅へ送り届けてくれたのです。

しかしスンミは、私がこれまでにお会いした他の多くの親御さんたちと同様、あることに感謝しています。わが子は愛情豊かだ、ということです。自閉症のある人たちは愛情に乏しいという考えは、二十世紀半ばの精神科医による作り話です。自閉症にあたる韓国の言葉、チャペ（自閉）は、この誤解をさらに深めます。英語の「autism（自閉症）」という言葉と同様、それは、自己に閉じ込められていることを意味します。スヨンは軽度の自閉症ではありません。彼女は、DSMの基準による自閉性障害の古典的なケースです。それでも彼女は、愛情を込めて抱きしめることも、抱きしめられることも大好きなのです。

「韓国では、『自身で』を意味する漢字『自』と、『閉鎖的な』を意味する『閉』で、自閉症という言葉を表します」とスンミは言いました。「『対人的理解の欠如』を言い表す言葉など、あるべきではないのではないでしょうか？　たぶん『感覚問題』もそうです。閉めるというとき、それは何か開かれていたものを閉める、ということに違いなく、初めから閉ざされていたわけではない、と人々は考えます。トラウマを隠すために自分自身を閉ざしてしまうような、何か突然のショックがあったに違いない、と彼らは考えるのです。そうして、私たち母親が責められることになります。わが子に自分自身を閉ざさせてしまうような何か悪いことを私たちがしたに違いない、というわけです」

幾人かの医師がスヨンの状態はネグレクトが原因で起こったと確信し、二つの診断を下した、とスンミは言いました。彼らはスヨンを反応性愛着障害（ＲＡＤ）、そしてスンミをうつ病と診断しました。医師はスンミに仕事を辞めるよう言いました。しかし、二人のいずれに対しても薬物療法を勧めた医師はこれまで一人もいませんでした。スヨンの状態について、スンミは、どのような薬や行動療法であれ、はたして彼女の役に立つのだろうか、と疑わしく思っています。これは私が奇妙に感じたことなのですが、「遅れた地域」と思われているチョラドの山の中で出会った二人の貧しい子どもたちが向精神薬を服用していたのに対し、ソウルのような国際的な都市の中流階級の子どもたちがそのような薬を服用していることはほとんどありませんでした。私がソウルでインタビューした女性たちの多くは、医師があれこれと薬を勧める、と言っていました。しかし彼女たちのほとんどは、それらの薬がわが子のエネルギーを徐々に奪い、彼らの目は生気を失ってしまう、と信じていたのです。このようなことは広く信じられています。私は、ソウルで行ったインタビューのほぼすべてでこのことを耳にしました。これは、自閉症のあるわが子に対して処方薬を与える親御さんがほとんどいない理由の一つです。

スヨンの両親、あるいは自閉症のある子どものどの親御さんであろうと、私がその問題、つまり自閉症の症状を改善するために処方されるであろう薬の名前について尋ねると、彼らはたいてい当惑したような眼で私を見つめました。韓国の医師や薬剤師が薬の瓶にその名称を記し始めたのは、ほんのここ数年のことです。患者は医師の指示に従うかもしれませんが、自分が何という薬を服用しているのか、ほとんど知ることはありません――それほど韓国の医学機構の力は絶大であり、そこに属する医師というのは、概して非の打ちどころがない存在なのです。事実、スンミと薬について話をすると、私はまるで自分が薬を強要しているかのような気持ちになります。以下は、私たちの会話です。

「何か薬を試してみたいと思いますか？」。私が尋ねます。

「そんな薬はない、と私は思います」

「有効な薬があるなら、それをスヨンさんに与えますか?」

「自閉症を治すものは何もありません。なのにどうして、私があえて娘を傷つけるようなことをするでしょうか?」

「試してみる価値があると思いませんか?」

「何か悪いことが起きたというなら、わかりませんけど。私はただ……」

「薬の効果に納得がいかないときには、いつでもその薬をやめることができるのですよ」

「でも、自閉症を治すことはできません」

「娘さんが一晩中眠っていられるようにできるかもしれない薬を医師が処方できるとしたら、どうしますか?」

「それは、いいのです。彼女と一緒に起きるのは、別に苦ではありませんから」


スンミは、教会へ行くようにしたことを、通常学級への編入と薬の両方に変わる手段と考えています。「どうして教会へ行ってはいけないのでしょうか?」と彼女は尋ねました。「夫は、私のためにほとんど何もしてくれません。仏教徒の人たちはあまりにも近寄りがたいのですが、教会では本当にたくさんの人たちが、私のために祈りたいと心から思ってくれたのです——私は祈祷師のところへ行くことも考えました。でも、彼らは恐ろしいのです。祈祷師がひょっとしたら私の生活にまた別の亡霊を連れてきて、その亡霊（キシン〔鬼神〕）が、祈祷師の祈りを通して私の家族に害をおよぼすのではないかと心配しました。実際、私は占い師のところに行ってみたことがあります。でもその人は、未来について話そうとはしませんでした！　それに、私が与えてあげられることは、まだまだたくさんありますから」

「教会では……」。彼女はさらに続けました。「私の娘は神の子だと、みなさんが言ってくれるのです。彼らが言わんとしているのは、私たちはみな同じだということ、私たちの誰も違ってはいないということです。もしくは、もし違っているとしても、私たちはみな同じように違っているのです。私たちはみな、まさしく神の異なる姿なのです」

情緒面もしくは学習面に障害があるお子さんをもつ、韓国の都会に住む親御さんたちにとって最も大きな負担となっているのは、彼らが、同じであることに高い価値を置き、違っていることを咎めようとする社会に住んでいるということです。現在のアメリカ社会の最も顕著な特徴は、「多様性」という概念が、人種や民族性を超えて、障害をも含むまでに拡大したということです。これはもしかしたら、英語の「diversity（多様性）」という単語には、ポジティブな意味が含まれているからかもしれません。

韓国においては、自閉症の前に別の文化的枠組みが立ちはだかります。イジル（異質）とは、個人あるいは文化のどちらかの「相違」を表す言葉です。この言葉にはネガティブな意味が含まれています。イジルは、北朝鮮と韓国の人たちの間の相違のように、克服すべきものなのです。この二つの国が超大国によって分断されてから六十年を経てもなお、厳密に言えば戦争状態にあるのは、一つには、彼らが、朝鮮人を均質なものととらえる神話的見方を抱き続けており、自分たちの統一を待ち望んでいるからだ、と私は別のところで書いたことがあります。事実、統一とはしばしば「均質性の回復」(トンイルソンフェボク〔統一性回復〕)と表現されます。統一の夢があまりにも神聖で理想化されているため、彼らは国を統一するために必要な、実際的で不安定で混乱した段階に踏み出すことができないのです。統一のための一つの段階は、年月を経てきた後なので、南北朝鮮の人たちは文化的に異なっているかもしれないということ、そして文化的な相違というものは容認できるということを受け入れることでしょう。このひどい対立の背後にある原理は、障害のある人たちに対する態度の背後にも存在します。朝鮮人にとって、相違とは不自然で不必要なものなのです。

徹底している親御さんたちの中には、インターネット、書籍、あるいは雑誌や新聞などの記事で、目を通せるものはすべて読んでいる人もいますが、ほとんどの韓国の親御さんたちは、自分は自閉症についてほとんど知らない、と感じています。彼らは、自分には何もできないと考えているか、あるいは私が知っているようなことを自分も知りたいと思っているかのどちらかです。私が精神科医ではなく、心理学者でさえないということは、大した問題ではないのでしょう。米国の教授として、自閉症のある子どもの父親として、私が彼らの力になれるに違いない、と彼らは考えているのです。しかし彼らの関心の焦点は、私の娘がどのような症状であるかということでも、彼女が薬を服用するのかどうかということでもありません。あるいは発達障害のある子どもを育てることの情緒的緊張と重圧にどのように対処したらよいのかのアドバイスを求めているわけでもありません。そうではなく、彼らは、どうしたらわが子を治せるか、あるいは教育できるかを知りたいのです。精神科医は何の答えももっていない、と彼らは主張します。それでも彼らは答えを必要としています。自分自身のためだけでなく、学校のためにもです。

「アメリカではもっとよい状況なのでしょう、そうでしょう？」と、彼らは尋ねます。その答えは、もちろん米国のほうが状況はよい、です。なぜなら米国のほうが、児童精神科医、心理学者、教師、言語療法士、遊戯療法士、そしてその他にも、何は自閉症であり何はそうではないかを理解している人たちがより多くいるからです。そして最も重要なことに、米国では韓国よりも、自閉症のある子どもたちが治療を受けることがはるかに多いのです。韓国での調査の過程で私は、自閉症のある子どもたちの多くの親御さんたちと、多くの小学校の先生たちにお会いしました。彼らは、自閉症が韓国で一般的な障害だとは考えていません。親御さんたちは、わが子の診断名はどのようなものであれ受け入れたがりません。医学的な治療を受ければ治癒が約束されるというのでなければ、それを求めることさえ気が進まないのです。また学校の先生方は、最悪の場合、子どもの行動について文句ばかり言うことになりはしないか、と親御さんとの関係を恐れてびくびくしています。

私が調査を行った韓国の二十近い小学校で、先生たちが密かに言うことは、学校には重度の精神遅滞のある生徒から軽度の自閉症のある生徒までさまざまな生徒がいるけれども、彼らのために自分たちにできることはほとんどない、ということです。子どもが学習しているようには見えず、単に学校にいるだけであるという事実にもかかわらず、先生たちが親御さんたちに相談し意見を求めることはめったにありません。その結果、韓国での自閉症に関する私の疫学的調査は、ずっと困難を伴ってきました。学校の先生たちや親御さんたちの多くは、私への協力を拒否します。先生たちも親御さんも、診断を下される可能性を恐れているからです。政府の保健部門が状況改善に力を尽くさなかったことは明らかです。二〇〇五年、私がエール大学の同僚と一緒に韓国で自閉症の有病率調査に乗り出すまで、厳密な科学的手法を用いて韓国での自閉症の有病率を評価しようとした人はいませんでした。調査されなかったのは主として、韓国の科学者と政府基金の機関が、自閉症を深刻な医学的問題と考えていないという事実があるからです。しかも、米国には韓国の健康調査を行うための資金はほとんどありません。国立衛生研究所のような公共の調査機関が主に補助金を提供するのは、米国で実施される調査計画か、あるいはアメリカ人の健康問題に直接関係がある調査計画に対してだからです。

韓国における自閉症の状況の深刻さに着目したもので、私が唯一知っている調査は、興味深い報告を行っています。治療の欠如は顕著な影響をもたらし、状況を悪化させる、というのです。一九九一年、テキサス大学の心理学者、ギョン・ヘソは、自閉症のある韓国の子どもたちは、四歳から六歳まではアメリカの子どもたちよりも障害が重いということはないにもかかわらず、十三歳から二十歳に達するまでに、アメリカの同年齢の子どもたちよりも障害が深刻になることを明らかにしました。

韓国では、自閉症のある子どもたちが反応性愛着障害（ＲＡＤ）と診断されることがよくあります。ＲＡＤはときどき、「愛情の欠如」（エジョンギョルピプ〔愛情欠乏〕）と非難の意味を込めて記述されることがあります。これは韓国の人たちにとって、愛情と世話を切望する孤児を思い起こさせる表現です。韓国において、ＲＡＤは、息子に対する母親の愛情の欠如が原因で引き起こされる、自閉症に似た病気である、と考えられています。しかし世界の他の地域では、対人関係に顕著な問題がある孤児や幼児期後に養子に出された子どもたち、あるいは何らかの劣悪な養育が原因で同様の対人的問題のある子どもたちに対して、精神科医はＲＡＤという診断を与えます。実際、ＤＳＭは、その子どもが、虐待、逆境、あるいは「ひどく病的な」環境に置かれてきたという根拠がないかぎり、RADという診断を認めません。

自閉症のある子どもがRADと誤って診断された米国での症例を、私はこれまでにごく少数しか耳にしたことがありません。RADと違い、自閉症には反復的で常同的な行動や興味が伴いますが、自閉症のある子どもたちはたいてい支援的な環境のもとに生まれており、RADのある子どもたちに見られるような育児放棄的な環境にあるわけではありません。しかし韓国では、RADの診断は一般的であり、真っ向から母親に責任を負わせます――「冷蔵庫マザー」の韓国版です。実際、韓国の臨床家の中には、「反応性」という言葉が親ではなく子どもに異常を認めるものであることから、この言葉を省略することを好む人さえいます。RADを単に、「愛着障害」(アエチャクチャンエ)と呼ぶことで、非難はより明らかに母親に向けられることになるでしょう。

奇妙なことに、RADは、母親を病的な養育者として直接告発するものであるにもかかわらず、多くの親御さんたちがより好ましく思う診断です。この診断が人気があるのには、三つの理由があります。第一に、自閉症と違い、RAD、すなわち愛情の欠如は、愛情を与えることで改善する可能性がある、つまりそれは半永久的な状態ではない、と人々は考えるからです。自閉症という診断は、その子どもには未来がないと言われているように感じられます。自閉症は、少なくとも韓国では、治療不可能であると広く考えられているため、言語療法、ビタミン療法、あるいは漢方薬といったさまざまな治療法を試みる多くの親御さんたちも、わが子が改善しないとしばらくしてあきらめてしまうのです。ドンホ・ソンは、ソウルで最も多忙な児童精神科医の一人です。ソン医師の患者さんに、生後十八カ月のときに始まり、その後、数人の他の医師からRADと診断されてきた人がいました。その患者さんは、ソン医師のところに来たときには十一歳近くになっていました。そして、初めて自閉症という診断を受けたのです。

第二に、RADは遺伝的な病気ではないことから、遺伝的な疾患のように、家族を非難し、家族の誰かの結婚の見通しに傷をつけることはありません。遺伝的障害としての自閉症に対するこのような恐れは、インドやその他の国々でも見られます。これらの国々では、親御さんたちは、自分が属していると思う社会的なネットワークから軽んじられてしまうことを恐れています。このように、RADは母親に汚名を着せることはあるかもしれませんが、自閉症の場合は、家族全体、過去、現在、そして未来に汚名を着せてしまうことになるのです。

第三に、そしておそらく最も重要なことに、RADという診断は、韓国の人たちにとって納得のいくものなのです。韓国は、ここ五十年の間に急速な社会的変化を経験し、朝鮮戦争の荒廃から脱して、世界で最も豊かな国の一つになりました。保守主義と抵抗運動は社会の変化にはつきものであり、そして女性は標的になりやすいのです。これまでにない数の母親たちが職に就きつつあり、韓国の社会学者や児童保健の専門家たちが反応を示しています。彼らは、女性たちはもはや子どもの養育の仕方がわからなくなったと主張します。子どもを祖父母や乳母に預けて出てしまうため、女性たちは子どもとの絆を築けないというのです。韓国の心理学者や精神科医は、したがってこう言います。「これでは、働く母親の子どもが言語や対人関係に障害があったとして、いったい何の不思議があるでしょう？」

働く母親に対する反感は、ますます激しさを増しつつあります。親が運営する英語、数学、科学、あるいは国語の学習グループに、わが子が参加するのを阻止された、フルタイムで働く母親たちを私は知っています。働いている母親の子どもたちは、知能の発達が遅れており、他の子どもたちの足を引っ張る、と働いていない母親たちが主張するのです。

ＲＡＤのある子どもとの絆を結び、彼らが言語と対人的技能を学ぶのを助けるにはどうしたらよいかを母親が学習できるよう支援するためのプログラムが、ソウル地区のいたるところで急速に現れつつあり、その中には大学病院に基盤を置くものもあります。時間とお金がある母親なら、週のうち何日か、言語療法、遊戯療法、芸術療法、作業療法、あるいは母子間のつながりを促進するための教室へ、わが子を連れてまわるかもしれません。しかし子どもが自閉症と診断されている場合、母親がこのような努力をする可能性は低くなるでしょう。精神保健の専門家は、働く母親に仕事を辞めるよう勧めます。母親がフルタイムでわが子に身を捧げ始めた後にその子どもが改善した場合、臨床家は、RADという診断が正しかったと判断するでしょう。母親が仕事を辞めることを拒否したけれども、わが子に遊戯療法か言語療法を受けさせてその子どもが改善した場合も、その診断はやはり正しいことが証明されます。母親が与えることができなかった愛情をセラピストが提供している、という考え方です。一方、子どもが改善しないか、あるいは悪化した場合、臨床家は、母親の病理が当初考えていたよりも悪かった、あるいはその子どもは自閉症である、と結論するでしょう。

韓国では、子どもに起こることは母親にも起こり、その点において母親へのスティグマが存在する、ということを理解することが重要です。子どもに対人的障害があるならば、母親も同じというわけです。自閉症の子どもの母親は、放課後の教育プログラムであるハクウォン（学院）〔訳注：塾のこと〕の外で他の母親たちと一緒にわが子を待ったりして、彼女たちと親密になることができません。また、自閉症の子どもの母親は、わが子の試験結果や教科外の成功について自慢することができません。仲間外れになってしまうのです。

そして、自閉症の子どもの母親がわが子を人前に連れ出すと、人々の視線が注がれます。それは、米国よりもはるかに強いように私には思われます。「私は、［フロリダで］七歳の男の子がディズニー・ワールドでベビーカーに乗っているのを見ました」。自閉症のある少女の韓国人の母親が私にこう言いました。「ところが、気にしている人がいないようだったのです。韓国では、あのようなことは絶対に許されません。すぐに赤の他人が寄ってきて、『どうしてあなたの息子さんはベビーカーに乗っているの？　歩けないの？　あなたは彼を赤ん坊のように扱っているのね！』と言いますよ」。私が知っている韓国人の教師は、最近、自閉症のある息子さんを、米国のウォルマートに相当する地元のＥマート〔訳注：韓国の大型スーパーマーケット〕へ連れていきました。するとその息子さんがかんしゃくを起こしました。彼女は嫌がる彼を無理やりその店から連れ出し、駐車場へ向かいました。ところがそこで彼女は、怒り顔の顧客と警察官に出くわしたのです。彼らは彼女のあとをつけてきていました――彼女が少年を誘拐しようとしているのではないか、と恐れたからではありません。彼女が自分の息子を虐待しているに違いない、と彼らは思ったのです。

病気（illness）として（疾患〔disease〕とは対照的に）、自閉症の診断と治療も、韓国の医学機構の影響を受けます。韓国には、精神科医は約千五百人（つまり、韓国人十万人につき精神科医は三人です。これと比較すると、米国には四万人以上の精神科医がおり、アメリカ人十万人につき精神科医は十三人以上です）、認定を受けた児童精神科医は約七十人しかいません（米国には約七千人います）。しかも、そのほとんど全員がソウルにいるのです。ほとんどの親御さんたちは、わが子を心理学者か、その他の医学以外の専門家のところに連れていきます。それらの専門家は、自閉症を神経生物学的問題というよりも、むしろ情緒的問題として扱います。

韓国での自閉症についての経験には、韓国の教育制度の性質も影響を与えています。一九九四年に、「インクルージョン（包括）」という用語が政府の特別支援教育法に組み込まれました。二〇〇〇年に政府は、インクルージョン教育のモデルとするための学校を少なくとも一校指定するよう、国内の五十六地区に指示しました。法律が改められた結果、特に比較的教養があり裕福な親御さんたちは、幼いわが子を——たとえ重度の精神遅滞のある子どもでも——通常の環境に入れる資格を与えられたと思い始めました。学校側はそんな親御さんたちに対して無力さを感じました。なぜなら、教育制度のための組織的な枠組みは、全体的に非常に弱いものだったからです。

もちろん、私立学校はそのような子どもの入学を拒否することができました。しかし、韓国には私立学校はあまり多くありません。外交官の子弟のためのインターナショナル・スクールや、実技に大きな重点を置く芸術学校といった二、三の例外はありますが、K-12教育［訳注：幼稚園（Kindergarten のK）から始まり高校を卒業するまでの教育期間。養護学校、盲学校、ろう学校なども含まれる］の韓国の学校は、政府によって運営されています。国の教育方針はまた、利益に基づき生徒の入学を認める私立学校に制限を加えています。通常の学校は伝統的に障害のある子どもの入学を認めてきませんでしたから、低収入の多くの親たちに対して法律はなおも後押しすべきです。彼らは今もわが子を家庭で教育し続けているのです。

自閉症のある子どもが成長し、彼らの障害がより明白になり、そして次々と試験に落ちるようになったとき初めて、親や教師たちは危機に直面します。中学校や高校に入る頃には、そのような生徒は行動上の問題が原因で退学になっているか、落ちこぼれたり、あるいは少数の特別支援学級や特別支援学校の一つに転入していたりするでしょう。ソウルの親御さんたちの中には、政府のサービスに不満を覚え、発達に遅れのある子どもたちに適した、共同運営の幼稚園、あるいは「代替の」小学校、中学校、高校を開校した人たちもいます。このような学校の使命は、韓国社会のいたるところに広がっている、競争の激しい教育環境に抵抗することです。これらの学校は、その擁護者たちが「ゆったりとした教育、自然に優しい」哲学と呼ぶものによって統制されています。残念ながら、政府がまだ認可していないことから、低所得者家族はこれらの学校を利用できません。

韓国において、インクルージョン（包括）とは何を意味するのでしょうか？　このインクルージョンという言葉は、通常学級に子どもを位置づけること――物理的包括――を意味することが多く、実際には、教育的融合に向けた努力を意味しません。ソウルのすぐ南の町、スウォンで私が訪ねた学校では、精神遅滞のある女の子が三年生の教室の端っこに一人座り、手もち無沙汰にしていました。そしてそこの子どもたちが言うには、彼らが何かよくない行動をすると、罰として彼女の隣に座らなければならない、ということでした。障害のある子どもたちは米国でも軽んじられ不当な扱いを受けますが、これほどあからさまではありません。

特別なニーズのある子どもたちを担任する教師たちに対し、韓国政府はほとんど支援を提供しておらず、教師は非難を親に向けます。親たちが子どもの障害を進んで理解しようとしない、と彼らは私に言いました。プサン出身の、私の知り合いの教師は、彼女の三学年のクラスにいる重度の自閉症の子どもに対し、特別な支援員がまったくいないことを嘆いていました。「子どもにはどこも悪いところはない、だから支援員は必要はない、とその子の両親は主張するのです。彼らは裕福で、とても教養がある、強い人たちです。私たちの学校には特別支援学級もあるのですが、彼らは私たちが息子さんをそこに入れることを認めようとしません」と彼女は私に話してくれました。彼女によれば、そのお子さんは通常学級の環境でほとんど何も学んでいないということです。「彼の母親と父親は通常教育という外観を気にするあまり、本当の教育や治療を妨げているのです」。他の子どもたちの親御さんたちから、多くの苦情が寄せられています。しかし学校というのは、たとえそれが必ずしも適切ではないとしても、すべての子どもたちに教育を提供する義務を課す国家の法律によって縛られている、と学校側は言います。

親御さんたちについて言えば、彼らには、子どものニーズを無視しているとして教師たちを非難する傾向があります。実際、韓国での私の調査の協力者たちが、二〇〇五年秋に親とその子どもの教師たちに対してスクリーニング調査を行ったところ、母親がわが子の顕著な対人的または言語的な障害を報告しているのに対し、教師はほとんど報告していないというケースがいくつかあることが明らかとなりました。調査を始めて最初の五カ月間に、ＩＱスコアが四十台の精神遅滞の小学生が二人見つかりましたが、彼らは通常学級で教えられていました。このような低い知能指数は、ダウン症候群のような、よく知られた症候群の子どもたちに最も多く見られます。これらの子どもたちは教室での集中的なサポートが必要なことが多く、自立して生活するようになることはまずないでしょう。しかしその学校の教師は、彼らは軽度の認知障害があるだけだ、と私たちに言ったのです。

自閉症のある子どもとその家族の韓国における苦境を理解するためにはどうしたらよいでしょうか。特別なニーズのある子どもがどうしてこれほどわずかなサービスやサポートしか受けていないのか、その理由を正しく理解するためにはどうしたらよいのでしょうか。そのためには、韓国の教育制度がもつ強いプレッシャーを理解する必要があります。韓国には、「教育熱」と呼ばれるものに関係する、長い文化的歴史があります。前近代、つまり二十世紀前の韓国の価値観が、教育、名声、道徳的美徳を同等のものとしました。学者は、村と政府の両方を指導する道徳的権限をもち、しかも高い政治的地位に就くことでその権限を手にしていることが多かったのです。これらの仕事は競争的な試験に合格した人たちだけに与えられ、エリート（ヤンバン〔両班〕）だけがその試験を受ける資格がありました。日本人が一九一〇年から一九四五年にかけて韓国を植民地化した際、彼らは韓国の教育を事実上破壊しました。それは、韓国の植民地の臣民はいかなる高等教育も受ける必要はない、と日本人が考えたことが主な理由でした。韓国人たちは日本語の名前をもつことを強制され、人前で韓国語を話すことを禁じられました。そして、中学校以上の学校教育は、ごく少数の韓国人だけしか受けることを許されませんでした。つまり植民地化以前の韓国と、日本の植民地下の韓国、その両方ともが、大部分の韓国人に対する教育を否定していたのです。

地位の低い韓国の人々は、一九四五年の独立まで待ってようやく、高等教育や階級移動の重要なチャンスをつかめるようになりました。第二次世界大戦後の新しいイデオロギーは、今や消滅した古い階級的秩序と、日本の圧政の両方に対抗するものでした。それは民主化と平等のイデオロギーであり、誰もが教育を受ける権利をもっているという確信でした。一九四〇年代と一九五〇年代に公共教育が確立するまで、よい親の典型とは、息子に授業を受けさせるために自分の雄牛か、さもなければ最もよい土地を売る貧しい農夫でした。自己犠牲と教育に対する強迫観念は、田舎と都市における教育レベルの不均衡を幾らか軽減するのに役立ちました。

一九六一年まで、教室は立つのがやっとという狭さで、教師と生徒の比率は初等学校で約一対五十八でした。これよりもひどい比率だったのは、インドやインドネシアといった国々だけでした。一九四五年に四年制大学に入学した韓国人の学生はわずか八千人でしたが、一九六〇年までに九万三千人になりました。そして一九九五年までに、その数は百二十万人にまで膨れ上がることになるのです。

しかし、階級制が今でも韓国社会の一部にあることに変わりはありません。韓国に関する専門家は、ここ半世紀にわたる教育への強迫観念は、わが子の成功を通して階級や地位を手に入れたいという、膨大な数の韓国の中流階級の願望を反映していると考えています。韓国には現在、二百を超える高等教育施設（大学、短大、および大学院）がありますが、本当にその家族の名声を高め、学生の社会的、経済的未来を保証するほどの地位をもつ学校はわずかしかなく、しかもそれらはすべてソウルにあります。ソウル大学校が断然抜きん出ており、次に延世大学校と高麗大学校が控えています。これは米国で言えば、高い地位の職業を確実にするためにはハーバード大学へ行かなければならない、というようなものです。親は、わが子がソウル大学校へ行くことを夢見ます。ソウル大学校は、アイビー・リーグ［訳注：アメリカの八つの名門大学］がすべて連合したものよりも名声を確立するための力をもっているのです。親は、特に貧しい人たちは、わが子が学問的成功を通じて一家の地位向上に貢献してくれるだろうという確信を持ち続け、結局、必ずしも全員が大学に行けるわけではないことに気づきます。単に、十分な席が用意されていないのです。こうして、階級の流動性は、しばしばとらえどころのないものとなります。私が調査で出会った父親の一人は、どこか別のところで働くために、サムスン物産の仕事を辞めたばかりでした。最上層ではない学校の卒業生として、自分には中間管理職や役員に昇格するチャンスはほとんどないことに気づいたからでした。このような価値体系の中に、いったいどうやって障害のある子どもを適応させることができるのでしょうか?

さらに悪いことに、ここ二十年間にわたり韓国政府は、教育資金を調達する責任を親に転嫁してきました。学校では今でも無償で教育が行われていますが、追加の家庭教師や課外活動、教師への高価な（しかも当然のように期待されている）贈り物、試験料、そしてPTAの莫大な費用などに、高い経費がかかるのです。日中、学校へわが子を送り出すことは、今ではほとんど形式と化していますが、親はそうしなければならないからするのであり、わが子が本当にそこで多くのことを学ぶとは考えていません。本当の教育は放課後に始まるのです。それはプライベートなものであり、障害のない子どもたちのためのものです。

中程度、あるいは高額な収入がある家庭の子どもたちは、ほとんど全員が、四つか五つもある放課後プログラムのうちの集団指導授業（一月一六〇ドル）や個人授業（一月三百ドル）、あるいはハクウォン（塾）に出席します。これらは毎月総額で千五百ドル以上になることもあります。典型的な家庭で、子ども一人に対して月に約八回、英語のグループレッスンを受けさせます。英語の個人レッスンはグループレッスンのちょうど二倍、すなわち月に三二〇ドル程度かかります。音楽のレッスンにはまた別の費用がかかります。学校の教師や家庭教師への贈り物に、少なくとも年に百ドルは必要です（ステレオ、コンピュータ、プラズマテレビのような、贅沢な品物の場合もあります）。最低限必要なＰＴＡ会費も、ほぼ同じ額です。また親は、学校を基盤とした教育をさらに高めるために、通信教育に申し込むこともしばしばです。ソウルで、このような教材を一つも利用したことがないという学齢期のお子さんをもつ家族に、私はまだ会ったことがありません。チョン・ドファン大統領政権下にあった一九八〇年代初期から半ばまで、これらの余分な経費はすべて違法とされました。なぜなら政府は、富裕層が貧しい人たちに対してこのように明らかに有利となることを望まなかったからです。親たちはそれでも大学生の家庭教師を雇い続けましたが、しかしそれはすべてこっそりと行われました。最近では、午後になると往来のあちこちで、ニューヨークのタクシーのような黄色の小さなハクウォン・バスが、子どもたちを放課後のプログラムへ連れていくのを見かけます。

ほとんどの子どもたちは、学校から直接ハクウォンへ行きます。なかには真夜中過ぎまで自宅に戻らない子どももいます。ソウルのちょうど南に位置するプンダンの裕福な地域では、子どもたちを自宅へ送るために、主要道路には周遊バスが用意され、午前一時まで運行しています。このような過酷な制度を好きな人など一人もいません――「わが子と一緒に過ごせる機会はめったにありません」と、ある韓国人の実業家が私に言いました――しかし親御さんたちは、わが子をこれらのプログラムのすべてに参加させる以外、選択肢はない、と感じています。現代の競争社会において、それは不可欠であり、子どもたちには成功か失敗しかないのです。私がプンダンでインタビューをしたある父母は、子どもをハクウォンに行かせていない家庭など見たことがない、と言いました。十四歳と十歳の二人の娘さんがいるこの父親は、こう言っています。「もし仮に、ある家族がハクウォンの費用を出さないと決めたら、その一家は異様です。恥ずべきとも言えるでしょう。その人たちは、わが子が成功するチャンスを故意につぶそうとしているのです」

ある母親は私に、「韓国の教育は戦争です」と言いました。彼女は韓国の競争的な教育制度から逃れるために、娘さんと一緒にカナダへ引っ越すつもりでいます。彼女は言いました。「カナダでなら、実際に娘との時間を過ごせるでしょう」。かつては、袋小路のような村での生活から逃れようとして、地方に住む韓国の人たちがソウルへ引っ越したものでした。今彼らは、このようなストレスの大きい競争的な雰囲気から逃れるために、ソウルを離れ、米国や他の国々へと向かいつつあります。

何千人もの親たちが、なかには子どもがまだ六歳のときから、子どものために離れ離れになり、子どもをアメリカの小学校、中学校、および高校に通わせることが増えてきています。たいてい、子どもを連れて家を出ていくのは母親で、留まるのは父親です。このような父親は、一般にキロギアッパ（雁パパ）と呼ばれています。韓国の人たちが言うには、彼らがこの言葉を用いるのは、韓国を離れる親と子どものように、雁は渡りをするから、とのことでした。私はイザベルに、雁について何か知っているかい、と尋ねました。いつものように、彼女は質問の形で答えました。もし彼女がその事情を理解して言ったことならば、それは意味深いものだったと言えるでしょう。「親鳥たちは子どもたちを呼ぶの？」。彼女は尋ねました。それこそまさに韓国の人たちがしていることのようです。

これは、特別なニーズのある子どもの親御さんたちが、自分たちの夢の崩壊を目の当たりにする状況です。韓国においてよい親であるというのは、社会全体の基準から見て、わが子が成功していることを意味します。親はすべてをかけて闘い、わが子にほとんど常に勉強させ——たとえ彼らが、放課後の家庭教師から出された宿題を終わらせるために、毎晩午前一時まで起きていなければならないとしても——、そしてわが子を特別な図書館、英語のクラス、個別指導の授業、音楽のレッスン、さらにもっと多くのことに出席させるために、料金を払うのです。

これらのプレッシャーを考慮すると、特別なニーズのある子どもの親御さんたちが、いくらわが子を教育しようと努力したところで何の意味もない、としばしば感じたとしても無理はありません。完全に治ることがないのだとしたら、ではどうすればよいのでしょう？　しかも他にも一人またはそれ以上の子どもがいる親御さんの場合、障害のある子どもに対して彼らがかけるあらゆる時間、エネルギー、お金のせいで、ひょっとしたら成功できるかもしれない子どもたちにしわ寄せがいくのです。正常なお子さんが大学への進学に失敗したら、その親御さんは、そもそもはじめからその可能性さえなかった子どもに、それほどまでに労力を費やしてきたことで非難されてしまうでしょう。

第12章 可視化

二〇〇二年の冬の朝、八歳の少年が、南アフリカのケープタウン郊外の近代的な高速道路の路肩に一人で立ち、ぱたぱたと両腕を振っていました。それからさらに四百メートル離れたところに、もう一人別の男の子が、そしてその男の子からさらに四百メートル離れたところに、もう一人立っていました。子どもたちの列は三キロほど続いていました。四十キロの道のりを、非白人居住地域からケープタウンへと向かう通勤者たちが、少年たちのことなど気に留めるでもなく、ものすごい勢いで通り過ぎていきました。最初の男の子から三キロ行ったところでは、慌てふためいたスクールバンの運転手とその助手が、全速力で最寄りの警察署へ向かって走っていました。彼らは、これらの子どもたちを学校へ送り届けることになっていたのです。走りながら、彼らは携帯電話で、八人の少年と少女を探してくれるよう警察に嘆願しました。子どもたちは全員、自閉症であり、話をしたり、コミュニケーションしたりする能力がほとんど、あるいはまったくなかったのです。

その車は、南アフリカ（人口四千五百万人）に六つある、自閉症のある子どもたちの教育を専門的に行う小さな学校の一つが所有するものでした。彼らが車で迎えに行く子どもたちは、ケープタウンの外側に無秩序に広がる、圧倒的に黒人が多い非白人居住地域、ランガ、カエリッチャ、ググレトゥに住んでいます。これらの地域は殺人やレイプの犯罪率が高く、ギャングの暴行、自警行為、および「タクシー戦争」（タクシー会社同士のなわばり争い）が繰り広げられ、世界で最も暴力的な地域の一つに数えられています。ここは、アパルトヘイト（分離・隔離）として知られる南アフリカでの二十世紀の人種差別・隔離政策が、人種差別主義者によって長年にわたり促進されてきたところなのです。

非白人居住地域の多くの人たちは、ボール紙やトタン板、および紙で仕切られた小さな住居に住んでいます。彼らは貧しく、しばしば栄養不良です。非白人居住地域の失業率は、七〇％にのぼると推定されています。しかしこれは、ここの人たちの七〇％が働いていないということではありません。実質的にはすべての人が――焼き菓子類を近所の人たちに売ることであれ、最も一般的な仕事である自動車部品の売買であれ――非公式、非公認の経済活動を行っています。非白人居住地域の汚い道路にあっては、十四人乗りのバンは黄金の宝のようなものなのです。

この日の朝、ググレトゥで二人のギャングがそのバンを強奪し、運転手のピーターと助手のジョージに車を降りるよう命じました。おそらく彼らは、そのバンの色を替え、私営の無認可タクシーにして、十四人乗りの座席に二十四人かそれ以上の、街へ仕事に向かう顧客を詰め込もうと企んでいたのでしょう。彼らはググレトゥから一刻も早く出たかったため、自閉症の子どもたちを中に乗せたまま出発しました。そして街の中心の南東を走る主要高速道路、N2へ入ると、四百メートルごとに止まり、バンから子どもを一人ずつ降ろしたのです。警察がその子どもたちを発見し集めるのに、約一時間かかりました。子どもたちはそれぞれ道路の端に黙って立っていました。彼らを助けるために車を止めた人は一人もいませんでした。この奇妙な光景を報告するために警察に電話をした人も、一人もいなかったのです。

実際、八人の子どもたちの誰一人として、助けを求めているようには見えませんでした。彼らは松葉杖をついているわけでも、車いすに乗っているわけでもありません。ほとんどの子どもがきちんと学校の制服を着ていたのです。道路の端にいる彼らの存在に実際に気づいた通勤者たちは間違いなく、彼らは単に学校へ行く車を待っているだけだろう、と結論づけたのです。

自閉症が見た目にわからないということは、ジレンマをもたらします。身体的には正常に見え、無駄な騒ぎをまったく起こさない子どもは、注目すらされないことがあります。身体的には正常に見えても、異常な行動を示す子どもは、躾がなっていないか、さもなければ南アフリカの一部の黒人住民の間では、悪霊に取りつかれている、と思われることもあります。しかしこのような子どもたちが、実際に障害があるとみなされることはあまり多くありません。私が知っている南アフリカの親御さんたちは、他の地域の親御さんたちと同様、このことについて不満を訴えます。南アフリカ生まれのある白人男性は、ダーバン郊外の学校まで私に会いに来てくれたとき、あるTシャツを着ていました。そのシャツにはこう記してありました。「私は自閉症です。あなたはどこが悪いのですか?」。これは人々に誤った判断を控えてもらうためのものです、と彼は言いました。ズールー族のある母親は、そのシャツを見て笑いながらも、「自閉症」という言葉を聞いたことがあるという人を、自分はあまり多く知らない、と言いました。「非白人居住地域では、そんな言葉、絶対に通じないでしょうね」と彼女は言いました。

私が南アフリカ――ピーターマリッツバーグという小さな都市、ダーバンという中規模の都市、および大都市部のケープタウン――で会った家族たちはいつも、自閉症を「目に見えない病気」と呼んでいました。目に見えないのは、人々がそれについてほとんど何も知らないから、目に見えないのは、自閉症の子どもの親たちが自閉症の親戚がいる他の人たちをほとんど知らないから、目に見えないのは、家族たちが自閉症の大人をこれまで一度も見たことがないと主張するからです。「自閉症の大人というのはどのように見えるのでしょうか？」と、親御さんたちは次々に私に尋ねました。彼らがもう一つ別の質問――「自閉症の人たちの家族はどのように見えますか？」――を私にしていた可能性もあります。なぜなら、信じがたいことですが、自閉症の子どもの他の親と一度も話をしたことがないという人が大勢いたからです。

私は、ダーバン郊外の私立の特別支援学校、ブラウンズ校の校長先生に、何人かの家族の人たちと一晩会う機会を設けてくれるようお願いしました。そしてその人たちが現れたとき、私はすぐに、これは今までになかったことだと気づきました。九組の夫妻が来てくれました――コーサ族が三組、南アフリカ生まれの白人が一組、英国人が二組、そしてインド人が三組です。インド人の二組の夫妻はお互いに知り合いでしたが、他は初対面でした。今日でも、南アフリカにおいてアイデンティティは厄介な問題です――どこの民族集団の出身かと尋ねることさえ、政治的に穏当ではありません。しかし、これらの夫妻はまったく異なる共同体の出身であることから、彼らが通常、お互いに打ち解けて話をすることがまずないということは明らかでした。学校側が子どもたち全員を送り迎えしていましたから、彼らはさほど頻繁に学校を訪れる必要もなく、お互いに顔を合わせることもなかったのでしょう。これらの夫妻が、これまで一度もわが子以外の自閉症のある子どもと数分以上一緒に過ごしたことがなかったことが明らかになったのです。

ソウル郊外のスウォンで、私はキム・スンへと彼女の夫のキュンソにインタビューしました。彼らは、ソウル市内およびその周辺の何百という他のアパートと同じような近代的なアパート群の一つに、三人の子どもたちと一緒に住んでいます。しかし外の世界にとって、彼らの子どもは二人だけです。ヒュンブはわずか五歳ですが、彼らはすでに彼の病気が一生涯にわたるものであることを知っています。韓国で最も洗練された医学校の精神科医たちが、その診断を変えたばかりでした。ヒュンブは、それまでずっと反応性愛着障害であると考えられてきたのですが、今回、自閉症と診断されたのです。ヒュンブは学校にもデイケアにも行っていません。そのためスンへは、他の自閉症もしくは反応性愛着障害のある子どもの親御さんを一人も知りません。

スンへの他の二人の子どもたちはヒュンブよりも年上です。彼らは友だちを自宅に呼びたがりません。スンへとしても他人にヒュンブのことを知られたくないため、それは好都合です。発達障害という診断が知れ渡るやいなや、たちまち彼女のアパートの価格と、おそらく隣近所のアパートの価格も、二、三%は下がってしまうでしょう。彼女の他の子どもたちの将来的な結婚の見込みも低くなってしまうでしょう。誰も、結婚して自閉症のある者のいる家族の一員になりたいなどとは思わないからです。スンへは、ヒュンブを自宅の外に連れ出さなければならないときには、彼を急いで建物から出させます。また、誰かが訪ねてくるときには、彼を自分の部屋に閉じ込め、鍵をかけてしまいます。彼女は、今ではもう姑とはほとんど話をしません。姑は、もっぱらヒュンブの病気のことで彼女を責めるのです。それでも彼女は、この新しい診断がはたして状況を変えてくれるのかどうか、いまだ半信半疑です。

二〇〇三年六月半ば、ソウル近郊のドゥンチョンドンで、障害児を育てる家族のための特別な日曜礼拝のあとに、六人の母親と特別支援教育の教師、それに私とで、お茶とお餅を囲んで話をする機会がありました。スヨンの母親であるスンミもその中の一人でした。実際には、そこは彼女が紹介してくれた教会でした。彼女が非常に多くの理解ある人たちに出会ったというのは、この教会でのことだったのです。教会の支援ボランティアに見守られながら、子どもたちは外の小さな運動場で遊んでいました。私は、この女性たちがポジティブなこととネガティブなことの間を行ったり来たりしながら話を打ち明けるさまに感銘を受けました。彼女たちは、わが子の中に、そして彼らを育てる自らの経験の中に、よい点を見つけ出していました。ひょっとしたらこれは、彼女たちが、あまり不満ばかり言っていると、ネガティブすぎるとしてみんなが立ち去ってしまうのではないか、と心配しながら座っていたからかもしれません。

あるいは教会という場にあって、何も悪いことばかりではない、と自分の恵まれている点を数えあげていたからかもしれません。彼女たちの中で、わが子が診断を受ける前から定期的に礼拝に参加していた人は一人もいませんでしたし、自分をキリスト教徒として考えてさえいなかった人も二人いました。彼女たちが教会に行ってみようと決意したのは、家族からは情緒的にも実際的にも支持を得られなかったからでした。教会は内面的な強さを与えてくれた、と彼女たちは言います。それは、そのようなものをもっているとは彼女たち自身、知らなかったものでした。教会のスタッフやメンバーは、子どもの教育と健康をめぐる彼女たちの決断を後押ししてくれました。教会にいるときは、彼女たちは汚名を着せられている感じを受けなかったのです。

自閉症のある双子の少年たちの母親は例外でしたが、ほとんどの母親には、少なくとも他に一人、障害のない子どもがいました。それらの母親は全員、自分の障害のない子どもが結婚するのに苦労するのではないか、裕福な人で、精神障害のある者のきょうだいとの結婚を望むような人はいないのではないか、と心配していました。離婚、アルコール依存症、自殺、あるいは失業を抱えているだけでも、その家族は韓国の結婚市場では十分不利なのですが、実際に生物学的または遺伝学的な異常の根拠があるなら、それだけで大部分の家族は恐れをなして逃げていってしまうでしょう。

母親たちが最も不満を訴えたのは、義理の家族についてでした。「私の息子の（父方の）祖父母は、私たちが息子を彼らの家に連れていくのをどうしても許そうとしません。どこであろうと、彼がいとこたちと一緒に過ごすのを認めてくれないのです」。彼女たちのほとんどが、姻戚とは祝日を祝わないということです。別の母親の次のコメントが、すべての会話の要点を表していました。「私の子どもが自閉症になったとき、わが家の平和は壊れてしまったのです」。その他、結局このときにはほんの少ししか話題にされなかったものの、極めて厄介な問題があります。彼女たちの夫のことです。

私は何も、ただでさえ夫および父親として評判の悪い韓国人の男性に、このうえさらに悪い評価を与えたいわけではありません。障害児がいない家庭でも、韓国の男性は概して自宅で過ごすことがあまりなく、わが子の日々の生活やスケジュールについて、ほとんど何も知らないのです。しかし、女性たちが私に打ちあけてくれたことで、彼女たちがしばしば自分のことをシングルマザーのように感じていることが明らかになりました。一人、話し合いの最中にはまったく話をしなかったのですが、後で私とだけ話をすることに同意してくれた女性がいました。「夫は、［自閉症のある］娘のことをひどく嫌っています」。彼女は言いました。「彼は、彼女のことを憎んでいるのです」。そう言ったとき、彼女の目から涙があふれました。彼女は次のように続けました。

夫は、彼女をどこかよそへやってしまいたいと思っているのです。いったいどこに「行けというのでしょう」？　彼は、あの子のことを恐ろしいと、自分は神に罰せられているのだと考えています。でも彼女は本当はとても賢いのです。六年生を卒業したのです。彼は自宅では彼女を避け、「私の娘ではない」と言います。自閉症のような疾患が存在するアパートを買いたい人などどこにもいないだろうから、私たちのアパートの財産価値は下がってしまった、と彼は言い張ります。彼は離婚したがりましたが、教会が間に入ってくれて、私たちはまだ一緒にいます。しかし彼は、教育費も、言語療法や芸術療法の費用も、一切払おうとしません。何もかも母親がやるべきであり、教育のための特別なお金というのは、上流階級の韓国人のためにだけあるのだから、という言い分なのです。私たちには十分なお金はありませんし、保険がすべての療法の代金を支払ってくれるわけでもありません。

別の女性の自閉症のある息子さんは、現在十六歳なのですが、重度の睡眠障害を抱えており、ときには一晩中、注意が必要なことがあります。しかし、少年の父親が起きて手伝うことはめったにありません。自分は仕事の前夜はぐっすり眠っておく必要があるから、と主張するのです。母親もフルタイムで働いていますが、午後遅くには帰宅します。彼女の夫は、ほとんどの韓国の実業家と同様、しばしば夕食会に参加し、ルームサロン（お酒を飲んだり、カラオケをしたりするほか、ただ新鮮な果物を食べるだけというものから、ホステスとセックスすることまで、さまざまなことを行うプライベートな部屋）へ行かなくてはなりません。帰宅は午前零時を回ることも珍しくないのですが、彼は帰宅すると彼女を起こし、麺類か何か残り物で軽食を用意させるのです。

ほとんどの家庭では、男性が一家の収入の大部分を担っています。そのため、わが子をどの程度まで支援するか――あるいはそもそも支援するかどうか――を決めるうえで、男性は大きな力をもちます。このような問題について話すことは、女性たちの励ましになるようです――わが子の擁護者になることを後押しするだけでなく、彼女たち自身の状況について考えるための勇気を与えます。彼女たちの話に耳を傾けながら、私はそれを、革命の初期段階、つまり抵抗が具体的な形を取り始めるときを目の当たりにしているかのように感じました。そして二〇〇五年一月、彼女たちは新しい強力な武器を手にしたのです。

その月、『マラトン』（「marathon」という英単語を、主人公の発音の仕方でつづったもの）［訳注：邦題は『マラソン』］というタイトルの低予算の韓国映画が公開されました。この映画は、ペ・ヒョンジンという名の若い走者の実話にほぼ基づいています。彼は、工具工場の流れ作業でアルバイトをしていた当時、十七歳で、韓国のチュンチョンのマラソン大会に参加し、二時間五十七分のタイムで完走しました。選り抜きの走者のタイムは二時間八分未満ですから、彼のタイムはそれとは比べものになりませんが、その名を国中に知らせるには十分でした。なぜかと言えば、ペ・ヒョンジンが自閉症だったからです。

しかし、この映画は走ることについてのものではありません。自閉症が障害としていかに複雑であり、自閉症のある人たちが家庭や社会生活でどのような問題に直面するかを描いたものなのです。それは、自閉症について、私が今までに見た中で最も現実的で説得力のある映画の一つです。この映画は、韓国メディアが自閉症のある人たちについての物語を出版し始めた後に制作されました。そもそもメディアがそれらの話を出版し始めたのは、親たちがインターネットや国内メディアから情報を入手し、公の場で自閉症について話し始めたからでした。

映画の公開から一カ月以内に、韓国の人口の一〇％以上がその映画を見て、二〇〇五年の韓国の映画産業では第二位の興行収入となりました。主にこの映画の結果として、何百万もの韓国の人たちが、少なくとも基本的な自閉症の知識をもつようになりました。ウェブサイトのチャットでは、もっと多くの診断が下されるべきであることや、人々は自閉症のあるわが子をもっと進んで人前に連れ出すべきであること、さらに教育者は自分の教室でもっと進んで自閉症のある子どもたちの便宜を図るようにすべきであるといったことが、韓国の障害者の権利擁護者、親、および教育者たちによって主張されています。これらの変化がはたして続くのかどうかは誰にもわかりません。しかし、楽観的な見方が国中に広がりつつあります。発達上の問題のある子どもの親御さんたちは、わが子の未来が以前に想像していたよりも明るいものになるかもしれない、と考えています。

『マラトン』の中で、中年の女性（配役キム・ミスク）は自分の息子をランナーにすることに夢中になっています。二十歳のチョウォン（配役チョ・スンウ）は、五歳で初めて自閉症と診断されて以来、ずっと俊足でした。そのため母親は、走ることを通して彼が、ずっと彼を避けてきた社会の中で居場所を見つけられる、と信じています。彼女自身そう言っているように、彼女は彼に「特別」になってほしい、あるいは「人と違って」ほしいと望んでいるのではありません。もっと遠くまで、もっと速く走ったらチョコパイをあげるからと約束し、彼女は彼を強く急きたてます。彼女はチョウォンのコーチとして、かつての陸上競技のスターを雇います。それは、アルコール依存症で、裁判所から地域貢献をするよう命じられている人物でした。この過程で、彼女は夫のことも、下の息子のことも無視しています。彼女の夫は、チョウォンの障害をこれまで決して受け入れようとはしませんでした。チョウォンの走りが進歩すればするほど彼女はよりいっそう強迫的になり、障害をもたないもう一人の息子は一時期、家を出てしまいます。そして夫も、彼女を置いて出ていくのです。

チョウォンは、母親がやりなさいと言うことはしますが、彼にとっては、マラソンを走りたいという気持ちよりも、チーターやその他のアフリカの動物を愛する気持ちのほうがより大きな動機となっているようです。（映画全体を通じ、彼はセレンゲティ〔訳注：タンザニアにある国立公園で世界遺産。野生生物保護区〕に関する本の文章を何度も繰り返します）。その後、「疲れた？」という質問に対して正しく答えたいという思いも、彼を動機づけるようになります。彼は、母親が教えた答え、「ううん、僕は走りたい」を反射的に言います。コーチが、チョウォンは厳しいトレーニングに苦しんでおり、走るのをやめるべきだ、と言ったとき、母親は、まるで自分自身のアイデンティティが脅かされたかのように攻撃的な反応を示します。ここで私たちは、映画の中で他人に依存している人物がチョウォンだけではないことに気づき始めます。

チョウォンは難しい人物と言えるでしょう。彼はかんしゃくを起こします。彼は限られた食べ物——大好物のチャジャンミョンと呼ばれる、黒味噌を添えた麺など——しか口にしませんし、アフリカの動物には興味を示しますが、その他の話題は一切拒否します。表情は乏しく、敬語を正しく使えず、年上の人に礼を言うときにも「どうもな、おまえ」のような言い方をしたり、本来兄に対して用いるべき動詞の接尾辞を使って自分の弟に話しかけたりします。彼はふらふらと歩きまわります。フラッシュバックの中では、チョウォンは動物園で迷子になり、シマウマの縞模様に釘づけになっています。

この映画を見ていて、私は胸がドキドキしました。イザベルの大好物はチャジャンミョンなのです。彼女は動物、とりわけアフリカの動物に取りつかれていますし、まさにチョウォンのように、動物についての文章を繰り返します。そしてイザベルの妹のオリビアは、チョウォンの弟と同様、一人っ子に見られる性質の多くをもっています。たとえば、同年代の子どもよりも大人と話をするほうが気楽な場合が多く、年齢の割に過度な責任感を抱え、自立しているように見えることがあるのです。

映画の多くの部分は、母親とコーチがチョウォンに対してもつ異なる期待を軸に展開します。母親が、チョウォンは他の誰とも違っていない、と強く主張するのに対し、コーチは、マラソンのような一般の活動に参加するにはチョウォンはあまりにも人と違いすぎる、と言い張ります。このコーチは地域貢献をまっとうしようという気がなく、そもそも最初はチョウォンに対して無関心でした。しかしその後、彼らの立場は逆転します。チョウォンの母親は出血性の潰瘍で入院し、危篤状態の中で、自分がチョウォンと同じくらい一つのことしか目に入らず、彼女自身の目的のために彼に走ることを強制してきたことに気づきます。英語の副題には、「私は悪い母親です」という彼女の言葉が示されていますが、彼女が用いている韓国語をもっと正確に訳すと、「私のような意地悪な女は地獄に落ちるだろう」となります。コーチは結局、チョウォンの走ることへの献身ぶりを理解し、彼は走らなければならないと決断します。彼はチョウォンの母親に、「彼は人と違ってはいない」と言います。すると彼女は、「いいえ、彼は人とは違うわ。彼には障害があるのよ」と答えるのです。

コーチは、チョウォンをチュンチョンのマラソン大会に登録します。しかし、郵送されてきたTシャツと番号を母親は捨ててしまいます。チョウォンはそれを見つけます。彼は走ろうと強く決意し、ひそかに家を出ると、マラソン会場行きのバスに乗ります。母親が彼の行先に気づき、チュンチョンへ向かったときには、すでにレースが始まろうとしていました。彼女は彼に走るのをやめさせようとしますが、彼は拒否します。「僕は、棄権するつもりはない」。彼は彼女に言います。映画の中で、彼が他の人の言葉の繰り返しではないことを言ったのはそれが初めてでした。レースの最中に見物人が彼にチョコパイを差し出しますが、彼はそれを道路わきに捨ててしまいます。これは、自立を表す象徴的な行為です。

しかし、おそらく最も心を動かされるのはもっと早いシーンで、地下鉄の駅でのことです。チュンチョンでのレースの何週間か前、チョウォンと母親が列車に乗る前に軽い食事を摂っていると、スピーカーで五歳の女の子が駅で行方不明になっているというアナウンスが入ります。その言葉はチョウォンの心に響き渡ります。彼は、もう何年も前に動物園で迷子になった自分自身の経験を思い出します。母親が駅の薬局で何かを買っている間に、彼は歩いていってしまいます。おそらくその女の子を捜しに行くのでしょう。プラットフォームにシマウマ模様のスカートをはいた女性がいて、彼の眼は釘づけになります。その女性のボーイフレンドが彼に、こっちを見るな、と言うのですが、チョウォンはじっと見つめ続け、彼女のスカートの後ろに手を伸ばします。ちょうどチョウォンの母親が彼を捜しながらプラットフォームへ来たとき、そのボーイフレンドがチョウォンの顔をこぶしで殴ります。地面に倒れてしまったチョウォンは、血まみれで痛みをこらえながら、「僕は障害児だ！　僕は障害児だ！」と、繰り返し叫びます。これは、韓国語ではストレートすぎる表現です。まるで彼が自分自身を欠陥品であると言っているかのように聞こえるのですが、これは映画制作会社が使うことに決めた英語の副題（「僕は特別な子どもだ」）とはかなりかけ離れています。

後にチョウォンの母親は、彼が「お母さんは僕を動物園に置き去りにした」と言ったとき、震えあがります。そして初めて彼女は、自分自身に対して、そして夫に対して、彼女がわざとチョウォンの手を放したこと、実際、彼に迷子になってほしいと思っていたことを認めます。自閉症の子どもの親である私にとっては、このような大胆な率直さは驚きを覚えるものです。それは、深刻な障害のある子どもの親御さんなら、誰の心の中にも存在するに違いないアンビバレンスを表しています。というのも、負担となる子どもから自分自身を自由にすることについて親が空想を抱くのは、意識しているかどうかにかかわらず、私たちが考える以上に一般的であるに違いないからです。

映画『マラトン』が封切られた同じ年に、韓国放送公社は、韓国で人気のゴールデンアワーのドラマ、『プモニム・チョンサンソ』(邦題『拝啓ご両親様』)を放映し始めました。このドラマの主人公は、自閉症のある幼い息子を抱える女性です。さらに韓国のメディアは、水泳選手のキム・ジンホへ人々の関心を引きつけました。彼は二〇〇五年、十九歳のときにチェコで開催された知的障害のある運動選手のための世界選手権で、二百メートル背泳ぎの世界記録を出したのです。キムの母親、ユ・ヒョンギョンは、息子のための学校を見つける際の苦労を世間に公表しました。彼女が息子と一緒に授業に出席し、可能な手助けをしたにもかかわらず、彼は最初の小学校から追い出されてしまったのです。また彼女は、息子がもっと幼かったとき、彼を殺し、自らも命を絶つことを真剣に考えたことを認めました。

私が知っている親御さんたちの中には、韓国の人たちが現在、自閉症のある人たちは誰もがまさにチョウォンと同じようだと誤解している、と不満を訴える人もいますが、この認識の高まりに拍手喝采する人がほとんどです。彼らはわが子を商店街やスイミングプールへ連れていくようになり、わが子を説明するのに、自閉症を表す韓国語、チャペ(自閉)を使うようになっています。彼らはインターネットのチャットやサポートグループに参加しますが、そこでは自閉症のある子どもたちの他の親御さんたちに出会うことができます。「最も大きく変わったのは学校です」と、ある母親が私に言いました。「というのも、学校はまるで突然、私の息子のことを何かしら理解するようになったようで、彼に対する風当たりも優しくなったようなのです」

二〇〇五年の終わりまでに、韓国の大学は、自閉症スペクトラムのある子どもたちを同定するための詳細な診断ツールを使いこなせるよう、心理学者、精神科医、およびその他の臨床家を教育し始めました。政府も反応を示し、韓国科学技術省は、自閉症の遺伝的原因についての研究計画を話し合うための会合を開いていますし、学術界の中でも特に、言語学者、文化人類学者、および社会学者は、新しい研究プログラムを発表しています。教育省は、正規の学校における特別支援学級の数を大幅に増やすよう計画中です。また法務省は、わが子が十分な教育サービスを受けてこなかったと主張する親たちが起こした訴訟を認め始めています。さらに文化観光省は、特別なニーズのある子どもたちを通常教育に組み込むことに関するドキュメンタリー映画を放映し始めました。その中には米国のものもいくつかあります。そして防衛省は、特別なニーズのある子どもの支援員として働くことで、男性は必要とされる二年間の兵役義務を果たすことができると発表しました。

さる一九九五年に、ソウルのカンナム川南部の閑静で裕福な地域の住民が、自閉症のある子どもたちのためのミラルという学校の建設予定地に柵を巡らしました。腹を立てた建設反対者たちは、学校の電話線を切り、学校の管理者たちに対して身体的な暴力をふるったうえ、建設停止を訴える訴訟を起こしました。彼らは、近所に障害のある子どもたちがいると土地の評価が下がると信じており、表向きにはそれが反対の理由でした。学校は一九九七年に開校したものの、妥協策が設けられました。学校側は、子どもたちが人の目から完全に隠されるよう、建築様式を変更することを求められたのです。反対者の中には残酷なまでに正直な人もいました。わが子には自閉症のある子どもたちを見せたり会わせたりしたくない、と言ったのです。

それから十年後、そのミラル学校はイルウォンドン近辺の貴重な存在となっています。何百人という近隣の人たちが自主的に支援を申し出ています。設計者には、その建物に対して賞が贈られました。そして体育館は、コンサートや教会の礼拝といった地域活動のために使われています。午後、学校が終わると、家族が車でわが子を迎えにきます。ときには、ゆったりと近所を散歩することもあります。たとえ人に見られようともです。

第13章 調和

本書の中でこれまでに紹介してきた物語のほぼすべてにおいて、わが子をありのままに見つめ、わが子の違いを受け入れた最初のまなざしは、母親によるものでした。しかし、ただ自閉症のある子どもを見つめるだけでは、対人的世界へ子どもを融合させることにはなりません。そのための扉は大きく開かれなければならないのです。可視化するということは、単に子どもの教育を受ける権利を保障する法律が制定されることではなく、それ以上のことなのです。スウォン出身の自閉症のある韓国人の子どもは教室に居場所を与えられましたが、嫌悪の対象としてしか扱われず、見向きもされなければ理解もされませんでした。わが子が社会から決して遠ざけられないようにしよう、と世界中の親御さんたちが懸命に取り組んでいます。彼らがわが子の潜在的な能力を信じるという点で、孤独を感じているときには特にそうです。世間の無知は理解できないことではありません。状況を目に見えるものとするために第一にすべきことは、その見えづらさに着目することです。

私がいる地域の学校制度がイザベルに「気づく」までには何年もかかりました。適切なカリキュラムと教育環境が与えられれば、彼女は誰も予想しなかったほど学力が向上するだろうという私たちの訴えを、彼らははねつけたのです。みなさんが自閉症に関する世界一流の専門家かどうかは大した問題ではありません。小学校の会議室では、みなさんも、親たちが非常によく口にすることを言う親の一人にすぎないのです。「うちの子はやる気になればもっとできるのです」。わが子を擁護することとは、フルタイムの仕事のように感じられるでしょう。手紙を書き、電話をかけ、話し合いに出席し、さらにわが子にとって必要であるとみなさんが信じるものを手に入れるために、お子さんの医師またはセラピストからデータを集め、証拠を示して述べることが求められるのです。

さほど頻繁に擁護しない親たちは、実際に擁護している親の子どもたちと比べて、わが子があまりサービスを受けていないことに気づきます。これは、キーキー軋む車輪には油がさされる、という原理です。学校制度は、たとえ財政的に豊かなところであっても手もちの資金には限りがありますから、絶えずあちこちで資金を節約しようとしています。その結果、通常学級で支援員をつけるといった、より高額な便宜をまったく受けられなくなってしまう子どもたちが一部に出てしまうのです。

イザベルが一年生のとき、ジョイスと私、それに私たちの医師たちは、イザベルが近所の子どもたち全員と一緒に通常学級に入る必要がある、と確信していました。しかし、彼女が支援員なしで通常学級の環境に参加できるとは、私たちも思っていませんでした。となると、学校側は、ほぼ一日中イザベルにつき添うための人を誰か雇わなくてはならなくなり、それはお金のかかる提案でした。学校側はしりごみしました。すでに職員を配置している特別支援学級がたくさんありました。そのうちの一つに彼女を入れれば、学校側の費用負担は事実上なしになったでしょう。私たちは、それまでずっとイザベルのための心理検査や教育上の検査の費用を学校側に支払ってはもらえませんでした。そのため個人的にそれらの検査を実施してもらうために千五百ドル近くを払ってきたのです。それなのにどうしてその学校が、おそらく年に二万ドルはかかるであろう支援員をイザベルのために雇ってくれたりするでしょうか？

私たちは、特別な話し合いのために学校理事たちのところへ行かなければなりませんでした。私たちは、自分たちに多くの権利があることを知っていました。障害者教育法は、イザベルやその他の障害児に、「最も制限の少ない環境」と呼ばれる中での無償の適切な教育を保障しています（これは、彼女が正規の教育環境で障害のない同年代の子どもたちと一緒に過ごす時間を最大限にしつつ、彼女に適切な教育を与える、という意味です）。それでも私は、その話し合いの日に会議室で目にした光景にぎょっとしました。風通しの悪い、窓のない部屋に十五人の人間がいたのです。郡を代表して理事、弁護士、そして特別支援教育コーディネーター、学校側からは学校長、イザベルの先生、作業療法士、および言語療法士、そして私たちの側の医師と弁護士です。それは人をおじけづかせる恐ろしい光景でした。男性は全員（私以外）スーツを着込んでいました。そして私の主たる敵となる人物、郡の特別支援教育の主任弁護士が紹介されました。

私は、自分の頭を最初によぎった事柄を覚えています。もし私が、会議室で大勢の人に向かって話をすることに慣れている教授でなかったらどうだっただろう？　もし英語が私の第一言語ではなかったら？　もし私が自分の法律上の権利について知識がなく、それによって後押しされていなかったら？　おそらく私に勝ち目はなかったでしょう。メリーランド州モンゴメリー郡で、イザベルは今まで素晴らしいサービスを受けてきました。しかしそれらのサービスが彼女に与えられたのは、私たちに闘う手段と、まさに最高の弁護士を雇うお金があったからです。この事実に感謝しない日は、これまで一日たりともありませんでした。では、私たちが勝ったという事実についてはどうでしょうか？　私が罪悪感を抱いていないと言ったら嘘になります。私は、私たちが成功したことで、他のお子さんから彼らが必要としているサービスを奪ってしまったのではないか、と思うことがしばしばあるのです。

私たちは、イザベルが通常学級に参加できるように、彼女のために一対一の支援員をつけてくれるよう郡政府に要請しました。イザベルには、みんなと一緒の活動から外れないようにし、指示に耳を傾け、一つの活動から別の活動へ移れるよう、彼女を手助けしてくれる支援員が必要だったのです。支援員なしではイザベルは途方に暮れ、ただ宙をじっと見つめ、ビデオのセリフを繰り返し唱えるか、教室をうろうろと歩きまわるだけになってしまうのです。

当時イザベルは、支援員が彼女の教室にちょっと立ち寄る時間があるときに、その都度散発的に補助を受けていただけでした。校長は私たちに、彼女には支援員としてのお金が支払われたことはありません、と言っただけでした。私たちは、郡の中のどこか遠く離れた既設の特別支援学級へ行きたくないのならば、行政当局に請願するしかなかったのです。校長は、私たちに支援を申し出てくれませんでした。ただ私たちを上の人たちのところへ押しのけただけだったのです。

郡の会議で学校の職員の人たちは、イザベルが愛嬌ある優しさとユーモアを備えた子だということに同意してくれました。彼女の一年生のときの先生は、補助があればイザベルは対人的にも学業的にも素晴らしく、ときには驚くほど能力を発揮する、と強調してくれました。イザベルのアイコンタクトは以前よりもよくなり、他の子どもたちに対してより興味をもつようになったようで、彼らのところへ駆けていって一言二言何か言って、そのあと走って逃げるのでした。先生はさらに、イザベルが通常学級に参加するうえで「本当に必要なのは、大人による一対一の補助です」とつけ加えました。校長は座る姿勢を変え、ため息をつきました。なぜなら、その先生がそんなことを言うとは思ってもみなかったからです。

誰だろうと、「私たちの側」の者が口を開いたとたん、話し合いは冷ややかな雰囲気になりました。私たちは、話し合いのたびにそうしてきたように、イザベルの写真を持参しました。そうすることで、理事たちが彼女を彼らの予算の中の単なるデータとしてではなく、一人の人間としてとらえることができるように、と思ったのです。郡当局の人々は全員、不快な様子でした。イザベルはスキーやアイススケート、水泳をすると私たちが言うと、校長は一言、「存じております」と言いました。私たちの学校制度での一年生の授業が、主として聴覚的なものであり、イザベルの視覚的あるいは空間的な能力に応えていないことを私たちの精神科医が強調すると、校長は彼を制し、「一年生の授業がどのようなものであるかは、私たちは全員よくわかっています」と言いました。また、イザベルには支援員をつける必要があることを精神科医が強く主張すると、郡の弁護士は、「それはこちらが決めることです」と言ったのです。

私は彼を見ました。

私の、「あなたは何者なのですか?」という言葉のあとには、気まずい沈黙が流れました。

「あなたは私の娘にこれまで会ったことがありますか? この人は、これまでに何千人という自閉症のある子どもたちを診察してきた医師で、もう長い間、私の娘を診てもらっています。それなのにあなたは、この場で彼には一切発言権がないと言うのでしょうか?」

私たちの弁護士が割って入り、次のように言いました。

いいですか、あなた方は運がよろしいのですよ。これらの専門家に参加してもらうといったような、あなた方が提供しないサービスに関しては、外部に対して快くお金を支払うという、責任感のあるご両親に恵まれたのですから。それでも、あなた方が私たちの話に耳を傾けたくないと言うのなら、イザベルさんの担任の先生の話をお聞きになればよいでしょう。イザベルさんは支援員がついていればよくやっている、と先生は言いました。ということは、彼女をより制限のある環境に入れる正当な理由などまったくないということです。専門家に、この場に同席してもらえたことを感謝してはどうです。彼は小児科医および精神科医として認定された医学博士です。私がどれほど長くこの仕事をしてきたかは、みなさん方全員ご存じでしょう。自閉症の学校教育でのコード化にこれほど関与している医師や医学博士に同席してもらえたケースを、私は一つも思い出すことができません。

その話し合いを後にしたとき、私の心にふと、もし誰かこの光景を外部から覗いていたら、その人は、郡の役人たちはイザベルの幸せに興味がないのだと思っただろうに、という考えが浮かびました。しかし現実には、これらの人たちのほとんど全員が、特別支援教育に関与しているのです。特別なニーズのある子どもや親戚をもつ人たちは大勢います。ところが、いつしか制度は血も涙もなくなってしまうほど敵対的で官僚的になってしまった、というだけのことなのです。

本書のために私がインタビューした特別支援教育に詳しい弁護士によれば、彼が依頼されるケースのほぼすべてが通常学級への参加に関するものであり、現在では扱うケースの約半分は自閉症スペクトラムに関係している、とのことでした。たいてい、学校側は障害のある子どもたちを通常学級に入れたいと思っています。生徒対教師の比率が低い新たな特別支援学級をつくるよりも、そのほうが安上がりだからです。フルタイムの支援員を任命すると、節約することはできません。「サポートなしで子どもたちを詰め込んでしまったらどうです？ 「そうすれば」短期的には親御さんたちを満足させることができますよ。なぜなら親御さんたちは、わが子が普通に見えることを望んでいますからね。ただし、親子にかかる重圧は膨大なものとなります」。この弁護士は言いました。

一つには、親はわが子が普通として通用することを望むことが多いのですが、それは大変な労力を要します。わが子がかんしゃくを起こすのではないか、妙な行動をとるのではないかとハラハラしていたら、その情緒的代償は非常に大きなものとなります。したがって、学校側には訓練された支援員を提供するつもりがないという場合、通常学級への参加は適切な答えではないかもしれません。とりわけ中学校、高校になるともう「初期」ではないからと主張して、学校側が初期の介入サービスを撤退させようとしますから、このことが当てはまるでしょう。

この弁護士が言うには、幼い子どもたちの親御さんたちの中には、診断用語を不快に感じている人が多いとのことでした。「大きな問題は、実は父親なのです」と、その弁護士は言いました。「十中八九、母親はわが子のニーズについてバランスのとれた見方をしており、学校に対しても通常学級への参加と集中的な特別支援教育サービスの両方を提供してくれるよう望みます。しかしほとんどの場合、父親は、『うちの子はどこも悪くない』と言います。客観的見解を伝えるために、第三者に加わってもらわなくてはならないこともあるのです」。なかには、子どもの配置や教育プログラムを決めるための話し合いで、診断名の使用を認めようとしない親御さんたちもいます。その名称が永遠に残り、わが子は知能が低いとみなされて、学校での活動が制限されることになりはしまいか、と彼らは恐れているのです。ニューヨークやボルチモアの超正統派のユダヤ人など、一部の移民や狭い範囲のコミュニティにおいては、「親御さんたちは率直に、『診断名が外に漏れてしまうといけませんから、サポートについての手紙の中では一切その言葉に言及しないでください。わが子が結婚相手を見つけることができなくなってしまうばかりか、きょうだいまでもが相手を見つけられなくなってしまいます』と言うのです」。児童精神科医のランス・クロウソンはこう述べています。

通常、親御さんたちは、それがあまりにも汚名のように聞こえるからという理由で、「自閉症」という用語を避け、一般に流布している専門用語、「高機能ＰＤＤ」のほうを好みます。問題は、「高機能ＰＤＤ」にあたる学校教育コードが一つもないということです。しかも、提供されることになるサービスはこのコードが基になっています。結局、親御さんたちの多くは「重複障害」というコードを選択します。例の弁護士の言葉を借りれば、「そのほうが飲み込みやすい」からです。しかし自閉症というコードにしたほうが、通常子どもたちは、彼らにとって有益なサービスをより多く受けることができます——言語療法をより多くの時間受けられますし、支援員も多くなります。学校が与える必要のあるほとんどすべてのサービスにおいて、より多くを得られるのです。

ただし、これらはすべて流動的です。自閉症コードを求めながらも他の診断名で運を試さなければならなかったご家族にも、私はこれまでに会ったことがあります。たとえば、メディケイド・ウェイバーがバージニア州に初めて導入された当時、自閉症と診断されると、素晴らしいケアを提供されました。しかし二〇〇五年までに、ウェイバーの待機リストは三百人を超えました。これは、州から自閉症の無料サービスを得るために、少なくとも三年は待たなければならないかもしれないことを意味します。たとえ自分たちの順番が上がっても、そのときにはもう資金を利用できなくなっていた、ということもあるかもしれません。この年は、精神遅滞と診断されたほうが、応募者が少なかったという理由で、より多くのサービスが提供されました。バージニア州の精神遅滞プログラムのほうが、自閉症プログラムよりも資金が豊かだったのです。「だからこそ、お金の在りかによって患者さんの診断が毎年変わる可能性もあるのです」と、クロウソンは言います。二、三年前、クロウソンの患者さんの一人で、バージニア州出身の自閉症のある人が早急にサービスを必要としていました。その患者さんには精神遅滞もありました。長い目で見れば、自閉症のための治療と教育に合ったプログラムのほうが、その患者さんはよりよいサービスを受けられるということをクロウソンは知っていました。そのため、彼は精神遅滞サービスの手配をすると同時に、自閉症プログラムの待機リストにもその患者さんを入れました。しかし州政府は、両方の措置をとることはできないと言い、自閉症サービスのための待機リストにその患者さんの名前を載せることを拒否したのです。

親御さんたちの中には、地区の費用で私立の学校に配置してくれるよう、学校行政側に嘆願する人もいます。これらの親御さんの子どもたちは、スペクトラムの両端に位置する傾向にあります。つまり、軽度の障害のある子ども——学習障害はあるものの利発な子どもたちのための学校がふさわしいと思われる——か、あるいは重度の障害のある子ども——中等度から重度の精神遅滞のある子どもたちのための学校がふさわしいと思われる——のどちらかです。この種の学校は両方とも学費が高く、年間五万ドルから、最善の寄宿舎制の学校ともなると最大で二十五万ドルにもなります。地区の回答は、必ずと言っていいほど「不可」です。寄宿舎制の学校へ入れるためには、その子は夜間、特別な施設にいないと、日中の適切な教育を受けられないことを親御さんが証明する必要があります。単に、お子さんが夜にたびたび目を覚ましてふらふらと出ていってしまう、あるいは自分や他者に対して危険を及ぼす恐れがあるということを証明しただけでは、夜中に何かあってもそれが学校の責任であるということにはなりません。こういったことが起こった場合、米国保健社会福祉省が間に入って力を貸すこともあります。

しかし最も大きな問題は裁判所です。私立の学校への配置か、あるいは在宅行動療法といった、より高価なサービスを求めてのことが一般的ですが、親御さんたちは結局訴訟を起こしても負ける傾向にあります。モンゴメリー郡で親御さんたちが訴訟でしばしば負けるのは、法律が「適切」とみなすサービスを提供できるプログラムが郡のどこかに存在することを、学校行政側がたいてい証明できるからです。裁判所は親御さんたちに、州政府は無料の適切なサービスを提供すればそれでよく、最上のサービスを提供しなければならないわけではないと言います。親御さんたちからよりよいあるいはより多くのサービスを求める要求があった場合、学区はいつでも予算の制約を主張できる、との先例がつくられてしまっているのです。

私たちの郡では、二〇〇〇年に裁判所に持ち込まれた訴訟の九・五％、二〇〇三年と二〇〇四年の両年では二五％の訴訟で、親御さんたちが勝利しています。しかし彼らが勝訴したのは、たとえば子どもを郡内のどこか別の学校へ転校させたい、あるいは外部の専門家への高額ではない相談費用の払い戻しを求めたいというような、単純なケースです。私立学校への配置に対する費用の払い戻しを求める訴訟で、親御さんが勝利したケースはめったにありません。二〇〇五年十一月十四日、米国最高裁判所の決定によって、親御さんたちにとっての状況はよりいっそう厳しいものとなりました。六対二の票によって裁判官は、特別支援教育のサービスについての論争では親に立証責任があることを明らかにしたのです。

ワシントンＤＣでは、障害者教育法に関わる訴訟での弁護士費用はかなりの高額になると思われます。一般的な三日間の審問では、弁護士および専門家の費用が五万ドルにものぼることがあります。かつては、医療過誤訴訟の扱われ方によく似て、多くの弁護士が成功報酬の形で特別支援教育訴訟を引き受けたものでした。みなさんが学校制度側相手に勝訴した場合は、負けた側がみなさんの弁護士費用を支払いますが、みなさんが負けた場合は、弁護士はまったく費用を支払われなかったのです。しかし、ワシントンDCでの障害者教育法に関する訴訟への弁護士費用払い戻しは、現在四千ドルと上限が定められています。そのため最近では、特別支援教育の弁護士は成功報酬の形では仕事を引き受けなくなっています。彼らが自主的に公益のために無償で臨時の訴訟を引き受けることもありますが、それはまれです。何か小さなこと、たとえばお子さんに心理検査を受けさせるといったことについてなら、訴訟を起こすために弁護士をつけられる場合もあります。しかし、配置の論争に四千ドルでは不十分です。ときおり親御さんと学校側が調停へと進むこともありますが、それは一般的ではありませんし、双方が調停に同意する必要があります。いずれにしろ学校行政側は弁護士を雇いますから、調停にはあまり関心がないのです。

私がインタビューした弁護士はこう言いました。「私がこれまでに代弁した方々で審問の過程を経験された人たちのほぼ全員が、たとえどんな結果でも妥協したことでしょう、と言います」。親御さんや保護者の人たちは、自分たちが州政府との闘いのフィールドにさえ立っていないと感じています。それは彼らが自分たちの権利について不案内だからというだけではありません。彼らがあまりに情緒的に消耗し、脆くなっているからです。彼らはときおり、罰せられたような気持ちで審問を後にします。ある親御さんは次のように言いました。「親は、自分がこれまでに経験してきたことをすべて追体験させられます。そして結局、わが子がどれほど障害を負っているかについて話すはめになるのです。弁護士というのは、論争が好きなのでしょうね」

ときおり親御さんたちは、この経験によって非常に精神的に傷つき、しかも提供されるサービスに対して強く不満を抱いているため、無駄でお金のかかる訴訟を試みるよりも、むしろもっとよいサービスがある学区や州へ引っ越してしまうことがあります。自閉症のお子さんをおもちで、長引く困難な法的争いの末、メリーランド州からニュージャージー州へ引っ越す決心をした人たちの話を、私はこれまでたくさん耳にしてきました。ニュージャージー州は、自閉症のスペクトラム上にある子どもたちに対して優れたケアを提供することで評判の州です。カナダのサスカチュワン州の自閉症の子どもの親御さんたちは、隣のアルバータ州へ引っ越し始めています。なぜならアルバータ州のほうが、より多くの経済的支援を提供しており、親御さんたちは援助を得るために闘うことにいい加減辟易しているからです。

一九八〇年代初期からずっとミネソタ州のために働いてきた特別支援教育コンサルタント、カリ・ダンは、自閉症のある子どもがいる家族が引っ越してしまうもう一つの理由を私に話してくれました。最近まで、ミネソタ州の小さな町の親御さんたちは、たとえ試みたとしても、自閉症のコードを得ることができませんでした。「学校の管理者は、もしその名称を使ったら、自分たちが自閉症の訓練を受けた講師を提供するよう法律により要請されることを知っていたのです」と、ダンは言いました。その学区には訓練を受けた講師がいないことを学区の職員が証明できる場合には、彼らはその生徒に重複障害のコードをつけ、多数の異なる診断を与えられた子どもたちと一緒の既存のクラスにその生徒を配置することが許されたのです。

障害者教育法は、政府がすべての子どもたちに対して適切な教育を提供することを保証する目的で制定されたものでした。まさか親たちが広範囲にわたる訴訟に関わるようになったり、闘争的な弁護士が特別なニーズのある子どもの正しい配置をめぐって証人に涙を流させたりするようになるとは予想されていませんでした。計画では、教育プログラムを作成するために親と学校側が協力するようにし、聴聞会を必要とする親や保護者も法律顧問なしで参加できるようにするはずでした。にもかかわらず、障害者教育法は、弁護士なしで親が参加すべきでない訴訟分野になってしまったのです。

私がインタビューした弁護士は、こう言いました。「ワシントンエリアに、何でもやりかねないという焦土戦術で有名な会社があります。彼らは通常、教育制度のために仕事をしています」。彼の依頼人の一人に、自閉症のある息子さんを私立学校に入れるために、ワシントンDCを相手に訴訟を起こしている人がいました。その依頼人は、ある日の午後、仕事から帰宅したとき、外に黒いSUV〔訳注：自動車の一種〕が停まっているのに気づきました。その運転手は何時間も車の中に座っていました。午後十時、依頼人は外へ出てその車のところへ行き、何か助けが必要なのか、とその運転手に尋ねました。するとその男性はこう答えたのです。「私は法律会社の個人調査員です。あなたが実際にＤＣに住んでいるのかどうかを確かめようとしているのです」。依頼人は脅されているように感じ、もう少しで訴訟を取り下げてしまうところでした。

一九九〇年代に自閉症の診断率が上昇しだすと、親御さんたちは、特別なプログラムを打ち出してくれるよう学校側により圧力をかけ始めました。なかでも、ＰＤＤ‐ＮＯＳあるいはアスペルガー障害の高機能の子どもの親御さんたちは特にそうでした。なぜなら、当時の自閉症の症例の増加は、これらの子どもたちがその大部分を占めていたからです。このグループに属する子どもたちをお互いに離れて配置するよりも、彼らのために特別につくられたプログラムを用意したほうが、学校にとってより効率がよく経済的であることに、私たちの地域の学校行政側が気づくまでに数年かかりました。たとえば、学校にアスペルガー障害を専門にしたクラスがあれば、学校側は、十のまったく異なる個別教育計画（ＩＥＰ）を書き、実施する必要はないでしょう（学校側は、すべてのＩＥＰは定義により個別化されている、と常に主張することになるでしょうが）。また、学校側がアスペルガー障害のある子どもたちを学区内に配置できれば、私立学校へのお金のかかる配置のために、資金を供給することを考慮しなくてもよくなるかもしれないのです（そうするよう告訴されることもないでしょう）。これは、自閉症のある子どもたちが、その他の「環境にうまく順応できない子どもたち」と一緒くたにされていた時代と比べれば、明らかに格段の進歩です。

確かに、これらのより高機能の子どもたちを自閉症として分類すべきかどうか、あるいはそもそも障害があるとすべきかについてさえも、論争が起ころうとしています。障害の専門家の中には、アスペルガー障害のある子どもたちを教育する際に遭遇する問題は、それぞれの子どもに原因があるというよりも、むしろ教育制度側の責任のほうが大きいと主張する人もいます。彼らは、米国の教育制度がアスペルガー障害を一つのカテゴリーとして普及させてきた、と示唆します。なぜならそのほうが、生徒集団をできるだけ均質なものにしようとする彼らの試みにとって都合がいいからです。ところが、子どもを基準に合わせようとする試みを正当化するためには、適合しない子どもを何とかして障害があるとみなさなければならず、そこに矛盾があると彼らは言います。皮肉な見方をすれば、自閉症のコード化の台頭の背景には経済的な動機があり、自閉症スペクトラムの診断は、言語療法、作業療法、芸術療法といった特別支援教育サービスの台頭に加担しているのではないか、と言われるかもしれません。

どの医学的な病気もそうであるように、自閉症も専門家間の関係や計画の複雑なネットワークの中に存在することを否定できない、と私は考えます。しかしだからといって、これらの子どもたちが支援を必要としていない、ということではありません。実際、顧みられないままになってしまうことが最も多いのは境界線上にある子どもたちであり、そのため彼らの苦しみも同様に気づいてもらえないことが非常に多いのです。

学校にとって最も大きな課題は、調整と変化への適応であるように私には感じられます。つまり学校側は、独立した特別支援学級や特別支援学校（ここでは、子どもたちは通常学級の子どもたちとは別に教育されます）と、通常学級での学習とを取り交ぜて最高の組み合わせを見つける一方で、今日の適切な組み合わせが明日には適切でなくなっているかもしれない可能性を快く受け入れる必要があるのです。ジョイスと私は、もっと通常学級で学習する時間を増やしてくれるよう求めて闘う姿勢だったのですが、結局、二、三カ月後には、特別支援教育サポートを増やしてもらうために闘っている自分たちに気がついたのです。

私たちはいつも、過剰すぎるほどに通常学級での学習を推し進めようとします。なぜならイザベルは、たいてい難しい課題も達成できるからです。なかでも、プログラムに適応できる能力をもっているかどうかをあまり問われない夏の間はそうです。一般的な夏のキャンプでは評価や試験は一切ありませんし、彼女がうまく適合できなくても、学校のプログラムが変更されることはありません。キャンプの指導者の中には、「私たちには特別なニーズのある子どもを今すぐ受け入れる能力はありません」と言う人もいれば、彼女を喜んで受け入れてくれる人もいました。キャンプの初日か、あるいはキャンプの指導者が懸念を示すまで、わが子が自閉症であるという事実を隠そうとする親御さんが多いのはこのためです。高機能自閉症の子どもの親御さんたちの中には、わが子が片隅へ追いやられたり、拒絶されたりするのではないかと恐れ、「自閉症」という表現を使うことを拒んだり、わが子の特別なニーズについて説明しようとさえしない人もいます。親御さんたちのこのような行動に、私は驚きはしません。何年かを経て、自閉症についての本を執筆した後でさえ、私は、権威ある立場の人たちに対してどのようにイザベルのことを説明したらいいのか確信をもてずにいます。しかし研究では、教師と「普通の」生徒はどちらも、診断について知ると、自閉症のある子どもたちに対してより支援的になることが明らかになっています。

イザベルが通常学級の環境に受け入れられたとはいえ、私は今でもときどき、自分が防衛的に、さもなければ少なくとも不安になっているように感じることがあります。私が心配しているのは他の子どもたちのことではありません。「大人たち」のことなのです。ただし幸いにも、カリフォルニア大学ロサンゼルス校の文化人類学者のエリノア・オックスと彼女の同僚たちは、自閉症のある子どもたちが通常学級でうまくやっていけるかどうかは、教師よりもクラスメートたちにかかっていることを明らかにしました。最近の子どもたちはこれまでにないほど親切ですし、自閉症について何か理解すると、特にそうなるようです。私は、イザベルを通常学級の環境に入れるたびに、今か今かと待ち始めます。大人たちの誰か――学校の教師あるいは管理者――からの電話を待つのです。イザベルがかんしゃくを起こした、何か物を投げた、いるはずのところにいようとしない、などといった内容の電話がかかってくるのではないか、と。電話のベルが鳴ると、みなさんも気持ちが滅入るのではないでしょうか。

二〇〇二年、イザベルとオリビアは二人とも、自宅近くのK‐12の私立学校で行われた地元のサマーデイ・キャンプに参加しました。参加者たちはキャンプのほとんどの時間を、スポーツや芸術、工芸をして過ごすのですが、私たちは、朝約一時間開かれる言語‐芸術クラスに必ずイザベルの名前を記入するようにしました。彼女の読み書きを向上させるためです。先生は、私が最初の三日間、一時間ずっと教室にいることを許可してくれました。それ以降はイザベルが一人でいられるまで、私は徐々に参加を少なくしていくつもりでした。イザベルが教室で一人で過ごした最初の日、別のキャンプ参加者の母親が見学することになりました。その後の経験は、自閉症のある子どもの親御さんたちにとっては特に珍しいことではないのですが、それについてお話しすることで、ジョイスと私が自分の一日をどのように過ごすのか、何となくおわかりいただけるのではないかと思います。

その日、午前十一時にキャンプの指導者から私に電話がありました。「実は、グリンカーさん、お宅のお嬢さんが教室で服を脱いでしまいまして、それでお嬢さんがいるとあまりにも混乱するということで、他の女の子のお母さんたちからお嬢さんをクラスから除外するようにとの要望が出されてしまったのです。どうしたらいいものか。あなたはどうお考えでしょうか？」

「どうもイザベルがそのようなことをするとは思えないのですが。先生は何とおっしゃったのですか？」。私は尋ねました。

「まだ担当教師には話を聞いていません」と、その指導者は答えました。

「どうして担当の先生の話を聞きもせずに、親御さんが言ったことを私に知らせるのでしょうか。私には理解できません。しかもなぜあなたは、ご自分がどうしたらいいのか、私にお尋ねになるのですか？　担当の先生と話された後で、折り返しお電話をいただけないでしょうか」

一時間後、正午のことです。「グリンカーさん、担当の教師が申しますには、エアコンがかなり効いていて、教室は寒かったのだそうです。それでイザベルさんは、両腕を袖から抜いてシャツの下に入れることで身体を温めようとしたのです。彼女はシャツを脱いだわけではなく、実習の間、教室中を歩き回っていたのです」

なるほど、と私は思いました。それならもう問題は終わりです。

しかし、それからその指導者はこう言ったのです。「それで、イザベルさんがクラスをおやめになることについてはどういたしましょうか？　彼女のためにどこかほかのクラスを見つけたいと思われますか?」

「いいえ!」。私は言いました。「明らかに、その方は私の娘がご自分の娘さんと同じクラスにいるのがお気に召さないのでしょう。しかしいったいなぜ、それが私の問題なのですか?これは、イザベルがキャンプの方針に違反したというようなことではありません。したがって、それはあなた方の問題であり、その母親の問題なのではないですか?」

それから二時間半後の午後二時三十分。「グリンカーさん、例のお母様に、イザベルさんには教室にいる権利があり、したがってその同じ時間帯に、彼女の娘さんのために別の活動を見つけられよう私たちがお手伝いします、とお伝えしました」。

さらに一時間後。「グリンカーさん、例のお母様ですが、そのお子さんをクラスから外させることになりました」

イザベルの年齢が上がるにつれ、誰もがみなイザベルにより多くのことを期待するようになりました。そしてとうとう、彼女がその期待に応えられなくなる日が訪れました。二〇〇一年初め、イザベルが三年生だったときです。校長先生がある規則を定めました。それは、昼食時間にアナウンスが流れている間、子どもたちは一言も話をしてはいけない、というものです。しかしイザベルは、くすくす笑ったり、独り言を言ったりしました。学校の職員がイザベルを説き伏せようとしても、彼女は反応を示さないようでした。学校には、イザベルよりももっと難しい子どもたちがいました——乱暴で、物を壊す子どもが二、三人、そして喧嘩腰で無礼な態度をとる子どもたちが大勢です。しかし、学校の職員は実際のところ、これらの子どもたちを相手にするほうが気楽でした。なぜなら、少なくともこれらの子どもたちとは、たとえそれが言い争いだったとしても、対話が可能だからです。イザベルはそれほど混乱を引き起こすわけではありませんでしたが、彼女には最も簡単な対人的やりとりしかできないということが、職員の不満を募らせてしまいました。

その年のある夜、私が帰宅すると、留守番電話に次のようなメッセージが残されていました。「もしもし、ジャクソンといいます。ぼくはイザベルちゃんと同じ三年生のクラスにいます。ぼくは今日学校で、ああいうのを児童虐待って言うんじゃないか、と思うものを見たんです。どうしてぼくがあなたに伝えるのかというと、イザベルちゃんが自分では伝えられないということをぼくは知っているからです。ぼくか、ぼくのお母さんにお電話をいただけますか」

私がダイヤルし始める間もなく、電話が鳴りました。

「リチャード・グリンカーさんですか？　私はクリスティーンといいます。息子のウィルが帰ってきたのですが、今日食堂で彼が目にしたことについてひどく動揺していました。それで彼が、イザベルちゃんは大丈夫か確かめたいと申しますので、私が彼の代わりにこうしてお電話した次第です」

イザベルのクラスの他の子どもたちなら、誰でも自分の一日について、ちゃんと意味が通るように話をすることができたでしょう。しかしイザベルに対して、「今日は学校でどうだったのかな？　話してごらん」と言っても、彼女はいつも同じ長い返事をするのです。「私は学校へ行きました。それから自分の教室へ行きました。それから昼食に行きました。それから授業に行きました。それからバスに乗りました。それから家へ帰りました」。話し言葉や言語の問題、あるいは他の知的障害のある子どもたちが傷つけられやすいのは、だからなのです。何かよくないことが起きても、彼らはそれを親に伝えることができません。親が自分自身でそれを理解しなくてはならないのです。

ジョイスと私はまず、ジャクソン君と彼のお母さんに電話をかけました。私たちは彼から、ランチルームで静かにしていなければならない時間に、イザベルが騒いでいたということを聞きました。校長先生は彼女に静かにしているように言いました。さもないと彼女のテーブルの生徒は全員、午後の休憩がなしになる、と言ったのです。校長先生は、コツコツと床に大きな音を立てるハイヒールを履いた、背の高い、人目を引く女性です。彼女の言葉に、大勢の生徒は震え上がりました。が、明らかにイザベルは違っていました。イザベルは返事をすることも、静かになることもありませんでした。そのため校長は、彼女にランチルームから出ていくように言いました。しかしイザベルは拒否したのです。

ジャックは言葉を続けました。「校長先生がイザベルちゃんをつかんでランチルームから引きずり出すのを、そこにいた全員が見ていました。イザベルちゃんは出ていくのを嫌がったんです。彼女が泣き叫んで床の上に倒れ込んだので、校長先生がイザベルちゃんを持ち上げようとしたんですけど、イザベルちゃんは仰向けに倒れてしまって、それで校長先生は彼女を廊下へ引きずり出したんです」

その夜、私たちは他のお子さんたちからも同様の話を聞きました。しかし、イザベルからはほとんど何も知ることはできませんでした。「イザベル！」。私は彼女を呼びました。「いったい今日、何があったんだい？　誰かがイザベルを痛い目に合わせたのかい？」

「何も」。彼女は答えました。

電話のあと、ジョイスがイザベルを調べました。彼女の服には引き裂かれた箇所はありませんでしたが、黒いタートルネックのセーターと紫色のベルベットのオーバーオールの下に、指の爪で引っ掻いた跡があるのを発見しました。指の形をした小さな傷跡が、彼女の胸、背中、および両腕にありました。私がイザベルを小児科医の診察室に連れていくと、医師は彼女の身体の傷跡について文書に記しました。次に、私たちは郡に電話をかけて、例の校長と学校側を刑事告発すると脅し、さらにイザベルを自宅に留めておくつもりだ、と伝えました。数時間後、郡の管理官から、イザベルを学校にやらないと、私が州の法律を犯すことになると知らせる電話がありました。その夜、私たちが床に就くまでに、それからさらに三回の電話があり、近隣の人の訪問も受けました。すべてイザベルの状態を確認するためのものでした。

郡の管理官は訴訟を恐れ、慌てて、私たち、校長、およびモンゴメリー郡の特別支援教育主事と副主事との話し合いを手配しました。このときまでに、私たちはこの事件を目撃した子どもたちから五通の手紙を受け取っていました。彼らが目にしたことに一切矛盾はなく、イザベルを気遣う彼らの文面は、いずれも心を打つ、感動的なものでした。主事はほとんど何も言わず、副主事にその手紙に目を通させると、つまらない悪あがきをしました。

「私のところにはこれとは違うことを述べた手紙が五通あります。何なら今からもってきてもかまいませんが」。彼は言いました。

「なぜそのようなことをなさりたいのですか？」。私は尋ねました。

彼は答えず、ただ手紙を読み続けました。

「彼女はどのようにして自分の身体にあれだけの傷跡をつけたのでしょうか？」。私は尋ねました。

「ここにあります」。一枚の紙を手にもって、彼はそう言いました。「あの出来事を目撃した唯一の大人、校舎の管理人からの手紙です」。その管理人の言葉を引用し、彼は言いました。

「あの日、私は、イザベル・グリンカーが自分や他人に対して危害を及ぼすのを目にしました」

ジョイスと私は声を上げて笑ってしまいそうでした。

「そのように書くよう指導されないかぎり、『自分や他人に対して危害を及ぼす』人物について書く人なんてどこにもいませんよ。あなた方は、明白な事実を認めることを拒否しようとしているのです。イザベルは全校生徒の前で、彼女自身の校長先生によって暴行されたのです」。ジョイスが言いました。

副主事が対抗しようとしましたが、主事が彼を制しました。

そのとき校長がわっと泣き出しました。

「私はイジーを愛しています。イジーを傷つけるつもりなどなかったのです。すみません。謝ります。彼女のことを心配しています」。校長は言いました。

「あなたが直接彼女に謝罪し、私たちに彼女が学校に戻っても安全であると保証できないのであれば、私たちは告訴するつもりです。また、あなたと学校の先生方は、自閉症について教育を受ける必要があります」。ジョイスは言いました。

「そうします、そうしますとも」。校長は言いました。

「それから、私たちはこのことを記録に残しておきたいと思っています」。ジョイスが言いました。

私は校長を見ました。「あなたには問題があると思います。つまり、あなたは非常に神経質で、心配するあまり、子どもたちに八つ当たりするということです。だから子どもたちは、あなたのことを恐れているのです。でも私はあなたのことを恐れていません。それに私は、この事件を行き着くところまで追及していくのにやぶさかではありません。なぜならあなたの上司たちは、明らかに深刻に受け止めていらっしゃらないようですからね。問題は、あなたが将来このようなことを誰か他の子どもに対してもする可能性があるということです」

私たちはそれからもう数日間イザベルを自宅に留めたあと、彼女を学校へ連れていき、校長室までつき添いました。そこで、イザベルの予想通りに、校長が謝罪をすることになっていました。校長がイザベルと一緒に座り、傷つけてしまって申し訳なかった、身体を大切にしてほしい、と述べる間、私たちはじっと見ていました。

「オッケー」。イザベルはそう言いました。

二〇〇一年のあの夏、イザベルが九歳、三年生のときのことです。ジョイスが、今考えると天才的とも言える、ある提案をしました。「イザベルに音楽を習わせたいんだけど」。彼女は言いました。「グループで演奏しなければならなくなるような楽器を、彼女に習わせてみたらどうかしら」。イザベルの三年生のときの校長に関する経験のあと、私たちはすでに転校の手はずを整え始めていました。九月になったらイザベルは学校を変わり、特別なニーズのある、利発な子どもたちのための四年生と五年生の混合クラスに入ることになるのです。ジョイスの考えは、もしイザベルがグループで音楽を演奏するなら、彼女は無理やりにでも対人的やりとりをせざるをえなくなるだろう、というものでした。そうすれば彼女は新しい対人的環境で受け入れられやすくなるでしょうし、ひょっとしたら一人か二人、友だちができるかもしれません。とにかく、彼女は他の子どもたちに関心を払わなければならなくなるのです

しかし、ジョイスの決断には単にそれだけではない、もっと重要な点がありました。イザベルは小学校に上がるまでに、ある特定の話し言葉のリズムも含め、音楽的でないさまざまな音に対して非常に過敏に反応するようになっていたのです。その過敏さは、今日までずっと続いています。彼女は、自分が嫌いなリズム、イントネーション、あるいは声の大きさや音の高低で人が話すと、両耳を覆って防衛的な反応を示します。また、誰かがトイレの水を流したとき、赤ん坊が泣いたとき、あるいは彼女の嫌いな言葉が聞こえたときも、両耳を覆ってしまうのです。彼女は、「ハッピーバースデー」の歌をひどく嫌っています。最近私は、自閉症のある息子さんがいるある女性にインタビューしたとき、彼女にイザベルのポラロイド写真を見せました。それはイザベルの十二歳の誕生日に撮られたものでした。その写真の中で、イザベルはチョコレートケーキの前に座り、十二本のキャンドルを吹き消しており、その一方でオリビ

アと、イザベルの六年生のクラスの二人の女の子が「ハッピーバースデー」を歌っているのです。イザベルは幾分嬉しそうな表情をしていますが、左右の人差し指を両方の耳に突っ込み、音が聞こえないようにしているのです。その女性は甲高い笑い声を上げ、言いました。「まあ、うちにもこんな写真が一枚あるんですよ！」。これは自閉症によく見られるポーズで、彼らが音に圧倒されそうに感じたときだけでなく、喜び、怒り、そして驚きのような感情を経験したときにも見られるものなのです。

ジョイスは弦楽器はどうかと提案しました。それには興味深い理由がありました。イザベルは振動するものが大嫌いでした。また彼女は、自分の指先に力が加わるのがあまり好きではなく、そのため服のボタンをかけたり、靴の紐を結んだりするのを習おうとさえしませんでした。これは学業にも支障を及ぼしました。彼女はペンや鉛筆を握るために指先を使うのが嫌で、そのため正しい持ち方ができないばかりか、はっきりと字を書くこともできなかったのです。彼女に弦楽器を教えることは、一種の曝露療法になりそうでした。激しい嫌悪感を消すために、彼女を不安にさせることをあえてさせることになるからです。もっとよい言い方があればいいのですが、それは感覚統合と呼ばれるものでした。

私たちは、ワシントンのレバイン音楽学校での三週間のデイキャンプを始めました。それは、小学生に初めて楽器を経験させるために計画されたものです。私たちはいつもと同じ困難に直面しました。学校は、イザベルをどのように扱ったらよいのかを心配しました。彼らは、私かジョイスのどちらかが彼女の後を影のようについてまわることを快く思わず、自分たちのプログラムに自閉症のある子どもを入れたことはこれまでなかった、と主張しました。それでもイザベルが行ってみたところ、先生たちは、試した楽器の中で、彼女はチェロが気に入っていたことを私たちに話してくれました。それは彼女が、振動が嫌いであるにもかかわらず、自分の両脚にあたるその楽器の感触を楽しんだという事実に何か関係があるのだろう、と私たちは思いました。

子どもたちにチェロの手ほどきをしてくれた先生は、細身の物静かな、物腰の柔らかい男性で、イザベルはすぐに彼を気に入ったようでした。彼は、大学時代に自閉症のある子どもたちのための特別支援学校で働いた経験がありましたが、その子どもたちにチェロを教えたことは一度もありませんでした。彼は教えることに同意してくれたものの、最初の二回のレッスンの後、彼女がはたして何かを理解したのかどうか確信がもてない、と私たちに言いました。イザベルは最初、左手を使うことを拒み、チェロを演奏している間、自分の両耳を覆おうとさえしました。しかし感心なことに、彼はあきらめませんでした。私たちもイザベルの背中を押し続け、結局、彼女も頑張り通したのです。音と接触に対する敏感さは消え去りはしませんでしたが、それらが彼女をがんじがらめにとらえることはなくなったのです。

チェロの手ほどきを受け始めてから一年と経たないうちに、イザベルは小さな演奏会に出演することになりました。小曲を弾き終わり、拍手が鳴りやむと、彼女は舞台に立ち、観客に向かって「私が優勝?」と尋ねました。ジョイスと私は、イザベルを舞台に立たせるだけでもとても心配だったため、演奏後に人々が拍手をしてくれるということを彼女に伝えるのを忘れていました。ジョイスが彼女を先導して舞台から降ろさなければなりませんでした。それから数カ月後、彼女のチェロの演奏は劇的に上達し、二回目の演奏会にも出演しました。今回私たちは、拍手があると彼女がわかっていることを確認し、さらに演奏が終わったら舞台を出なければならないことも何度か彼女に伝えました。演奏の後、彼女はうやうやしく舞台を離れ、さらに建物からも出ていってしまいました。洗面所や教室の中も確認し、ハラハラしながらの捜索の後、私は彼女がチェロを手に、駐車場にいるところを見つけたのです。

イザベルは、ブロードウェイ・ミュージカルからの帰宅後に、記憶を頼りにその楽譜を書いたり、ピアノで同時に二つのメロディを、一方は左手で、もう一方は右手で演奏する、といったことはできません。世の中にはそういったことができる人もいて、その多くは自閉症のある人たちです。彼らは自分が聞いたり見たりしたことを正確に繰り返すことはできるのですが、創造力はありません。ところがイザベルは、音楽のレッスンを始めてまもなく、家族のお祝いでワイングラスを軽く鳴らしたのに反応し、「Bフラット」と突然言ったのです。私がグラスを叩くと、彼女は「A」と言いました。私には絶対音感がありませんから――それはめったにないものです――私は彼女をテストするためのピアノを見つけるために、翌日まで待たなければなりませんでした。私はピアノの鍵を弾くときに、彼女をピアノとは反対の方向に向かせました。すると彼女は、いちばん低いオクターブだろうといちばん高いオクターブだろうと、すべてそれがどの音かわかりました。彼女はその課題を楽しんではいませんでした。両耳を覆い続けていました。しかし私は続けたのです。私は彼女に、Aフラット、それからC、それからDの音を声に出してくれるように言い、そのあと彼女の音が正しいか確かめるためにそれらの音をピアノで弾きました。彼女は完璧に正しかったのです。

絶対音感は、「絶対的音高感」としても知られていますが、人口の約〇・〇五％がそれをもつと推定されています。このような能力をもつ人たちが必ずしも素晴らしい音楽家になるわけではありませんし、それが正しい旋律で歌を歌えることを意味するわけでもありません――全日制の成人の音楽学校生に関する最近の調査では、六二五人の被験者のうち四人にしか絶対音感は見つかりませんでした。しかしイザベルについては、それによって説明がつくことが二、三ありました。一つには、彼女はCDやラジオで聞いたのと同じキーで歌われていないと、誰であろうと人がその歌を歌うのが好きではありません。彼女はまた、他の音楽家やオーケストラと共にチェロを弾いている最中に、自分がどこを弾いているのかわからなくなってしまうのではないか、と心配することはありません。というのも、彼女は他の人たちがどの音を弾いているのかが正確にわかるため、自分が弾いているところを容易に見つけられるのです。最近、彼女はコードを聞き取り、コードを構成する各音を言い当てることができるようになりました。そして歌を聞くだけで、その歌の調は何かが言えるようになったのです。彼女には、小曲をほんの二、三回演奏しただけで、その曲を記憶する能力もありました。彼女にとって、どの楽節を大きな音または小さい音にするか、あるいはどの音符を伸ばすかスタッカートにするかを覚えるのは難しいことなのですが、メロディがわかるため、楽譜を見ることはほとんどありません。

自閉症と音楽的才能の間にはたして関係があるのかどうかは、未解決の問題です。しかし、英国のいくつかの調査は、英国の自閉症のある人たちの少なくとも四〇％が、音楽に特別な興味を抱いていることを明らかにしています。これらの発見に活気づけられ、神経科学者は、音楽が自閉症の脳機能にどのように影響を与えるのかに、より注意深く目を向けるようになっています。彼らが特に関心をもっているのは、いわゆる「音楽のサヴァン」が、なぜ多彩な才能をもつのではなく、その一つの分野においてだけ傑出する傾向にあるのか、ということです。残念ながら神経科学者はまだ、サヴァンの能力がどのように発達するのかを説明できていません。しかしその能力は、限られた主題に集中するサヴァンの並はずれた才能と、興味の的を他に転換させられないことに関連があるのではないか、との仮説が立てられることもあります。

ブラウン大学とタフツ大学出身の研究者たちのあるグループは、対照群では「対人的に常軌を逸している」と記録されたのはわずか一五％にすぎなかったのに対し、絶対音感をもつ音楽家では四六％がそう記録されたことを明らかにしました。絶対音感というのは、「刺激をその環境から切り離し、それだけを知覚し、コード化し、記憶する」能力を示しているのではないか、と著者たちは示唆しました。音のこの種の分離は、自閉症のある人たちについての私たちの知識と一致します。彼らは、「中枢性統合」と呼ばれるものに、つまり全体像の把握にときおり問題が見られる、ということです。その神経学的理由は完全に明らかにされたわけではありませんが、研究者たちは機能的核磁気共鳴画像（ｆＭＲＩ）を用いて、聴覚的刺激が与えられた際に、自閉症と非自閉症の対照群の脳内では顕著に異なるタイプの血流が見られることを発見しました。話し言葉のような複雑な音を聞くとき、自閉症のある被験者では、対照群の被験者ほど、脳の言語関連領域が活性化されていませんでした。おそらくこういうわけで、話し言葉と比べて、音楽の単音のような単純な音のほうが、自閉症の脳内に引き起こす動揺がはるかに小さいのでしょう。

イザベルが演奏で聴く人たちをびっくりさせることはまずありえないでしょうが、それでも私たちにとって彼女は驚きです。それに、彼女の音楽的興味と才能は、「異常」の一部としてとらえるよりも、むしろ技能や一種の知能として、あるいは少なくとも人間の脳の素晴らしさの表れ、それ自体、想像できないほど複雑なシンフォニーとして考えるほうがいいかもしれません。障害のある子どものこととなると、医師や教育者、さらには親までもが、その子ができないことにあまりにも多くの時間を費やしてしまい、できることに気づかない場合があります。私たちは、存在しないことに対処するのに忙しくて、すぐ目の前にあることをないがしろにしかねません。私たちが明らかにする必要があるのは闇ではなく光であることを理解するのは、しばしば難しいことなのです。

フランキー・ボールは、大人になってからの全生涯を中学校のオーケストラとジャズバンドの指導に捧げ、数々の賞を獲得しました。有能な音楽家であり、退職を間近に控えていた彼は、地元の教会の熱心なメンバーで、そこで教会オーケストラの指導もしていました。それほど昔のことではないのですが、ある日曜日、牧師は説教の中で、必ずしもそれが明らかだったり目に見えることだったりするとは限らないけれども、誰もが才能をもっている、と力説しました。そしてそれを強調するために、牧師は全員に、少なくとも一つ、自分の才能を紹介するよう求めました。そこでフランキー・ボールは、自分の番になったら、自分がいかに数種類の楽器を演奏し、楽譜を編曲し、メリーランド州ベテスダの地元の中学校のオーケストラを指揮しているかについて話そうと決めました。

イザベル・グリンカーが、学校の初日に六年生としてチェロを手に彼のクラスに入ったとき、ボール氏はすでに彼女のことを知っていました。学校のスタッフが彼に話しておいてくれたのです。ジョイスと私も、学校の勧めで事前に彼と会っていましたし、オーケストラに息子さんがいるという母親が、イザベルの能力についてボール氏に話したことがあったのです。

「そうですね……」。その日、ボール氏は私にこう言いました。「たとえほんの十年前でも、私がクラスでイザベルさんのようなお子さんに会うことはなかったでしょうね。彼女がこの学校に在学することもなかったでしょうし、たとえ在学していたとしても、学校はおそらく彼女がオーケストラに参加することを認めなかったでしょう。それに、たとえ何らかの理由で参加を許可したとしても、私は彼女についてあまり多くを知らなかったでしょうしね。では、イザベルさんについて何も知らないとしたら、私はどうやって彼女のようなお子さんの力になることができるのでしょうか?」

例の日曜日の集会で牧師が巡回しているなか、ボール氏は、ニュージャージー州で最近行われた演奏会でオーケストラの他のメンバーと一緒に舞台にいたイザベルのこと、観客の拍手喝采、そして審査員たちがチェロのパートに与えた特別賞について考えました。そして彼は、学校のもう一人の子どもについて考えました。そのお子さんはバイオリンを弾くのですが、非常に多動なため、他の先生方は彼をどう扱っていいのかわかりませんでした。それから彼は、また別のバイオリンを弾く子どもについても考えました。恥ずかしがり屋の少年で、日本から来たばかりで、まったく英語を話しませんでした。ボール氏が話す番になったとき、彼は自分の音楽的才能については触れませんでした。その代わり、彼は牧師のほうを向き、こう言ったのです。「私の才能は、子どもたちとコミュニケーションを図ることです」

わが子の教育のために親が遂行しなければならない闘いについて、私がこれまでお話ししてきたことは、美談とは言えません。しかし、自閉症がより一般的な診断となって以来、状況は改善したと私は信じています。この診断を与えられる子どもたちの数が増えれば増えるほど、ますます多くの学校がこの診断に直面しなければならなくなります。そして管理者や教師たちは、自閉症のある子どもたちをどのように支援し教育したらよいかについて、より知識を深めることになるでしょう。二〇〇一年の秋にイザベルが新しい学校へ入学した際、私たちは学校の先生方と校長先生から成るチームに面会しました。また、オーケストラの指揮者とスクールバスの運転手さんにも会いました。私たちは彼らと共に教育計画を立て、彼らと私たちとの間のコミュニケーションを向上させようと努力しました。それ以来ずっと私たちは、イザベルを指導してくれる人たちと、敵としてではなくむしろチームとして共に取り組んできたのです。他の親御さんたちもこの地点まで到達できる、と私は思います。しかしそれは、矛盾する忠誠心、さらに悪くすると閉鎖的な心をもつ人たちに、決してわが子を任せっぱなしにしないことを意味します。

そして、早期の介入がよりよい進歩をもたらし、政府にとっても経費削減につながるということを裏づける根拠がますます増え、学校制度がそれを評価し始めたなら、子どもたちがより多くの、よりよいサービスを受けられるようになる可能性も高まるでしょう。しかしながら私は、このような実践的なアプローチ以上に、これらの「難しい」子どもたちが、フランキー・ボールのような先生方に新しいチャンスをもたらすだろう、と心から信じています。フランキー・ボールは天賦の才をもつ素晴らしい人物ですが、ひょっとしたら彼のような存在はもうそれほど珍しくはないのかもしれません。いったいどれほど多くの教育者たちが、子どもたちを通常学級に包括することで新しい教育能力を開花させつつあり、また自閉症のある人たちの才能についての認識を高めたことでしょうか。誰かが明らかにしたわけではありませんが、その数は増えつつあると私は確信しています。

第14章 カーブを越えて

自閉症のある人たちは、視覚について多くのことを私たちに教えてくれます。

二〇〇三年、真夏に散歩に出たときのことです。朝方の雨はあがっていました。イザベルは、歩道のこれといって何でもない場所で立ち止まると叫びました。「インドネシア!」。喜びで頬が紅潮しています。しかし、彼女は言語を効果的に使えないため説明できません。一瞬、何ごとかと思いましたが、結局、私たちの前の水たまりがインドネシアの国の形になっていることに気がつきました。

私は、イザベルの並はずれた観察力に期待するようになりました。彼女はこれまで、雲の形にニューギニアを、材木の山にテネシー州を、車の毛皮のシートに韓国を見つけてきました。彼女は視覚能力を生かして、各ピースの形とイメージを記憶し、複雑なジグソーパズルを組み立てます――ときには、彼女の大好きなパズル、モネの庭の日本の橋を、絵を横向きにしたままはめていくこともあります。一定の間隔で彼女は、パズルのピースの表面を自分の指でなでます。ボール紙を通して何かを感じ取っているのではないか、このピースは柳、あのピースは睡蓮であると彼女にはわかるのではないか、と私は想像します。

イザベルの視覚能力は、自閉症のある著名人、テンプル・グランディンとよく似ています。グランディンはかつて私に、彼女の心はビデオや写真を所蔵した広大な図書館に似ており、これが彼女にとって言語が非常に難解である理由なのだ、と話してくれたことがありました。彼女は映像で物事を考えます。平和は鳩、正直は聖書に手をかざしている人の姿です。この話を聞いたとき私は、イザベルにとって、バイキングを北欧の勇士として考えることがどれほど大変だったかを思い出しました。イザベルの心の中にあったイメージは、ダンテ・カルペッパーと、彼がいたミネソタ州のフットボールチーム［訳注：チーム名が「ミネソタ・バイキングス」］だけだったからです。

かつて私が電話でグランディンと話をしたとき、彼女は、ダラス・フォートワース・ハイアット［訳注：米国テキサス州のホテル］にちょうどチェックインしたところでした。そのため彼女が話せたことと言えば、ホテルのロビーで建築中の天井についてだけでした。そこには二つの近代的なシャンデリアがついていて、各シャンデリアには九つのスポットライトが三段階に並べられ、赤、緑、そしてグレーと、ロビーの中央からぶら下がって固定されている、とのことでした。これは、会話の話題として考える人などほとんどいないような、注目する人すらいないような環境の断片です。

これは私たちの毎日の生活についても言えることですが、その中には、私たちの関心を引かないかぎり、目に見えないままのものが非常に多くあります。私たちの見る力は無限のように思われますが、それは自由であると同時に限定的です。それほど昔のことではありませんが、私はイザベルをシカゴの超高層ビルのベランダへ連れていきました。そのとき私は、ほんの数分前まで地上でどれほど少ししか見えていなかったかに気づきました。これは、口にするほどでもない単純なことです。私たちは何か物を見るとき、それが特定の場所からか、基本的な方向からか、下からあるいは上からなのかにかかわらず、常にどこかから見ています。純粋で、自然で、それだけが正しい見方というものはありません。私たちの視覚は、習慣、ルーティン、およびコンセンサスによって構成されています。自閉症のある人たちがそのコンセンサスを共有しないからといって、それだけで彼らの視覚の価値が劣るということにはなりません。水たまりの中にインドネシアを、空にニューギニアを見つける能力は、地図上にそれらを見つけられることとまったく同じくらい重要かもしれないのです。

私が知っているつもりだった世界についての了解事項に対し、イザベルは彼女の見る力を通して異議を唱えました。彼女は私に、人生というのは一直線に進むとはかぎらないということ、道にはたくさんのカーブがあるということを教えてくれました。そして彼女のユニークな個性を通して、彼女は、社会生活の最も基本的な側面についての私の前提――たとえば、友人は同年代でなければという思い込み、あるいは子どもは成長したら自立して生きていくべきであるという考え――に疑問を投げかけました。自閉症のある子どもがいると、人は、なしうる有益な、深い関わり合いについて、より創造的に考えるようになるのです。

ひょっとしたら驚くようなことではないのかもしれませんが、イザベルが診断を受けたとたん、私は身のまわりのいたるところで自閉症を目にするようになりました。それ以前、私は自閉症について事実上何も知りませんでしたし、そう診断された人に一度も会ったことがありませんでした。しかしそれ以後、私は地元のプール、学校行事、商店街、運動場で、自閉症のある人たちの姿に気づくようになったのです。彼らはずっとそこにいました。ただ、彼らを見るための下地が私の中になかっただけなのです。現在、あれから十年以上たち、世間の人たちにも自閉症を目にし、理解する下地ができてきました。しかし、自閉症と診断された多くの子どもたちが成長したとき、はたして私たちには自閉症の大人を見る準備もできているでしょうか？

私は二〇〇六年の春学期に、一年生のゼミで自閉症について教えました。ゼミ初日、私は学生たちに、どうしてあなたたちはこのゼミに登録したのですか、と尋ねました。一人の学生が、「僕は、自分が自閉症なのでこの授業をとりました」と言いました。彼は、何年にもわたって数々の他の診断を受けてきた後、やっと高校二年のときにアスペルガー障害と診断されたことをクラスの学生たちに話しました。私は不意のことにびっくりしましたが、それをきっかけにして学生たちに問いかけました。主要大学の学生が同級生に対して、自分には自閉症（あるいは、何らかの行動上の障害）があると話せるような状況になるまでに、どのような文化的変化が米国で起こってきたのか、話してくれるよう求めたのです。学生たちは最初、黙っていました。彼らもまたびっくりしてしまったのです。しかしその男性の発言よりも私の質問のほうが、よりショックが大きいようでした。かつては、自閉症のある子どもたちが必要もないのに施設に閉じ込められ、社会不適応者として卑しめられ、教育を受けることはおろか、地域生活にさえ決して受け入れてもらえなかったことを、学生たちは知らなかったのです。

本書において私は、いわゆる自閉症の「流行」、および自閉症の有病率が増加して可視化されるようになってきたことは、私たちの文化における変化のサインであると論じてきました。それは自閉症——および他の障害や困難な問題——のある人たちを、私たちのコミュニティに融合するというプロセスを推し進めることを可能にしてきました。私の大学の十九歳の新入学生たちは、自閉症のある大人が自分たちの世界の一部であることを当然と考えていました。このこと以上に、私たちがどれほど進歩してきたかをよく示す例を、私は他に思いつきません。

私が自閉症の子どもの親御さんたちに話をし、彼らが最も恐れていることは何ですかと尋ねると、彼らはたいてい質問で答えます。「私たちが亡くなったとき、わが子はいったいどうなってしまうのでしょう?」。その質問の背景には、彼らのお子さんの世話をできそうな人が他に誰もいない、という思いがあります。なかには、ただ「私がいなくなったら、わが子は死んでしまうでしょう」とだけ答える母親もいます。韓国映画『マラトン』で、チョウォンの母親は、近くに親戚が一人もいないなか、ソウルの高層ビルで二人の子どもたちと一緒に住んでいるのですが、彼女はこの点を次のようにはっきりと述べています。「彼には、私が死ぬ前日に死んでほしいと思っています。そうであれば、私は少なくとも百歳までは生きたほうがいいと思うのです」

田舎の自営農場やアフリカの村には、自閉症のある大人の世話をしてくれそうな親戚が何人もいるかもしれません。またこのようなコミュニティでは、優れたコミュニケーション能力や対人的能力がさほど必要ではないかもしれません。世界保健機構(WHO)によるいくつかの大規模な調査によれば、精神医学的障害のある人たちは概して、米国のどこよりも、田舎の非工業的な社会にいるほうが徐々にうまく暮らしていけるようになるようですが、以上の二つがその理由です（残念ながら、ＷＨＯの調査には米国の田舎が含まれていませんでした）。実際、精神医学的な患者さんたちの予後が最悪だった三つの地域は、オーフス（デンマーク）、ロンドン、およびワシントンＤＣでした。一方、最も予後がよかった三つの地域は、アグラ（インド）、カリ（コロンビア）、およびイバダン（ナイジェリア）でした。ＷＨＯ調査は、精神障害がインドやナイジェリアのような発展途上国には存在しないと言っているのではありません。むしろ欧米以外の、特に地方のコミュニティのほうが、身体的、精神的障害の両方を含め、さまざまな障害のある人たちを、比較的ストレスが少なく、またさほど孤立させずに、社会的、経済的生活によりうまく溶け込ませることができるというのです。これは、アメリカの都市と地方の精神疾患を比較した調査で、一九三〇年代には示されていたことです。社会が精神疾患の予後に多くの影響をもたらすことは明らかなのです。

小児科医であり、自閉症を専門とする精神科医でもあるＣ・Ｔ・ゴードン博士は、この二十年間にわたり、メリーランド州やペンシルバニア州の田舎で、自閉症のある何千人という人たちを診てきました。自宅から学校、最も近い街の主要道路に至るまで、これらの地域の人たちは都市の住人たちよりも思いやりがあり、歩み寄って手を差し伸べてくれる可能性も高いようです。「私はこれまで、アメリカでも最も田舎と言える地域に暮らしてきました」。彼は言いました。「配置とサービスを決めるための学校側との話し合いは、とてもスムーズに進みますよ。ここの子どもたちは、本当にそれぞれが個人として考えられているからです」。ゴードン博士は彼自身、自閉症の十代のお子さんの親御さんでもあります。そして彼の家族は、郊外の、田舎の宗教心の篤いコミュニティで、慰めと寛大さを見出したのです。彼と彼の家族は数年ほど都会の教会に行っていましたが、息子さんが大きくなり、ますます騒々しく混乱を招くようになると、自分たちがもはや歓迎されていないと感じるようになりました。そして、障害のある子どもや大人を招き入れるメリーランド州の田舎の教会、「安息の地」に、家族全員が一緒に礼拝できる場所を見つけたのです。

「安息の地」のメンバーは、「コリントの信徒への手紙一」の十二章を好んで引用します。この箇所からは、コミュニティが神の身体のようなものであるということが読み取れます。「体は一つでも、多くの部分から成り、体のすべての部分の数は多くても、体は一つであるように、キリストの場合も同様である」。言い換えると、どの身体、あるいはコミュニティにも、私たちが目を背けたいと思う部分があります――汚い、醜い、あるいは恥ずべき部分です。しかしコミュニティの精神を真に受け入れるというのは、「安息の地」のメンバーによれば、そのような部分にもキリストの身体に対するように目を向け、それらを私たちの生命の一部とすることを意味するのです。「もし一つの部分が苦しむなら、すべての部分が共に苦しみます。そして、一つの部分が尊重されれば、すべての部分がその喜びを分かち合うのです」

韓国、インド、あるいは南アフリカの都市に住んでいる人たちと比べると、これらの国々の地方の住人たちのほうが、たいてい身近により多くの親戚がいます。したがって、自閉症のある人たちの世話をしてくれる人たちも、より多くなります。しかし米国では、拡大家族が同居していることは、地方であってもまれです。世帯が比較的小さいのは、人々があまり多くの子どもをもたないということと、離婚が一般的だからです。多くの人たちは、二、三年以上同じ家を所有したり、同じ近所に住むことはありません。そのため親戚とはますます遠く離れてしまうのです。二〇〇一年のワールド・トレード・センターの襲撃で夫を失ったロングアイランドのモーリーン・ファニングには、たくさんの親戚がいます。しかしそれでも彼女は、自閉症のある二人の息子さんの世話から一時の休息を得るために、ベビーシッターを雇わなくてはなりませんでした。彼女を助けてあげたいと望む親戚たちも、遠く、ノースカロライナ州に住んでいたのです。自閉症のある子どもがいる家族は、そうでない家族以上に孤立しがちです。そのような家族には、将来のサポートを確実にするのに必要な、社会や家族のネットワークを維持するための時間がほとんどありません。しかも当人の障害が重度であればあるほど、拡大家族は尋常でない負担がかかることを恐れ、接触を避ける傾向にあります。

このような苦境にある家族は、障害のある子どもがいる家族だけではありません——高齢の親の世話をしている人たちも同様の問題に直面します。かつて、高齢者はわが子と一緒に日々をまっとうしたものでした。しかしここ数十年の間に、共働きの、移動することも多い家族がそのすべてを変えてしまったのです。今日、米国では、高齢化する親と一緒に住もうとする人、あるいはそれが可能な人はほとんどいません。年老いていく親自身でさえ、わが子の負担となることを恐れて、その考えを拒否します。家族構造におけるこのような変化——および、高齢者のケアにかかる費用を支給するメディケア〔訳注：米国の六十五歳以上を対象とした高齢者医療保障制度〕の増大や、単に過去と比較して現在では単純に人の寿命が延びたという事実など、その他の変化——に伴い、もはや自立して生活できなくなった人たちや、他に行くところがない人たちの世話をする生活介護施設や老人ホームが急激に増加しました。もちろん、何十年間も老人ホームにいるという高齢者はほとんどいません。しかしモーリーン・ファニングの息子さんたちは、少なくとも六十年間はグループホームで生活することになるでしょう。

現在では、障害のある人たちのためのグループホームがこれまでにないほど多く存在し、自閉症のある若者たちのための職業訓練や仕事の機会も多くなりました。優良と評される成人のためのグループホームの中には、田舎の共同農園をモデルとしてつくられたところもあります

――英国のサマーセット、オハイオ州北西部のビタースウィート・ファームズ、アイルランドのダンファース・コミュニティ、および南アメリカのキャンプヒル・ファームズなどです。フランスでは、自閉症のある大人たちが慢性的な精神病のある人たちと一緒に精神病院あるいは居住型ケア施設に入れられ続けています。幸いにも、先進国の中でフランスは例外であり、一般的ではありません。

一九七〇年代のペルーでは、リリー・メイヨーが、自閉症のある人たちが教会運営の病院で檻の中に入れられたままであることに気づきました（詳細は本書の序章を参照）。しかし、彼女が直面したような状況は現在では極めてまれです。もちろん、語られるべき悲話は今でもあります。二〇〇二年、南アフリカのイースト・ロンドンの郊外で、私は六人の重度の自閉症のある男性たちのためのグループホームを訪れました。そのホームを始めた夫妻が私を案内してくれました。一見したところそこは立派に見えましたが、建物の裏側に、動物園からもってきたような独立した鉄の檻がありました。創設者たちは、心理学についても特別支援教育についても訓練を受けていませんでした。彼らは男性たちの支援を委託されはしたものの、自分たちがときおり目にする行動に対処するための専門知識も、またそのためのお金もなかったのです。夜になると、男性たちは寝室に鍵をかけられ閉じ込められます。窓には逃亡を防ぐためのバーが渡してあります。男性のうちの誰かが暴力的になると、その人は落ち着くまで、ときには何時間も檻に入れられるのです。

私は創設者である夫妻に、なぜこのホームはよく訓練されたスタッフを雇える医療機関によって管理されていないのか、と尋ねました。訓練されたスタッフなら、暴力的なエピソードが起きる前にその兆候を見つけることができるでしょう。ところが彼らは、まるで愚か者を見るかのような目で私を見ました。そしてその夫がこう言ったのです。「そのような機関は一つもありませんし、十分な資金もありません。正気でこのような仕事をしたいと思う人など一人もいないでしょう。それに私たちも、どれだけ長く続けていくのかわかりません。しかし、もしあなたが檻のことをよくないと思うのなら、州の施設をご覧になるべきです」

私はそうしました。南アフリカ政府は、国の成人施設を見るために私が中に入るのを許可しようとしませんでした。しかし、ケープタウン近くで私がインタビューした医師が、私は彼の学生の一人であるという口実で、なんとか私を連れていってくれたのです。部屋は、灯りが十分ではありませんでしたが、照らすべきものは多くありませんでした――薄暗く、がらんとしており、壁は黄色で、セメントの床の上にはマットレスが並べられていました。そこには長期の患者さんたちが詰め込まれていました。全員が精神を病んでおり、なかには重症の人もいました。ほとんどが黒人でした。日中は男女一緒にされていましたが、夜は別々のバラックに分けられました。彼らには抗精神病薬が与えられ、そのせいで眠そうに見えました。女性が部屋の角を向いて座り、自分の唾液をもてあそんでいました。その部屋の別の場所では男性がマスターベーションをしていました。

医師は申し訳なさそうに弁解しました。彼は最善を尽くし、病棟の百人近い患者さんに対する唯一の精神科医として自分の時間を捧げている、と言いました。患者さんたちは基本的にそこでずっと暮らします――全員が貧しく、都会出身で、そしてほとんどが家族から見捨てられた人たちです。医師は、もし研究者がこれらの患者さんたちの調査に訪れたなら、自閉症の診断を与えるのがふさわしい人たちを数多く見つけるに違いないとほのめかしました。しかし、ほとんどの患者さんは精神病もしくは精神遅滞があるとされ、それらの病状は永続的で治療不可能であると広く考えられているのです。

ときおり、「流行」の恐怖の中で、私たちは北米にいることがどれほど幸運か――かつてのようにスティグマを付与されることのない名称をもてることがどれほど幸運か――を忘れてしまいます。二〇〇六年二月末、通常の高校に通うジェイソン・マクエルウィンという名のニューヨーク出身の自閉症のある少年が、バスケットボールの試合中に四分間で七ゴールし――そのうち六ゴールは三ポイント――全国ニュースになったときのことを私は思い出します。新聞記事の見出しには、「自閉症の少年が二十得点」と書かれていました。スペシャル・

オリンピックス［訳注：知的発達障害のある人たちに、日常のスポーツ・トレーニング・プログラムと、競技会を提供する国際的なスポーツ組織］についてのメディア報道は例外として――それさえ主流のものではありませんが――、私たちがこのような新聞の見出しを目にすることは、ほんの十年前でもありませんでした。それは単に、自閉症のある子どもがバスケットボールの試合に出場することはできなかったであろうというだけではなく、おそらくその子はその学校に通うことさえできなかったであろうと思われるからです。自閉症は、今では他の障害とは別の位置づけをされています。現在でさえ、「統合失調症の患者さんが二十得点」あるいは「精神遅滞の少年が二十得点」といった見出しを見かけることはあまりありません。それは、それらの名称が人を孤立させ、スティグマを付与し続けているからです。

私たちは幸運にも、ようやく、より正確な有病率を手にしつつあります。自閉症のある人たちに役立つ薬と治療が生まれ、今では彼らにとっての前向きで生産的な将来を想像することもできるようになりました。一九八〇年代から一九九〇年代にかけて自閉症と診断された子どもたちは、すでに成長し、かつての自閉症のある大人たちよりも人道的な扱いを受けるようになっています。施設で生活する人もいれば、グループホームで生活する人もいますし（数が少ないので入ることができた場合ですが）、作業所やデイプログラムで日々を送る人もいます。そして、親と一緒に住んでいる人も大勢います。しかし、自閉症のある成人した人で、フルタイムの仕事をしている人もたくさんいるのです。

高機能自閉症の人たちの中には、最小限の監督を受けながら自立して生活している人もいます。たとえば、ジュリオという名の三十二歳のペルー人男性は、リリー・メイヨーの助手をしています。彼は十代の頃からずっと自閉症の症状を理解していました。しかも彼は、信じられないほど聡明で、観察眼があるのです。一九八〇年代にリマでテロリストの活動が盛んだったとき、リリーはジュリオを頼りにしました。水と電力が不足していたため、注意深く観察して、定期的に点けたり消したりしなければなりませんでした。ジュリオがその管理を任されました。なぜなら、そのような仕事を一貫してやれるほど根気のある人は、彼をおいて他にいなかったからです。彼は、敬意をもって扱われたことから、自分の診断を快く思うようになりました。

一九八六年にリリーがリマで開催された国際精神医学会議に出席した際、ジュリオもつき添い、プレゼンテーション用の書類や必要な備品を運ぶのを手伝いました。自閉症に関するセッションが始まる前、ジュリオはリリーに、この会議には自閉症のある人が他に四人いる、と言いました。「どこに?」。彼女は尋ねました。ジュリオは、髪をいじっている男性と、静かに身体を揺らしている神経質そうな別の男性、それに発表者のテーブルに並んで座り、お互いに話しかけてはいるもののまっすぐに前を見つめ、めったにアイコンタクトをしない別の二人の男性を指さしました。その四人は全員科学者で、研究発表のためにそこにいました。しかしおそらく彼らは、彼ら自身が懸命に理解しようとしている何らかの障害の犠牲者でもあったのでしょう。現在ジュリオは、フルタイムでセンターで働き、データをコンピュータのプログラムに入力する作業をしています。彼は一度もミスをしたことがありません。そして胸を張って言います。「僕には自閉症があります」と。

リリー・メイヨーは、ジュリオの仕事が彼の自閉症を軽減させたのであり、その経験は私たち皆にとっての教訓である、と確信しています。世界保健機構が明らかにしたことを思い出してください。地方に住む統合失調症の人たちの症状は、都会で統合失調症の人たちが経験する症状よりも穏やかであり、それは、たとえただ畑を耕したり、羊の番をするだけだったとしても、彼らが経済的、社会的に重要な役割を担うことができるからなのです。そしてジュリオのケースは、自閉症のある人たちを助けるために、私たちは必ずしも彼らを完全に通常学級に組み込んだり、あたかも彼らが違っていないかのようなふりをしたりする必要がないことを示しています。単に偏見を減らしさえすればよいということでもありません。むしろ、自閉症のある人たちに、コミュニティの中で何らかの役割を提供する必要があります。なかには、まさにジュリオのように、実際、他の誰よりも彼らのほうがうまくできる役割が存在する場合もあるのです。

残念ながら、自閉症のある子どもたちを成人期まで追った縦断研究はわずかしかありません。研究からは、診断基準が高機能の人たちを含むまでに拡大する以前、一九八〇年代に自閉症と診断された人たちのうち、現在自立して生活できるようになっている人は少数にすぎないことがうかがえます。科学者たちは概ね、自閉症の子どもたちの成人期を最もよく予測するものは、診断時点でのＩＱスコアであるということで意見が一致しています。しかしこの推論は、広範囲にわたる調査に基づいているわけではありません。加えて、予後は個々のケースによって、あるいは「予後」をどう定義するかによって大幅に変わってきます。アスペルガー障害があり、高いＩＱをもつ成人の中にも、仕事を継続できない人がいます。その一方で、ジュリオや、彼が指摘した科学者たちのように、仕事と長期にわたる親密な人間関係を維持できる人がいるのです。また、精神遅滞を併存する人たちの中にもそのような人はいます。

私がこれまでにインタビューした親御さんたちのほとんどにとって、よい予後とは、わが子が注意深い監督のもとでなくても自立して生活していけるようになることを意味します。しかし私は、特に自立という考えに傾倒しているわけではありません。私がイザベルに願うのは、極力情緒的な苦しみを負わないようにということ、大人として学び続けていけること、自分のニーズをどのように主張すればよいかを知ること、そして友だちをつくることです。さらにもっと重要なこととして、イザベルにとってよい予後であると私が考えるのは、ジョイスと私以外の人たちが彼女の世話に力を貸してくれるようになるということです。子どもを育てるには村があればいいというものではないことは、私も知っています。自閉症のある子どもを育てるためには、村と、そして包括的な精神保健医療、さらに教育政策が必要です。しかし政策や親が社会を一変させられるわけではありません。だからこそ、家族や友人による安定したネットワークを築くことが非常に重要なのです。私はただ、この学校、あの施設と、イザベルの人生のさまざまな段階で彼女の世話をしてくれる快適な休養所を見つけることだけを望んでいるのではありません。そのような人生では、彼女は世界を理解する機会も――または彼女が世界の一部となる機会も――得られないだろうからです。地球を旅したとしても、空港から一度も出たことがなければ、その人は自分が降り立った国々を理解することはできないでしょう。それと同じです。

ジョイスには姉妹が三人います。彼女たちには合わせて八人の子どもたちがおり、私たちはできるだけ頻繁に彼らを訪ねるようにしています。いとこたちのうち、一番年下の子ども、ダニエルは一九九九年生まれで、イザベルの一番のお気に入りです。イザベルは、年上のいとこたちには対人的にも知的にもついていけません。彼らはイザベルに対して思いやりがあり優しいのですが、対人的に彼女とは住む世界が違うのです。彼らの世界とは、うわさ話、インスタントメッセージ［訳注：インターネット上でオンラインの仲間とリアルタイムにメッセージをやりとりするもの］、それにファッション、メイク、テレビドラマについて延々と事細かに話す世界です。そのためイザベルはダニエルと遊びます。二人はダニエルの年齢に見合った話をし、アニメの『スポンジ・ボブ』を一緒に見たり、ダニエルが好きなテレビゲームをしたりします。もちろん私たちは彼女に、同年代の子どもたちとやりとりしてほしいと思っていますが、それ以上に、人とやりとりしてほしいと思っています。時間がかかりましたが、ジョイスと私は、イザベルが築く人間関係を評価するようになりました。たとえその中に、私たちの社会が期待する関係性とは違うものが一部あったとしてもです。かつて、イザベルが運動場で一つしか空いていないブランコをめぐって男の子と喧嘩を始めたとき、別の親御さんが私に、「あなたは仲裁に入らないのですか？」と尋ねたことがありました。「入りませんとも！」。私は、きっぱりと言いました。「それが人とのやりとりというものですから」

私たちは多くの時間を費やし、イザベルの妹がイザベルをどのように助けたらいいのかを学べるようにし、彼女に将来の準備をさせています。私はオリビアを「妹」と言います。なぜなら、オリビアはイザベルよりも二歳年下であり、オリビアが家族の中で赤ん坊だった時代があったからです。しかし、オリビアはすぐにイザベルに追いついてしまい、その後イザベルには不可能な面で成長しました。オリビアはイザベルを追い越し、イザベルができないゲームをし、イザベルが読めない本を読み、そしてイザベルには不可能な、洗練された対人的やりとりを必要とするようになりました。残念に思っているのは、オリビアが私たちの関心を、求めるほどには得られなかったことです。ジョイスと私がイザベルの世話で手いっぱいだった夜に関してはなおさらです。オリビアは、四歳になったときにはすでに実質上、お姉さんになっていました。イザベルの世話を助け、彼女の言わんとすることを代わりに言い、彼女が必要とすることを予想するまでになっていたのです。

遊園地、ウォーターパーク、ビーチ、そして誕生日パーティ、私たちがどこへ行こうと、松葉杖をついたり車いすに乗ったりしている子どもを見つけ、一緒に遊んだのはオリビアでした。この何年かの間にオリビアは、イザベルを遊びに加わらせるにはどうしたらいいかを学びました。これはオリビアが現在、ほぼどんな年齢や能力の人とも友だちになれるほど、十代にしては非常に才覚ある子に育ったということです。彼女は飛び込みのジュニア・オリンピックに参加し、同年齢の子どもたちとも、小学生や高校生の選手たちとも楽しくやっています。学校では、どこかの派閥に属する必要はまったくなさそうに見え、仲裁者と評されています。

ポール・マッケンロー は、『ミネアポリス・スター・トリビューン』紙で賞を受賞した五十五歳のレポーターです。彼は、自閉症のある人のきょうだいであるとはどういうことなのかを知っています。彼の兄弟――五十二歳のピーターと四十九歳のデイビッド――は二人とも、脆弱X症候群と精神遅滞であり、さらにデイビッドには自閉症もあります。一九六〇年代初め、バージニア州での彼らの子ども時代には特別支援教育プログラムはほとんどなかったことから、デイビッドが専業主婦である母親と一緒に自宅にいたことをポールは覚えています。母親は、「精神運動性パターニング」という集中的で厳しい療法に熱中していました。これは、その発案者たちの名前、理学療法士のグレン・ドーマンと心理学者のカール・デラカトにちなんで「ドーマン - デラカト法」とも呼ばれるものです。「わが家には大きなマッサージテーブルがありました」。ポールは私に話してくれました。「ピーターとデイビッドが小学校高学年ぐらいでひょろっと背が高かった頃、二人のどちらかがそのテーブルの上にのり、ボランティアの人たちが、しばしば私も一緒に、彼らの両腕あるいは両脚を、子どもがクロールで泳ぐように動かしたものでした」

この珍しい方法はこれまで一度もその効果が証明されたことはありませんし、現在ではめったに用いられなくなりましたが、その背後にあるのは、精神遅滞のある人たちの脳は進化論的軌道に沿って適切に発達していない、という考え方です。正常な脳というのは、子ども時代、数百万年にわたる種の成長と発達によく似た成長パターンをたどる、とドーマンとデラカトは主張しました。ところが精神遅滞がある子どもたちの脳は、そのパターンをたどってこなかったため、両生類から爬虫類、哺乳類へと進化論的段階を再現できるように、彼らの腕や脚をうまく動かす必要があるということです。彼らの母親は、きちんと正確な時間、彼らの口と鼻をビニール袋で覆ったりもしました。ピーターとデイビッドはそのとき、袋の前に取りつけられたストローを通してしか息ができないのです。この演習の背後にある考えは、酸素が不足することで脳の神経細胞は自己保存を余儀なくされる、というものでした。

ポールの両親はいろいろな方法を長年にわたって試しましたが、うまくいきませんでした。午前十時から午後九時まで、週末や休日でさえ、近所のカトリック教会からのボランティアが絶えることなく少年たちのパターニングの手伝いに自宅を訪れました。療法と人手の手配の複雑なスケジュールは、キッチンにぶら下げられた表に詳しく記されていました。夕方、ポールの友だちは、彼がその日のパターニングの手伝いを終えるまで外で待っていることがよくありました。彼はときおり、自分を一人っ子のように感じることがありました。それでも彼は十六歳まで、自分に課された負担に疑問を抱くことはありませんでした。そして十六歳のとき、初めて父親に、「ぼくは高校を卒業したらハーレーを買って、国を横断するつもりだよ」と言いました。父親は、どう返事をすべきか考えることもなく、即座に言いました。「いいや、だめだ。もしおまえが死んでしまったら、いったい誰がピーターとデイビッドの世話をするんだい?」

ポールは、自分が感じた義務に反抗し、学業を怠り、反抗的な行動のために学校を停学になりました。そして、当時彼が想像できるかぎり最も遠い、ミシガン州マーケットにある大学に進学しました。新聞記者としてポールがミネソタ州に居を構えたことから、結局、彼の両親、ピーター、そしてデイビッドもミネソタ州へ引っ越してきたのですが、ポールは二十年以上、一九九三年まで、彼らから独立して生活しました。その年、母親が肺がんで亡くなりました。葬儀場へ向かう途中、車の中で父親がポールの方を向き、言いました。「ポール、これからはおまえがあとを引き継ぐんだよ」。ポールには、いつかそんな日が来るということがわかっていました。彼は自ら進んでピーターとデイビッドの法律上の後見人になり、薬物療法、衣類、支援員の手配から、ニューヨーク、ワシントン、その他の地域の見学の準備まで、すべての責任を引き受けました。「それが、私が今引き受けている負担です」。彼は言いました。「そして、ピーターとデイビッドにとっては私がすべてなのです。もし私に何か起きたら、彼らは途方に暮れてしまうでしょう」

しかし、兄弟が彼を頼りにしているからといって、それでポールが世界を旅したり冒険したりする夢を追求できなくなってしまったわけではありません。ポールは五十三歳になるまでに、三つの紛争地域でレポーターとして働きました。二〇〇三年には、彼はキルクークというイラク北部の都市で、彼を殺害しようとした二人のイラク兵から辛うじて逃れることができました。もちろん、兄弟の彼に対する依存が、自分の負う義務に反抗する手段として、彼を遠くへ旅させ、危険を冒すよう駆り立てているというほうが、正確な言い方なのかもしれません。いずれにしてもポールは、これまで一度も責任を回避することなく、できるだけ自分を自由にしながら、独創的な解決方法で自らの窮地に対処してきました。「今年、私はハーレーを購入したのです」。ポールは私に言いました。「それで国を横断するつもりです」。唯一残った決断とは、黒色のどのサングラスがいいか、ということだそうです。

ピーターは、自閉症を併存していないため自立して生活することができますが、デイビッドは、カウンセラーと一緒にアパートで暮らしています。デイビッドは、話ができるといっても口の中でもぐもぐ言うだけで、通常話すことは彼が愛する二つの事柄、系図と宗教上の儀式についてだけです。系図を、彼はすぐに記憶できるのです。一九八〇年代に一家がしばらくミシガン州に住んでいたとき、デイビッドはオランダ改革派教会のラジオ放送をよく聞いていました。彼は、まるでそれが聖餐台であるかのように、ダイニングテーブルにかけたフェルトの細長い掛け布の上に、母親の最上の銀としろめ製の食器を並べたものでした。そして今、大人となった彼は、どれほど自分がカトリック教会に行きたいと思っているかを話します。しかしポールは、今まで一度も彼を連れていったことがありません。

二〇〇五年十一月のある日曜日の夜、ポールは新聞の仕事で大変だった一週間を終え、疲れきってベッドの上に仰向けに倒れました。しばらくデイビッドの様子を見に行っていないことに少々後ろめたさも感じていました。あちこちテレビのチャンネルを変えながら、彼はミネアポリスの聖オラフ・カソリック教会の午前十時の礼拝式の再放送番組で少し手を止めました。彼は、なぜ自分がカトリシズムを好きでないのか、その理由をすべて思い浮かべながら、二、三分ほどテレビを見ていました。するとそのとき、デイビッドの姿が画面に映ったのです。カメラは、カウンセラーの隣に座っていた彼が中央通路へ行くために立ち上がり、聖体拝領を受けるために前へ進み出ていく姿を映し出していました。デイビッドは、水とワインを受けるために頭を下げながら、にこにこと微笑んでいました。そのあとすぐ、彼は席へと戻っていく人たちの列にまぎれて消えてしまいました。ポールは、突如として満足感と誇らしい気持ちが湧き上がってくるのを感じました。

一カ月後、ピーター、デイビッド、ポール、それにポールの妻と二人の子どもたちは、十人を超える親族と一緒にクリスマスイヴのディナーの席に着きました。ポールは、デイビッドのためにワインを少し注ぎました。デイビッドは、まるで乾杯の挨拶をしようとするかのように立ち上がりました。彼は、ゴブレットを頭より高く掲げ、ミサの司祭のように、はっきりと低く響く声で言いました。「私は聖体である」

ポールは声を上げて笑いました。しかし、心地よい瞬間でした。ポールは、デイビッドが穏やかに、自分の世界に満足しているのがわかりました。もっと信心深い人ならば、デイビッドの言葉により深い真実を見出したかもしれません。デイビッドは、皮膚と骨によって閉ざされた単なる人間の身体ではなく、霊的な意味で、私たちすべての身体なのです。それは、不完全で苦しんでいながらも、大きな喜びをも感じることができる身体だということです。私には、より深い真実、文化を越えて広がっていく真実が聞こえました。それは、本書全体にもこだまして響き渡っている声です。わが子がどれほど神や聖人に似ているかについて語る、オープン・ドアのインド人女性たちの声。あなたの娘さんのスヨンは他の誰よりも純粋で神により近いとする、教会関係者の言葉に慰めを得るスンミの声。自閉症のある子どもたちが現実にキリストの聖体として崇拝されている、メリーランド州の田舎の「安息の地」に集まる人たちの声。そして、自閉症のある子どもたちを、神の語られない言葉を内に秘めているとみなすイスラエルの超正統派ユダヤ人たちの声です。

自閉症のある子どものきょうだいは、自分が背負う負担に妨げられることなく自由に生涯の仕事と社会生活を追求できるべきである、と考える親御さんたちがいることは私も知っています。このような見方は特に現代的であり、さらに、自閉症のある人が価値ある存在というより単なる重荷でしかないことを示唆してもいます。自分が姉に対して本当の愛情を感じていること、姉から学べるということ、そして姉と一緒にいると楽しいということ、それらを最初に理解したのはオリビアです。欧米以外の多くの国では、きょうだいは親の世話を引き受けるのとほぼ同じように、このような責任を引き受けることを期待されます。実際、心理学者のタマラ・デイリーは、インドでは多くの親が自閉症のある子どもを授かった後に、自分たちの死後、その子どもの世話ができる人が欲しいという明確な目的で、さらに子どもをつくることがよくあることに気づきました。オリビアには将来、情緒的にも経済的にも、ある程度まで自分の姉の世話をする責任があると私は思います。また、たとえポール・マッケンローのように、彼女がそれについて相反する思いをもつことになろうとも、彼女はその責任を引き受けてくれるだろうとも思っています。

オリビアは、ちょうど十代にさしかかった年頃です。しかし、彼女が姉からどれほど多くのことを得てきたのか、私たちはすでに知っています。それほど昔のことではないのですが、わが家で驚くべき瞬間がありました。オリビアがイザベルの部屋へ入っていき、本をもって彼女の隣に座ったのです。イザベルはオリビアに向かって「出ていけ！」とどなりました。オリビアは、自分はイザベルと一緒に本を読むために入ってきたのだから、出ていくつもりはないと言いました。イザベルの声はますます大きくなりました。「出ていけったら！」。イザベルはオリビアの両足をつかみ、ベッドから引きずり下ろそうとしたのですが、うまくいきませんでした。すると、イザベルは妹の寝室へ行き、妹が大切にしているスィートハートと名づけられたテディベアをわしづかみにして、自分の部屋へ戻ってきました。そして、「オリビア、取ってこい!」と叫びながら、それをドアから廊下へ向かって投げたのです。

オリビアはスィートハートを拾い上げると、階段を駆け下りジョイスと私のもとへ走ってきました。彼女はおなかを抱え、おなかが痛くなるほど大笑いしていました。これほど面白いものを今まで見たことがない、と彼女は言いました。

もしわが家がいわゆる「普通」の家族だったら、もっと違う結果となっていたかもしれません。イザベルを怒らせたことについて、私たちはオリビアを責めたかもしれません。暴力をふるおうとしたこと、妹がとても大切にしている物を取ったこと、そして妹を犬のように扱ったことについて、私たちはイザベルを戒めたかもしれません。しかし、自閉症児者がいる家族には、違う期待、違う意味があり、別の種類の幸せすらあるのです。代わりに私は、他の人なら悪意ととらえたかもしれないところにユーモアを見出したことに対し、オリビアを褒めました。そして、このように複雑な人とのやりとりができたことに対し、イザベルを褒めたのです。イザベルは、オリビアとコミュニケーションをとることで自分自身を擁護しただけではありませんでした。彼女は、自閉症のある子どもが通常はもっていない「心の理論」をもっているという証拠を示したのです。これは、他の人の心、つまり他の人が何を理解し、尊重し、欲するかを理解する能力です。イザベルがしたように行動するためには、イザベルは、オリビアのテディベアに対する感情を正しく理解し、もしそれが危険にさらされたらオリビアはそのテディベアのところへ行くだろうという可能性を、先を見越して考える必要がありました。それ以前、私は、はたしてイザベルが「心の理論」をもっているのかどうか確信をもてませんでした。このような瞬間は私たちに、自閉症の症状というのは時間とともに徐々に変化しうるということを思い出させてくれます。そしてイザベルが大人として、また人間のコミュニティに貢献する一員として歩む将来に対し、私たちが希望を抱けるようにしてくれます。このような瞬間はまた、「箱の外側」について考え、世界を違った見方でとらえること、まさに自閉症のある人が見るように世界を見ることがどれほど大切であるかを私たちに思い出させてくれるのです。

この一年の間に、イザベルには学校で初めての友だちができました。同じ教育プログラムにいる女の子です。彼女は芸術的才能にとても秀でていて、イザベルに漫画の描き方を教えてくれます。彼女はイザベルよりも言葉をよく使い、創造的であるため、物語を語ります。そしてイザベルがそれを書き留めます。彼女たちはお互いの家で泊まったことがありますし、お別れをするときには抱き合って「さよなら」を言います。イザベルは、彼女には歌を歌うのを許しますが、私やジョイス、オリビアには、鼻歌を奏でることさえ決して許そうとはしません。もし私たちが歌おうとすれば、彼女は両手で両耳を覆い、金切り声をあげるのです。イザベルは、他の誰のためにも決して歌おうとはしないにもかかわらず、この友だちとなら一緒に歌うこともあるのです。

その後、彼女には「親友」もできました。ジャニーンです（親友は自分と同い年でなければならないと、いったい誰が言ったのでしょう?）。ジャニーンと彼女の夫のマイケルは四十代半ばで、私たちの家の隣に住んでおり、彼らには子どもがいません。ある日、彼らが引っ越してきた直後に、イザベルはわが家の飼い犬であるリネアを散歩させていました。ジャニーンが自宅から出てくると、イザベルは彼女を質問攻めにしました。「これは犬なの?」「これは茶色なの?」「毛があるの?」「犬にはしっぽがあるの?」「犬は脊椎動物なの? それとも無脊椎動物なの?」「犬のしっぽにはつかむ力はないの?」「犬の祖先は何?」「オオカミは犬の祖先なの?」「学名はケイニスなの?」

ジャニーンは、彼女の六匹の猫と遊んではどうかとイザベルを招待してくれました。そしてそれが毎日のことになったのです。あるときなど、イザベルは女性カウボーイの帽子とブーツというでたちで、その猫たちの「世話をする」と高らかに宣言しながらジャニーンの家に現れたこともありました。ある日、ジャニーンの最年長の猫、ブーベアが亡くなったとき、イザベルはまるでハリー・ポッターであるかのように、魔法の杖を手にやってきました。「ブーベアを殺したのは誰?」。彼女は尋ねました。「それは、名前を言ってはいけない人なの?」「名前を言ってはいけないその人から、私が他の猫たちを守ってあげましょうか?」

　ジャニーンはイザベルを気に入り、彼女が自宅の周りをうろうろし、猫たちと一緒に遊び、絵を描くのを楽しんでくれています。そして彼女は、イザベルが彼女の自宅で使えるようにと、高価な色鉛筆のセットを購入してくれました。その新しい色鉛筆を使ってイザベルが最初に描いた絵の一つが、宇宙服を着て土星を訪れているブーベアと、今も生きている他の猫たちの絵でした。他の猫たちは、それぞれの家のシンボルマークをつけていました。それは、イザベルが『ハリー・ポッター』の魔法の学校でその猫たちを配置していた家でした。

　同級生の子どもと違い、ジャニーンはイザベルに多くを尋ねません。にもかかわらず、イザベルは彼女に誠実な友情らしきものを示します。おそらくイザベルの価値は、何ができるかだけではなく、相手が人間だろうと脊椎動物だろうとあるいは無脊椎動物であろうと、彼女が他者の人生に何をもたらすかによっても測られるべきなのかもしれません。「ブーベアが亡くなったとき、あの子の死について私が本当に話せたのはイザベルだけでした」。ジャニーンは言いました。「私の友人たちは、私が猫のことでどれほど気が動転しているか、理解していませんでした。イザベルが私の悲しみを本当に共有していたのかどうかはわかりません。でも彼女は涙を拭くようにと、私にティッシュペーパーを渡してくれたのです。そして彼女は、あの子が亡くなったことに本当に怒っていました。彼女は、ヴォルデモート（『ハリー・ポッター』に登場する悪の魔法使い）を非難し、彼を殺したがりました。なぜでしょうね、私はそのおかげで気持ちが軽くなったのです」

オリビア、私たちの拡大家族、そして友人やジャニーンのような近所の人たちは、イザベルの存在、そしておそらく彼女の将来にとっての基盤となる人たちです。しかし、彼らがイザベルにとってどれほど大切か話してほしい、と彼女に聞くことはしないでください。彼女は、彼らと一緒に最後にしたことを話すだけだと思われるからです。また、もし彼らがどこかに行ってしまったら寂しく思うか、と彼女に尋ねることもしないでください。なぜなら私の知るかぎり、彼女には見捨てられることを想像することはできないだろうからです。ジャニーンやオリビアについて簡単に説明してくれるよう、彼女に頼むことも控えてください。彼女はおそらく、彼女たちは哺乳類だ、霊長類だ、さもなければホモサピエンスだ、と答えるでしょう。しかし、彼女に感じてほしいと私たちが思うような感情を彼女が伝えられないからといって、ただそれだけで、これらの人間関係を過小評価することはできないのです。彼らがいなかったら、イザベルは途方に暮れてしまうでしょう。

イザベルの成長が滞ってしまったと私たちが思うまさにそのとき、彼女は私たちを驚かせます。その思いがけない出来事は、ときにわかりにくい場合もあります。彼女が突然、誰かのためにドアが閉まらないよう支えていたとき、あるいは誰かの邪魔になっているかもしれないと感じて、彼女が初めて脇へ避けたときのようにです。このような行動は、彼女が自分の周りの社会生活にどのように順応しつつあるかを示す例です。その他に、もっとわかりやすい驚きもあります。イザベルは、自分の衝動のいくつかを笑えるようにもなりました（夜寝る前にシーツを何度も敷き直すようなことです）。さらに彼女は、「だめ、O.C.D.！（Obsessive Compulsive Disorder 強迫性障害）」と、ジョイスが教えた言葉を大きな声で言って、それらの衝動をコントロールできるようにもなりつつあります。

　イザベルは年齢があがるにつれて、彼女を困らせる自閉症の症状のいくつかを和らげるために、私たちと取り決めをし、歩み寄り、そして一緒に取り組むことができるようになりました。たとえば、彼女は今でも赤ん坊の泣き声、シートベルトが締められていないことを知らせる車のアラーム、あるいはバスタブの排水音といった、ある特定の音が大嫌いです。それらの音を聞くと彼女はイライラし、両手で両耳を覆い、その音が聞こえないように声を上げます。私が咳払いしたり、誰かが「お風呂」「シャワー」「シャンプー」といった入浴に関する言葉を言ったりしたときにも、彼女は同じように反応します。彼女が苦しむのを見るのはつらいことでした。また、泣いている赤ん坊のことで彼女がイライラして騒ぐとき、人前で彼女と一緒にいるのもつらいことでした。授業時間の始まりと終わりを告げる鐘の音に彼女がかんしゃくを起こすときには、学校の先生方も必死でした。そのため私たちはイザベルの精神科医のところへ行き、彼女の助けになるような薬を処方してくれるよう頼みました。すると医師は、薬の代わりに、私たちにゲームをしてみてはどうか、と勧めたのです。

彼はこう言いました。「彼女がそれらの音や言葉をイライラせずに聞いていられたら、その都度、彼女に一ポイントあげてください。そうして百ポイントを獲得したら、彼女は何か欲しいものを手に入れられる、としてはどうでしょう」。そこで私たちはイザベルにそのゲームを説明し、百ポイント獲得したら彼女は国立動物園の新しい赤ちゃんパンダを見に行くことができる、ということにしました。ほんの二、三時間のうちに、彼女は私に、咳払いをして「お風呂」や「シャワー」と言ってほしい、と懇願していました。彼女はご褒美を手に入れ、このゲームは終了したのです。イザベルは今でもそれらの音が大嫌いです。しかしもう防衛的に反応することはなくなりました。これは報酬システムの活用がいかに効果的かを示す簡単な例ですが、私には奇跡のように感じられました。

二〇〇六年一月、イザベルとジョイスは放課後、長い散歩に行きました。そしてイザベルはそれをいたく気に入り、習慣とすることに決めました。二回目に出かける際、イザベルは自分たちの散歩には、「思いやりと敬意と会話の時間」という名前があると発表しました。それらは、イザベルが学校で言語療法士から学んだ言葉です。療法士は彼女に、人の会話に割り込む前にどうしたら思いやりをもち、会話がとぎれるときまで待つことができるかを教えてくれたのです。なぜかイザベルは散歩をしているときのほうが話しかけやすい、とジョイスは言います。彼女がまだほんのよちよち歩きの子どもの頃、ブランコに乗っているときには私とよりうまくアイコンタクトをしていたように、まるでその動作が彼女の対人的能力を助けているかのようだ、というのです。

彼女は今、代数を習い、独学でピアノを学んでいます。ローラーブレードやスキーをし、わが家の海水魚の水槽の化学的数値を毎日検査しています。動物についての彼女の知識は目を見張るほどです。近所に、自然界のよくわからないことについての雑学クイズに正しく回答できたらクーポン券をくれるペット店があるのですが、彼女のおかげで私たちは評判になってしまいました。彼女はスミソニアンの科学者でさえ困惑させてしまいます。国立動物園の哺乳類部門の館長による講義の後、イザベルは彼に「マレーバクは、馬やサイと関連があるのですか？」と質問しました。彼は、自分はそうは思わない、と言いました。そこで私はとっさに口を挟みました。「もし彼女がその答えを知らないとしたら、彼女は質問しないはずです。何か違うことが明らかになりましたら、ここにご連絡ください。私の名刺です」。その翌日、彼はメールでイザベルが正しかったことを知らせてきました。私たちは彼女に、何百という動物とその生息地を描写した精密な地球のポスターを買ってあげたことがありました。その後、イザベルは、シロイルカが間違って背びれをつけて描かれていることに気がつきました。「シロイルカには背びれはないわよ！」。彼女は軽蔑したように言いました。そして二度とそのポスターを見ることはありませんでした。

私たちが彼女の将来について心配しているとしても、彼女は心配していません。彼女の一生涯の目標は、世界中のすべての動物園を訪れることです。私たちはすでに、サンディエゴ、コロンバス、シカゴ、デンバー、コペンハーゲン、バルセロナ、ヴェローナ、そしてパリの動物園を訪れました。彼女は動物園のウェブサイトを見て、その園内の地図を暗記しますから、そこに着くまでに、どこへ行ったらいいかが正確にわかっているのです。大きくなったら動物園の飼育係になりたい、できればシーワールドか国立動物園の、と彼女は言います。

世界には、すべての大陸のすべての国に、イザベルのような子どもたちが大勢います。そして日に日に、彼らは風変わりでも異質でもなくなりつつあります。コミュニティ団体、慈善団体、研究財団、および親のグループは、自閉症の新たな可視化にすばやく反応しています。現在、モーリーン・ファニングのグループホームでは修復作業が始まっています。メリー・バルアは、ニューデリーに新たに建てられた国立自閉症センターに引っ越しました。韓国の地区団体は、もはや自閉症のある子どもたちを通りや学校から締め出すための闘いをしなくなりました。そして、ごくわずかの精力的な、自閉症の子どもの親御さんたちの指導のもと、南アフリカとケニアの両国は、施設を一新し、自閉症のある人たちを一般の学校に融合させるために取り組んでいます。

モーリーン・ファニングは、機会あるごとに文化人類学者のマーガレット・ミードの言葉を好んで引用します。「思慮深く、献身的な市民による小さな団体が世界を変えられることに決して疑いを抱かないでください。実際にこれまで世界を変化させたのは、それだけなのです」

謝辞

本書は、個人的に、もしくは仕事を通じて関わりのある方など、私の人生の一部である多数の方々に支えていただきました。本書の完成のために、多くの点でご尽力くださったことに感謝申し上げます。

私の妻、ジョイスは、あらゆる面において私のパートナーです。彼女ほど寛大で私心のない人間を、私は他に知りません。私が自閉症についての本を執筆することに決めたとき、彼女は、イザベルのプライバシーが守られるだろうかと心配していました。私が私たちの職業上の生活と個人的な生活の境界をあいまいにしてしまうのではないか、私たちの生活が自閉症に占められてしまうのではないか、そして私がイザベルを娘としてよりも、病気あるいは何らかのカテゴリーとしてとらえるようになりはしまいかと懸念したのです。しかし私たちは共に、これら一つ一つの難題を克服してきました。なぜなら私たちは二人とも、たとえまだ自分では表現できないとしても、イザベルにはきっと何か世界に対して言うべきことがあるに違いない、と信じていたからです。

二〇〇四年四月、ジョイスが乳がんと診断されたとき、私たちの職業上の生活は突然停止してしまいました。その翌年のほとんどは、化学療法、免疫療法、放射線療法のために、私たちは新聞の記事すら最初から最後まで集中して読むことができませんでした。恐怖と病いを抱えていたにもかかわらず、ジョイスには私の執筆を励ましてくれる強さがありました。私たちが化学療法や放射線治療に行くために自宅を出るとき、彼女は、私が本やコンピュータを忘れずにもっているかどうかを確認してくれました。また彼女は私に、他の国々を訪れるようにも強く勧めてくれ、私がぐずぐずしていると、私のために旅の手配までしてくれたのです。ジョイスに対する心からの愛と感謝の念はますます深まっています。

私が教鞭を執るジョージ・ワシントン大学（ＧＷＵ）の人類学部の教授アリソン・ブルックス、コロンビアン・カレッジ芸術科学部の前学部長ビル・フローリー、そしてＧＷＵの人類学部のジョエル・クイパースは、自閉症に関する文化間研究の記述が必要であると確信し、私に信頼を寄せてくれました。アリソンとビルは、私が研究と執筆のための時間をもてるよう、私の授業や管理責任の取りまとめを手伝い、各段階で私を励ましてくれました。彼らに心から感謝しています。私たちの人類学部の理事であるジョナサン・ハイマンと、ジョージ・ワシントン大学全体への感謝は言うまでもありません。本書の基盤となっている研究はすべて、ジョージ・ワシントン大学助成基金、ジョージ・ワシントン大学コロンビアン・フェロー・プログラム、自閉症研究全国同盟／オーティズム・スピークスによって資金提供されています。

ポール・ブロッドウィン、ランス・クロウソン、C・T・ゴードン、およびマイケル・マークスは、原稿全体に目を通し、その長所と短所について私と共に何時間も話し合ってくれました。執筆のごく初期の段階で、スティーブ・オルソンからは、学者ではなくむしろ一般の人たちのためにどのように本を構成したらいいかについて、非常に貴重な助言をいただきました。

国立精神保健研究所のダン・パイン、ハーバード大学のデボラ・ブラッカー、マックギル大学のエリック・フォンボン、そしてエール大学のヨンシン・キムからも多くの必要な助言をいただきました。加えて、GWUや私の研究分野でアシスタントや校正をしてくださった次の方々にも感謝を述べたいと思います。トングン・チャン、マイケル・グリロ、アンソニー・グアルティエリ、レイチェル・ハーベイ、カタリーナ・キム、メリッサ・クロンフェルド、ビット・ナラ・パーク、ラン。そしてまた、以下の、GWUの協力的な同僚たちにも感謝します。シェリル・ベイル、ピーター・コーズ、J・ジェフリー・コーエン、アレックス・デント、ダニエル・ガットステイン、ジョナサン・ヒグマン、アルフ・ヒルテバイテル、スーザン・ジョンストン、ヤンケイ・キムレナウド、ジェニファー・コージャス、ブライアン・リッチモンド、ロバート・シェファード、キャロル・サイゲルマン。

また、私がインタビューさせていただき、論文、書籍、推薦状、およびその他の情報をくださった多数の親御さんや専門家の方々にもお礼を申し上げたいと思います。なかには、実名での記載を依頼される方もいましたが、多くの場合——たとえば、インドのシュブラ家、南アフリカのクマロ家、および本書で紹介した韓国のすべてのご家族——について、私は仮名を用いました。その他、以下に、大陸または国別に名前を挙げさせていただいた方々すべてが含まれます。もし漏れてしまった方がいましたら、お詫び申し上げます。

北米：デイヴィッド・アマラル、タミ・アミリ、トーマス・アンダース、デボラ・ベイカー、バッケン家、ブライアン・ボンファーディン、リー・ブラッシュ、ジョン・R・ブラウン、エミリー・キャンプベル、ステラ・チェス、クリスティーナ・チュー、キャロル・チャン、パトリシア・コーエン、ジャンヌ・コナーズ、タマラ・デイリー、アン・M・ドネラン、カリ・ダン、ティナ・ディチェス、レオン・アイゼンバーグ、モウリーン・ファニング、ウタ・フリス、エイミー・ガードナー、モートン・アン・ゲルンスベイカー、ジュード・ギルスピー、バイロン・グッド、エディ・ゴードン、テンプル・グランディン、ロリ・グリンカー、ロイ・R・グリンカー・Jr、イアン・ハッキング、タニア・ハーベイ・Jr、ロバート・ヘンドレン、マーガレット・ヘルツィッヒ、ロバート・ジョンストン、スーザン・ジョンストン、クリスティ・ジョーンズ、ゲリー・カプラン、リン・カッツ、キャサリン・キム、アーサー・クラインマン、アンドリュー・レイコフ、レベッカ・ランダ、ベネット・レーベンタール、ジル・マンコヴィッツ、リサ・マシューズ、ジェームズ・マッコウネル、マーリーン・マッコウネル、ジェームズ・マッケンナ、マイケル・マッキンレー、ゲイリー・マクミラン、メアリー・ミカエル、メアリー・ネルソン、トニー・ネルソン、ラルフ・ニコラス、パム・オレク、テリー・オニール、マリー・プリビル、ジュディス・ラパポート、スティーブ・レイジン、ジャニーン・ルートマン、ドン・ローゼンシュタイン、メアリー・ローゼンシュタイン、キルステン・サンドバーグ、シャロン・シェイファー、テオドール・シャピロー、アンディ・シー、ジェーン・ショア、クロエ・シルバーマン、マージョリー・ソロモン、ブリジッド・ストークス、バリー・タープ、アン・ターンブル、フレッド・フォルクマー、ジョイス・ウェスト、アン-マリー・ウィリムスフレット、ゲイル・レンダー-ライト、デボラ・ザリン、ジュン、ツァン。

クロアチア：リディア・ペンコ。

インド：アクション・フォー・オーティズム、プリヤム・アフジャ、メリー・バルア、シルシェンドゥ・チャクラバルティ、インドゥ・チャスワル、ディーパック・グプタ、シュブラ・グプタ、レッカ・ナイール、ソニア・フィリップ、ナリン・プント、アミット・セン、ニディ・シンガル、マドュスダン・シュリニヴァス、シュバンギ・ヴァイデヤ、アン・ヴァルヴァカラ、および私のために非常に多くの時間を割いてくれながら、名前の言及を望まなかった多くの母親の方々。

ケニア：モニカ・ムブル。

韓国：キュンジン・チョ、キュンス・チャン、トンゲン・チャン、マイケル・ホン、チャンジュ・キム、ドンホ・ソン、ヘジョン・ユ、およびソウルや、ジンジュ、イスサン、サンチャン郡の多くの母親、父親の方々。彼らには非常にお世話になったのですが、名前の公表を望まれませんでした。韓国での私の仕事の多くは、私の親友であるドンイク・リーとヘヨン・キムのおかげで可能になりました。彼らは私に滞在場所を提供し、スケジュールの手配を手伝ってくれました。

ペルー：リリアナ・メイヨー。

南アフリカ：ヴェラ・スクール、ブラウンズ・スクール、アナ・アトキンス、ローナ・ジャックリン、クリスティン・コウダスタール、スザンヌ・ルクレール、デンビー・マウラー、アレッタ・ピアース、エリザベス・ピーター、ゲルハルト・ピータース、ポール・プラット、ジル・ステイシー、ダン・スタイン、ジュリー・トレロー、および私と話をし、私を自宅に招待してくださったものの、匿名の維持を選択された多くの親御さんたち。

トリニダード：ワイン・ジェームズ、テレシナ・ジーウナリン。

ベネスエラ：リリアア・ネグロン。

もちろん、何か間違いがありましたら、そのすべての責任は私にあります。

私は、アン・エーデルシュタインに勝る素晴らしいエージェントを想像することができません。彼女は出版において優れたビジネススキルをもち、最後までやり抜く力のある人です。と同時に、的確な判断と建設的な批評を提供し、著者を刺激して気持ちよく執筆を続けさせてくれる人でもあります。私は、ベイシック・ブックスの担当編集者、ジョアン・ミラーにも、本書の目標が明確になるよう助け、その完成へと導いてくれたことに感謝しています。そしてキャサリン・ストレックファスとキャロル・スミスには、見事な原稿整理と製作に対して感謝いたします。

長年にわたりイザベル——そして私たち家族全体——をずっと支えてきてくださった多くのセラピストや医師の方々、およびワシントンDCのスミソニアン早期情操教育センターや、メリーランド州モンゴメリー郡の学校で彼女と一緒に働いてくださった、優れた先生方、特別支援教育の先生方、そして支援員の方々に特別の感謝を申し上げます。イザベルのクラスメート、特に通常学級の友人たちは、彼女のよさを認め、彼女がいじめられたときには二度三度と味方をしてくれたこともありました。また、騒がしい教室、混み合うカフェテリア、あるいは校庭の混乱の中で彼女が安心していられるよう気遣ってもくれました。私は彼らにも特別な感謝を申し上げたいと思います。

最後に、ようやく十代になったものの、年齢以上に賢い私の娘、オリビアに、そして誰よりも、そもそも私が本書を執筆するきっかけとなった人物、イザベルに感謝します。いつの日かイザベルがこの本を読める日が来たら、彼女が自分自身を認識し、自分がどれほど成長したかを理解してくれることを願っています。

監訳者の言葉

著者ロイ・リチャード・グリンカーは、一人の自閉症と診断された娘イザベルの父親であると同時に、文化人類学を専門とする米国の大学教授です。本書が自閉症に関する書物として、これまでに類のない、特別なものである理由には、著者のそうした特殊な経験と社会学領域の洗練されたアプローチが大きく関係していると思われます。自閉症について語ることは、単にそれが複雑な症候群であるからという以上に、人々の感情の根底にある何かを揺さぶり、さまざまな感情の渦巻くなかで何が重要かを見失ってしまう危険性すら持っていると感じています。そうした難題に対して、本書は、著者が真正面から取り組み、考え、米国だけでなく世界中の人々とその作業に取り組んできた軌跡があますところなく描かれています。その筆致は、時に情熱的ではありますが、きわめて冷静なまなざしが一貫して背景にあり、読後には、一般の人々も、自閉症の人々と関係のある人々も、研究者も、臨床家も、政治家も、雑然と見える森の中でどの方角に向かって歩みを一歩一歩進めていくのがよいのか、わかってくるはずです。

本書の第I部では、自閉症が精神医学の歴史のなかでどのように理解され、扱われ、そして現在どのような状況にあるかが、詳しく解説されています。この記載の濃密さは著者の父親、そして祖父が精神科医であり、祖父が自閉症を最初に報告したレオ・カナーと同時代を生きていたという歴史と無関係ではないかもしれません。単に、事実を述べるのではなく、自閉症のある娘の親としてのエピソードを織り交ぜながらも、あるいは親という立場だからこそ、過去の誤った学説（親の養育が原因だとするもの）とそれにもとづく誤った治療や教育、そして社会が自閉症児を持つ親に向けた偏見や不当な批判的態度について、著者は舌鋒鋭く批判しています。自閉症についてはよく知らない人も、あるいは知っていると思っている人も、ぜひじっくり読んでほしい、重みをもった内容となっています。自閉症の発見から七十年を経た今日、日本でも米国同様、自閉症をめぐる社会の認識や態度は大きく変化しました。著者の言葉を借りれば、「可視化」がすすんだ、と言えるかもしれません。発達障害の人々や家族を支援するための法律も作られ、国や自治体はさまざまな事業を行っています。また毎年四月二日は自閉症啓発デーとして、世界各国、また国内でも全国各地でイベントが行われています。その一方でどれだけの人が自閉症の負の歴史を知っているでしょうか。今、私たちが共有している「自閉症」は自閉症のある人々とその家族の多大な痛みと犠牲という、負の歴史から始まった度重なる論争と多くの研究の積み重ねの延長にあるということを知らないで、「自閉症」についてわかった気持ちになってはいけないのです。

そして本書の真髄と言える第II部は、読者の皆さんもいつしか引き込まれてしまったのではないでしょうか。ここには、「文化・社会の中で自閉症を持って生きるということ」、つまり、自閉症のある人々とその家族の「生活」や「人生」がグローバルな視点で描かれています。著者のまなざしは、そうした世界のさまざまな文化・社会の中で生きる人々の生活や人生を固定したものとして見ているのではなく、そうした「生」がどのように社会の意識の変化と連動して変わりうるのか、に注がれています。韓国、インド、アフリカという米国とは全く異なる地域で生きている自閉症の人々とその家族との交流を通して、それぞれの戦いの軌跡、著者の言葉を借りれば、可視化のプロセス、を記しています。この点が、我々のように自閉症という障害（疾患）を持つ人々の治療や研究を専門とする精神科医や心理学者が書く解説書とも、自閉症を持つわが子を育てた親たちが書く半生記とも一線を画す、本書の真骨頂と言えるでしょう。韓国について書かれた第11章には、韓国の文化は自閉症を親への愛着が育たなかったせいだとする考えが、確固とした科学的エビデンスがないにもかかわらず今日の自閉症についてのその他の科学的エビデンスよりも好ましく受け入れられていることに、米国人である著者が驚きをもって記述している箇所がありました。逆に、私たちには、韓国のそうした考え方の好みは日本にも根深い傾向と似ていることが驚きでした。自閉症についての研究、とくにゲノムや脳の働きに関する研究はこの二、三十年で大きく進み、生物学的基盤に関しては文化差、人種差によって大きく変わるというエビデンスは今のところ、ありません。その一方で、支援を必要としている人々に向けられる社会全体の意識や態度には大きな違いがあること、そしてその理由についてはもっと理解される必要があることを示しています。なぜならば、自閉症のある人々が必要としている支援を、科学的な根拠を持って社会に訴え、可視化するのに大きく貢献したのは時として理不尽な現状を打破することをあきらめなかった親たちだったから。そして今、世界中のそれぞれの国のなかで親たちはもう孤立したままではありません。その地域の人々には見えていなくても、違う文化・社会の人が見ればちゃんと見えているのだから。現在、資源の乏しいさまざまな地域での自閉症の可視化運動が、親グループと研究者との連携のもとで、文化や国境の壁を超えて始まっています。そして著者はその中で重要な役割を果たしています。そして最後に、「世界には、すべての大陸のすべての国に、イザベルのような子どもたちが大勢いる」としたうえで、「思慮深く、献身的な市民による小さな団体が世界を変えられる」、というマーガレット・ミードを引用した、力強い希望の宣言で本書は結ばれています。

身近にある問題に気づくことで、これまで存在していなかった大きな問題を可視化することができ、初めてその問題を社会全体のものとして向き合うことができる、そしてそれは一般の人々のほんの少しの関心と理解と共感で可能になる、そうした未来展望を読者のみなさんと共有できれば、監訳者としてこのうえない幸せです。本書の企画を星和書店の石澤雄司社長から依頼されてからずいぶんと時間が経ってしまいました。その間も著者の活動は学術誌や学会でも一層目に見えるようになっています。この機会が与えられたことを感謝しつつ、本書が、一人でも多くの方に自閉症のことをもっと知りたくなるきっかけとなることを確信いたします。

神尾陽子
黒田美保

文　献

Adams, G. S., and Leo Kanner. 1926. "General Paralysis among the North American Indians: A Contribution to Racial Psychiatry." *American Journal of Psychiatry* 83 (1): 125-133.

American Psychiatric Association. 1968. *Diagnostic and Statistical Manual of Mental Disorders*, 2d ed. Washington, D.C.: American Psychiatric Association.

——. 1980. *Diagnostic and Statistical Manual of Mental Disorders*, 3d ed., Washington, D.C.: American Psychiatric Association.

——. 1987. *Diagnostic and Statistical Manual of Mental Disorders*, 3d ed., rev. Washington, D.C.: American Psychiatric Association.

——. 1994. *Diagnostic and Statistical Manual of Mental Disorders*, 4th ed. Washington, D.C.: American Psychiatric Association.

——. 2000. *Diagnostic and Statistical Manual of Mental Disorders*, 4th ed., rev. Washington, D.C.: American Psychiatric Association.

Asperger, Hans. 1991 [1944]."'Autistic Psychopathy' in Childhood." Trans. Uta Frith. Pp. 37-92 in Uta Frith, *Autism and Asperger Syndrome*. Cambridge: Cambridge University Press.

Baharloo, S., P. A. Johnson, S. K. Service, J. Gitschier, and N. B. Freimer. 2000. "Absolute Pitch: An Approach for Identification of Genetic and Non-Genetic Components." *American Journal of Human Genetics* 62: 224-231.

Bailey, A., A. LeCouteur, I. Gottesman, P. Bolton, E. Simonoff, E.Yuzdr, and M. Rutter. 1995. "Autism as a Strongly Genetic Disorder: Evidence from a British Twin Study." *Psychological Medicine* 25 (1): 53-77.

Baron-Cohen, Simon. 1997. *Mindblindness: An Essay on Autism and Theory of Mind*. Cambridge, Mass.: M.I.T. Press.

——. 2000. "Theory of Mind and Autism: A Fifteen Year View." Pp. 3-20 in Simon Baron-Cohen, ed., *Understanding Other Minds: Perspectives from Developmental Cognitive Neuroscience*. Oxford: Oxford University Press.

——. 2003. *The Essential Difference: The Truth about the Male and Female Brain*. New York: Basic Books.

Barrett, Louise, Robin Dunbar, and John Lycett. 2002. *Human Evolutionary Psychology*. Princeton, N.J.: Princeton University Press.

Bender, Lauretta. 1947. "One Hundred Cases of Childhood Schizophrenia

Treated with Electric Shock." *Transactions of the American Neurological Association* 72: 165-169.
——. 1969. "A Longitudinal Study of Schizophrenic Children with Autism." *Hospital and Community Psychiatry* 20 (8): 230-231.
Bender, Lauretta, Lothar Goldschmidt, and D.V. Siva Sankar. 1961. "Treatment of Autistic Schizophrenic Children with LSD-25 and UML-491." *Recent Advances in Biological Psychiatry* 4: 170-179.
Bettelheinr, Bruno. 1972. *The Empty Fortress: Infantile Autism and the Birth of the Self.* New York: Free Press.
Bilu, Yoram, and Yehuda C. Goodman. 1997. "What Does the Soul Say? Metaphysical Uses of Facilitated Communication in the Jewish Ultra-orthodox Community." *Ethos* 25 (4): 375-407.
Biological Psychiatry. 1987. "Lauretta Bender, 1899-1987. "In Memoriam." *Biological Psychiatry* 22: 1040-1042.
Bjork, Christina, and Lena Anderson. 1985. *Linnea in Monet's Garden*. Stockholm: R&S Books.
Blau, A. 1943."A Philological Note on a Defect in Sex Organ Nomenclature." *Psychoanalytic Quarterly* 12: 481-485.
Blum, Deborah. 2002. *Love at Goon Park: Harry Harlow and the Science of Affection*. New York: Perseus.
Bradford, P. V., and H. Blume. 1992. *Ota Benga: Pygmy in a Zoo*. New York: St. Martin's Press.
Brown, Walter A., Karen Commuso, Henry Sachs, Brian Winklasky, Julie Mullane, Raphael Bernier, Sarah Svenson, Deborah Arin, Beth Rosen-Sheindley, and Susan Folstein. 2003. "Autism-Related Language, Personality and Cognition in People with Absolute Pitch." *Journal of Autism and Developmental Disorders* 33 (2): 163-167.
Bruer, John T. 1999. *The Myth of the First Three Years: A New Understanding of Early Brain Development and Lifelong Learning*. New York: Free Press.
Cantor, Sheila. 1988. *Childhood Schizophrenia*. New York: Guilford.
Castaneda. Claudia. 2002. *Figurations: Child, Bodies, Worlds*. Durham: Duke University Press.
Chakrabarti, Suniti, and Eric Fombonne. 2005. "Pervasive Developmental Disorders in Preschool Children: Confirmation of Higher Prevalence." *American Journal of Psychiatry* 162 (6): 1133-1141.
Chamak, Brigitte, and David Cohen. 2003. "L'autisme: Vers une nécessaire revolution culturelle." *Medecine/Sciences* 19: 1152-1159.
Chawarska, Katarzyna, and Fred R. Volkmar. 2005. "Autism in Infancy and Early

Childhood." Pp. 223-246 in Fred Volkmar et al., eds., *Handbook of Autism and Pervasive Developmental Disorders*, 3d ed. New York: John Wiley.

Chess, Stella. 1971. "Autism in Children with Congenital Rubella." *Journal of Autism and Childhood Schizophrenia* 1 (1): 33-47.

Cohen, Donald J., and Fred R. Volkmar. 1997. "Conceptualizations of Autism and Intervention Practices: International Perspectives." Pp. 947-950 in Donald J. Cohen and Fred R. Volkmar, eds., *Handbook of Autism and Pervasive Developmental Disorders*, 2d ed. New York: John Wiley and Sons.

Cohen, J. J. 1996. *Monster Theory: Reading Culture*. Minneapolis: University of Minnesota Press.

Connors, Jeanne L., and Anne M. Donnellan. 1995. "Walk in Beauty: Western Perspectives on Disability and Navajo Family/Cultural Resilience." Pp. 159-182 in H. McCubbin, E. Thomson, A. Thomrpson, and J. Fromer, eds., *Resiliency in Ethnic Minority Families: Native and Immigrant American Families*, vol. 1. New York: Sage.

Conrad, Pam. Illustrated by Richard Egielski. 1989. *The Tub People*. New York: Harper Trophy.

Constantino, John N., and Richard D. Todd. 2003. "Autistic Traits in the General Population: A Twin Study," *Archives of General Psychiatry* 60 (May): 524-553.

Cooper, John O., Timothy E. Heron, and William L. Heward. 1987. *Applied Behavioral Analysis*. Upper Saddle River, N.J.: Prentice-Hall.

Daley, Tamaru. 2004. "From Symptom Recognition to Diagnosis: Children with Autism in Urban India. *Social Science and Medicine* 58: 1323-1335.

De Baecque, Antoine, and Serge Toubiana. 1999. *Truffaut*. Catherine Temeson, trans. New York: Knopf.

DeMyer, M.K., J.N. Hington, and R.K. Jackson. 1981. "Infantile Autism Reviewed: A Decade of Research." *Schizophrenia Bulletin* 7: 388-451.

Dimmitt, Cornelia, and A.B. van Buitenen, eds. and trans. 1978. *Classical Hindu Mythology: A Reader in the Sanskrit Puranas*. Philadelphia: Temple University Press.

Dube, S. C. 1955. *Indian Village*. London: Routledge and Kegan Paul.

Dunham, Warren H. 1964. "Social Class and Schizophrenia." *American Journal of Orthopsychiatry* 34 (July): 634-642.

Durbach, Nadja. 2005. *Bodily Matters: The Anti-Vaccination Movement in England, 1853-1907*. Durham, N.C.: Duke University Press.

Eisenberg, Leon. 1957. "The Fathers of Autistic Children." *American Journal of*

Orthopsychiatry 27 (October): 715-724.

Ellenberger, H.F. 1968. "Psychiatric Impressions from a Trip to Dakar." *Canadian Psychiatric Association Journal* 13: 539-545.

Emsley, Robin. 2001. "Focus on Psychiatry in South Africa." *British Journal of Psychiatry* 178 (April): 382-386.

Esman, Aaron H. 1960. "Childhood Psychosis and 'Childhood Schizophrenia.'" *American Journal of Orthopsychiatry* 30: 391-396.

Faris, Robert E. L., and H. Warren Dunham. 1939. *Mental Disorders in Urban Areas: An Ecological Study of Schizophrenia and Other Psychoses.* New York: Hafner.

Filipek P. A., P. J. Arcado, S. Ashwal, G. T. Baranek, E. H. Cook, Jr., G. Dawson, B. Gordon, et al.1999. "The Screening and Diagnosis of Autistic Spectrum - Disorders." *Journal of Autism and Developmental Disorders* 29 (2): 439-484.

Filipek P. A., P. J. Arcado, S. Ashwal, G. T. Baranek, E. H. Cook, Jr., G. Dawson, B. Gordon, et al. 2000. "Report of the Quality Standards Subcommittee of the American Academy of Neurology and the Child Neurology Society: Practice Parameter, Screening and Diagnosis of Autism." *Neurology* 55: 468-479.

Folstein S., and M. Rutter. 1977. "Infantile Autism: A Genetic Study of 21 Twin Pairs." *Journal of Child Psychology and Psychiatry* 18 (4): 297-321.

——. 1987. "Autism: Familial Aggregation and Genetic Implications." *Journal of Autism and Developmental Disorders* 18: 3-29.

Folstein, Susan, and Susan L. Santangelo. 2000. "Does Asperger Syndrome Aggregate in Families?" Pp. 159-171 in Ami Klin, Fred R. Volkmar, and Sara S. Sparrow, eds., *Asperger Syndrome.* New York: Guilford.

Fombonne, Eric. 2001. "Is There an Epidemic of Autism?" *Pediatrics* 107 (2): 411-412.

——.2003. "Epidemiological Surveys of Autism and Other Pervasive Developmental Disorders: An Update." *Journal of Autism and Developmental Disorders* 33 (4): 365-382.

——. 2005. "The Changing Epidemiology of Autism." *Journal of Applied Research in Intellectual Disabilities* 18 (4):281,-294.

Fombonne, Eric, Rita Zakarian, Andrew Bennett, Linyan Meng, and Diane Mclean-Heywood. 2006. "Pervasive Developmental Disorders in Montreal, Quebec, Canada: Prevalence and Links with Immunizations. *Pediatrics* 188: 139-150.

Fomon, Samuel J. 2001. "Infant Feeding in the 20th Century." *Journal of*

Nutrition 131 (supplement): 409-420.
Freud, Sigmund. 1921. *Group Psychology and the Analysis of the Ego*. Standard Edition. 18, 67-143. New York: Norton.
——. 1921. "Introduction to J. Varendonck's The Psychology of Day-Dreams." Standard Editron, 18: 271. James Strachey, ed. London: Hogarth.
Freedman, Alfred M., Eva V. Ebin, and Ethel A. Wilson. 1962. "Autistic Schizophrenic Children." *Archives of General Psychiatry* 6: 35-45.
Freedman, Alfred M., Harold I. Kaplan, and Benjamin J. Sadock. 1972. *Modern Synopsis of Comprehensive Textbook of Psychiatry*. New York: 'Williams and 'Wilkins.
Freeman, Walter, and James Watts. 1950. *Psychosurgery in the Treatment of Mental Disorders and Intractable Pain*. Springfield, Ill.: Charles C. Thomas.
Friedman, Lawrence J. 1999. *Identity's Architect: A Biography of Erik H. Erikson*. New York: Scribner.
Frith, Uta. 1989. *Autism: Explaining the Enigma*. Oxford: Blackwell.
Frith, Uta, ed. 1991. *Autism and Asperger Syndrome*. Cambridge: Cambridge University Press.
Gardner, Howard. 1993. *Frames of Mind: The Theory of Multiple Intelligences*. New York: Basic Books.
Gernsbacher, Morton Ann, Michelle Dawson, and H. Hill Goldsmith. 2005. "Three Reasons Not to Believe in an Autism Epidemic." *Current Directions in Psychological Science* 14 (2): 55-58.
Ginsburg, Sol W. 1958. "Social Class and Mental Illness: A Community Study." Pp. 192-201 in August Hollingshead and Frederick C. Redlich, *Social Class and Mental Illness: A Community Study*. New York: John Wiley and Sons.
Gladwell, Malcolm. 2002. *The Tipping Point: How Little Things Can Make a Big Difference*. New York: Back Bay Books.
——. 2005. *Blink: The Power of Thinking Without Thinking*. New York: Little, Brown.
Gogtay, N., A. Sporn, L. Clasen, T. Nugent III, D. Greenstein, R. Nicolson, J. Giedd, M. Lenane, P. Gochman, A. Evans, and J. L. Rapoport. 2004. "Comparison of Progressive Cortical Gray Matter Loss in Childhood-Onset Schizophrenia with that in Childhood-Onset Atypical Psychoses," *Archives of General Psychiatry* 61: 17-22.
Gould, M. S., R. Wunsch-Hitzig, and B. Dohrenwend. 1981. "Estimating the Prevalence of Childhood Psychopathology: A Critical Review." *Journal of the American Academy of Child and Adolescent Psychiatry* 20: 462-475.
Grandin, Temple. 1996. *Thinking in Pictures: And Other Reports from My Life*

with Autism. New York: Vintage.

Greenspan, Stanley. 2006. *Engaging Autism: Helping Children Relate, Communicate and Think with the DIR Floortime Approach*. New York: Da Capo Press.

Grinker, Roy R., Sr. 1964. "Psychiatry Rides Madly in All Directions." *Archives of General Psychiatry* 10: 228.

Grinker, Roy Richard. 1998. *Korea and Its Futures: Unification and the Unfinished War*. New York: St. Martin's Press.

——. 2000. *In the Arms of Africa: The Life of Colin M. Turnbull*. New York: St. Martin's Press.

Gurney, James. 2003. "Analysis of Prevalence Trends of Autism Spectrum Disorder in Minnesota." *Archives of Pediatrics and Adolescent Medicine* 157 (7): 622-627.

Heaton, Pamela. 2003. "Pitch Memory, Labelling and Disembedding in Autism." *Journal of Child Psychology and Psychiatry* 41 (4): 543-551.

Holemon, R. Eugene, and George Winokur. 1965. "Effeminate Homosexuality: A Disease of Childhood." *Journal of Orthopsychiatry* 35 (January): 48-56.

Kagan, Jerome. 1975. "Resilience in Cognitive Development." *Ethos* 3 (2): 231-247.

Kakar, Sudhir. 1982. *The Inner World: A Psycho-Analytic Study of Childhood and Society in India*. Oxford: Oxford University Press.

Kandel, Eric. 1998. "A New Intellectual Framework for Psychiatry." *American Journal of Psychiatry* 155 (4): 457-466.

Kanner, Leo. 1942-1943. "The Exoneration of the Feebleminded." *American Journal of Psychiatry* 99: 17-22

——. 1943. "Autistic Disturbances of Affective Contact." *Nervous Child* 2: 217-250.

——. 1945. "A Philological Note on Sex Organ Nomenclature." *Psychoanalytic Quarterly* 14: 228-233.

——. 1949. "Problems of Nosology and Psychodynamics of Early Infantile Autism." *American Journal of Orthopsychiatry* 19: 416-126.

——. N.d. "Freedom from Within." Unpublished autobiography, American Psychiatric Association library, Arlington, VA.

Kendell, R. E., J. E. Cooper, A. J. Gourlay, J. R. Copeland, L. Sharpe, and B. J. Gurland. 1971. "Diagnostic Criteria of American and British Psychiatrists." *Archives of General Psychiatry* 25: 123-130.

Kennedy, Robert F., Jr. 2005. "Deadly Immunity." Salon.com, June 16.

——. "Deadly Immunity." *Rolling Stone*, June 30, 2005. Issue 977/978: 57-66.

Kielinen, S. L., Linna Moilanen, and I. Moilanen. 2000. "Autism in Northern Finland." *European Child and Adolescent Psychiatry* 9: 162-167.

Kirby, David. 2005. *Evidence of Harm*. New York: St. Martin's Press.

Kleinman, Arthur. 1988. *Rethinking Psychiatry: From Cultural Category to Personal Experience*. New York: Free Press.

Klin, Ami, Warren Jones, Robert Schultz, Fred Volkmar, and Donald Cohen. 2002. "Visual Fixation Patterns During Viewing of Naturalistic Social Situations as Predictors of Social Competence in Individuals with Autism." *Archives of General Psychiatry* 59 (September): 809-816.

Kotulak, R. 1996. *Inside the Brain: Revolutionary Discoveries of How the Mind Works*. Kansas City Mo.: Andrew McMeel.

Kurtz, Stanley. 1992. *All the Mothers Are One: Hindu India and the Cultural Reshaping of Psychoanalysis*. New York: Columbia University Press.

Kutchins, Herb and Stuart A. Kirk. 1997. *Making Us Crazy: DSM: The Psychiatric Bible and the Creation of Mental Disorders*. New York: The Free Press.

Kwon, Hyunsoo. 2005. "Inclusion in South Korea: The Current Situation and Future Directions." *International Journal of Disability, Development and Education* 52 (1): 61-70.

Ladd-Taylor, Molly, and Lauri Umansky, eds. 1998. *"Bad" Mothers: The Politics of Blame in Twentieth Century America*. New York: New York University Press.

Laidler, James R. 2005. "US Department of Education Data on 'Autism' Are Not Reliable for Tracking Autism Prevalence." *Pediatrics* 116 (1): 120-124.

Lakoff, Andrew. 2000. "Adaptive Will: The Evolution of Attention Deficit Disorder." *Journal of the History of the Behavioral Sciences* 36 (2): 149-169.

——. 2006. *Pharmaceutical Reason: Knowledge and Value in Global Psychiatry*. Cambridge: Cambridge University Press.

Lane, Harlan. 1977. *The Wild Boy of Aveyron*. Cambridge: Harvard University Press.

Lanzi, G., et al. 1996. "A Comparison Between Diagnostic Classificatory Systems for Pervasive Developmental Disorders: A Study of 20 Cases." Paper presented at the 5th Congress, Autism-Europe. Barcelona, Spain.

Le Monde. 2004."Le Gouvernement face au défi de la prise en charge de l'autisme." *Le Monde*, November 24, 2004, 3.

Lebovici, Serge, and Daniel Widlöcher, eds. 1980. *Psychoanalysis In France*. New York: International Universities Press.

Lim, K. 1983. "Hwa-Byung: A Korean Culture-Bound Syndrome?" *American*

Journal of Psychiatry 140: 105-107.

Lord, Catherine, Michael Rutter, Pamela C. DiLavore, and Susan Risi. N.d. *Autism Diagnostic Observation Schedule (ADOS)*. Los Angeles: Western Psychological Services.

Lotter, V. 1978. "Childhood Autism in Africa." *Journal of Child Psychology and Psychiatry* 19 (3): 231-244.

Lovaas. O. I. 1987. "Behavioral Treatment and Normal Educational and Intellectual Functioning in Young Autistic Children." *Journal of Consulting and Clinical Psychology* 55: 3-9.

Macheachin, J. J., T Smith, and O. I. Lovaas. 1993. "Long-Term Outcome for Children with Autism Who Received Early Intensive Behavioral Treatment." *American Journal of Mental Retardation* 97: 359-372.

Maestro, S., F. Muratori, M. C. Cavallero, F. Pei, D. Stern, B. Golse, F. Palacio-Espasa. 2002. "Attentional Skills During the First 6 Months of Age in Autism Spectrum Disorder." *Journal of the American Academy of Child and Adolescent Psychiatry* 41 (10): 1239-1245.

Mandell, David S., John Listerud, Susan E. Levy, and Jennifer A. Pinto-Martin. 2002. "Race Differences in the Age at Diagnosis Among Medicaid-Eligible Children with Autism." *Journal of the American Academy of Child and Adolescent Psychiatry* 41 (12): 1447-1453.

Mandlawitz, Myrna. 2005. "Educating Children with Autism: Current Legal Issues." Pp.289-300 in Fred R. Volkmar, et al., eds., *Handbook of Autism and Pervasive Developmental Disorders*, 3d ed. NewYork: John Wiley.

Marzano, Robert J. 2004. *Building Background Knowledge for Academic Achievement*. Alexandria, Va.: Association for Supervision and Curriculum Development.

McDonnell, Jane Taylor. 1998. "On Being the 'Bad' Mother of an Autistic Child." Pp.220-229 in Molly Ladd-Taylor and Lauri Umansky, eds., *"Bad" Mothers: The Politics of Blame in Twentieth Century America*. New York: New York University Press.

Mintz, Stephen. 2004. *Huck's Raft: A History of American Childhood*. Cambridge: Belknap.

Molloy, Harvey, and Latika Vasil. 2002. "The Social Construction of Asperger Syndrome: The Pathologizing of Difference?" *Disability and Society* 17: 659-669.

Murphy, Jane M., Mauricio Tohen, and Ming T. Tsuang. 1999. "Psychiatric Epidemiology." Pp.752-777 in Armand M. Nicholi, ed., *The Harvard Guide to Psychiatry*. Cambridge, Mass.: Belknap.

Nadeson, Majia Holmer. 2005. *Constructing Autism: Unraveling the 'Truth' and Understanding the Social*. London: Routledge.

Neumarker, Klaus-Jurgen. 2003. "Leo Kanner: His Years in Berlin, 1906-24: The Roots of Autistic Disorder." *History of Psychiatry* 14 (2): 205-248.

Ngubane, Harriet. 1977. *Body and Mind in Zulu Medicine*. London: Academic Press.

Obeyesekere, Gananath. 1984. *Medusa's Hair: An Essay on Personal Symbols and Religions Experience*. Chicago: University of Chicago Press.

Ochs, Elinor, Tamar Kremer-Sadlik, Olga Solomon, and Karen Gainer Sirota. 2001. "Inclusion as Social Practices: Views of Children with Autism." *Social Development* 10 (3): 399-118.

O'Flaherty, Wendy D. 1973. *Asceticism and Eroticism in the Mythology of Siva*. London: Oxford University Press.

Oliner, Marion Michel. 1988. *Cultivating Freud's Garden in France*. Northvale, N.J.: Jason Aronson.

O'Nell, Theresa Deleane. 1998. *Disciplined Hearts: Hearts, Identity and Depression in an American Indian Community*. Berkeley: University of California Press.

Palmer, R. F., S. Blanchard, C. R. Jean, and D. Mandell. 2005. "School District Resources and Identification of Children with Autistic Disorder." *American Journal of Public Health* 95: 125-130.

Park, Clara Clairborne. 1967. *The Siege: A Family's Journey into the World of an Autistic Child*. Boston: Little, Brown.

Peacock, Geraidine, and Hugh Morgan. 1996. *Adults with Autism: A Guide to Theory and Practice*. Cambridge: Cambridge University Press.

Phillips, Helen. 2005. "Families Share Traits of Autistic Children." *New Scientist*, November 24, no. 252: 14.

Pichot, Pierre. 1997. "DSM-III and Its Reception: A European View." *American Journal of Psychiatry* 154 (6): 47-54.

Pickles, A., P. Bolton, H. Macdonald, A. Bailey, A. LeCouteur, C. H. Sim, and M. Rutter. 1995. "Latent-Class Analysis of Recurrence Risks for Complex Phenotypes with Selection and Measurement Error: A Twin and Family History Study of Autism." *American Journal of Human Genetics* 57 (3): 717-726.

Pollak, Richard. 1997. *The Creation of Dr. B.: A Biography of Bruno Bettelheim*. New York: Simon and Schuster.

Prefaut, Jeanne-Marie. 1999. *Maman, Pas Hopital!* Paris: Robert Laffont.

Prendergast, M., E. Taylor, J. L. Rapoport, J. Bartko, M. Donnelly, A. Zametkin,

A. B. Ahearn, G. Dunn, and H. M. Wiselberg. 1988. "The Diagnosis of Childhood Hyperactivity: A U.S.-U.K. Cross-National Study of DSM-III and ICD-9." *Journal of Child Psychology and Psychiatry* 29 (3): 289-300.

Rimland, Bernard. 1964. *Autism: The Syndrome and Its Implications for a Neural Theory of Behavior*. Upper Saddle River, N.J.: Prentice-Hall.

Rimland, Bernard, and Deborah Fein. 1988. "Special Talents of Autistic Savants''' Pp. 474-492 in Loraine Obler and Deborah Fein, eds., *The Exceptional Brain*. New York: Guilford.

Risch, N., D. Spiker, L. Lotspeich, N. Nouri, D. Hinds, J. Hallmeyer, L. Kalaydjiova, et al. 1999. "A Genome Screen of Autism: Evidence for a Multilocus Etiology." *American Journal of Human Genetics* 65 (2):493-507.

Rogers, S. J. 1998. "Empirically Supported Comprehensive Treatments for Young Children with Autism." *Journal of Clinical Child Psychology* 27: 168-179.

Roid, Gale H., and Lucy J. Miller. 1997. *Leiter International Performance Scale-Revised*. Lutz, Fla.: Psychological Assessment Resources.

Roland, Alan. 1988. *In Search of Self in India and Japan: Toward a Cross-Cultural Psychology*. Princeton, N.J.: Princeton University Press.

Rosenhan, D. L. 1972. "On Being Sane in Insane Places." *Science* 179: 250-258.

Rutter, Michael, Ann LeCouteur, and Catherine Lord. n.d. *Autism Diagnostic Interview, Revised (ADI-R)*. Los Angeles: Western Psychological Services.

Rutter, M., and E. Schopler. 1987. "Autism and Pervasive Developmental Disorders: Concepts and Diagnostic Issues." *Journal of Autism and Developmental Disorders* 17: 159-186.

——. 1992. "Classification of Pervasive Developmental Disorders: Some Concepts and Practical Consideration." *Journal of Autism and Developmental Disorders* 22 (4): 459-482.

Ryan, A. S., W. F. Pratt, J. L. Wysong, G. Lewandowski, J. W. McNally, and F. W. Krieger. 1991. "A Comparison of Breast-Feeding Data from the National Surveys of Family Growth and the Ross Laboratories Mothers Surveys." *American Journal of Public Health* 81: 1049-1052.

Sahlins, Marshall. 1976. *Culture and Practical Reason*. Chicago: University of Chicago Press.

Sanua, Victor D. 1984. "Is Infantile Autism a Universal Phenomenon? An Open Question." *International Journal of Social Psychiatry* 30 (3): 163-177.

——. 1986. "A Comparative Study of Opinions of U.S.A. and European Professionals on the Etiology of Infantile Autism." *International Journal of Social Psychiatry* 32 (2): 16-30.

——. 1990. "Leo Kanner (1894-1981): The Man and the Scientist." *Child Psychiatry and Human Development* 21: 3-23.

Schellenberg, G. D. G. Dawson, Y. J. Sung, A. Estes, J. Munson, E. Rosenthal, J. Rothstein et al. 2006. "Evidence for Multiple Loci from a Genome Scan of Autism Kindreds." *Molecular Psychiatry*, August 1: 1-12.

Scheper-Hughes, Nancy, and Margaret Lock. 1986. "Speaking Truth to Illness: Metaphors, Reification, and a Pedagogy for Patients." *Medical Anthropology Quarterly* 17 (5): 137-140.

Schopler, Eric. 1987. "Specific and Nonspecific Factors in the Effectiveness of a Treatment System." *American Psychologist* 42 (4): 376-383.

Schopler, Eric, Stella Chess, and Leon Eisenberg. 1981. "Our Memorial to Leo Kanner." *Journal of Autism and Developmental Disorders* 11, 257-269.

Schreibman, Laura. 2005. *The Science and Fiction of Autism*. Cambridge: Harvard University Press.

Seligman, Katherine. "Chronicles in Autism: A Boy Recovers." *San Francisco Chronicle*, November 13, 2005, p. 11.

Seo, Gyeong-Hee. 1991. "Cross-Cultura1 Study of Autism in South Korea and the United States." Ph.D. dissertation. University of Texas, Austin.

Seth, Michael J. 2002. *Education Fever: Society, Politics, and the Pursuit of Schooling in South Korea*. Honolulu: University of Hawaii Press.

——. 2004. "Korean Education: A Philosophical and Historical Perspective." Paper presented at the 11th Hahn Moo Sook Colloquium, October 23, 2004, George Washington University, Washington, D.C.

Shaffer, David, Prudence Fisher, Mina K. Dulcan, Mark Davies, John Piacentini, Mary Schwab-Stone, Benjamin Lahey, et al. 1996. "The NIMH Diagnostic Interview Schedule for Children, Version 2.3 (DISC-2.3): Description, Acceptance, Prevalence Rates, and Performance in the MECA Study." *Journal of the American Academy of Child and Adolescent Psychiatry* 35 (7): 865-877.

Shattuck, Paul. 2006. "The Contribution of Diagnostic Substitution to the Growing Administrative Prevalence of Autism in U.S. Special Education." *Pediatrics* 117 (4): 1028-1137.

Shattuck, Roger. 1994. *The Forbidden Experiment: The Story of the Wild Boy of Aveyron*. New York: Kodansha Globe.

Shin Yee-Jin, Kyung-Sook Lee, Sung-Kil Min, and Robert N. Emde. 1999. "A Korean Syndrome of Attachment Disturbance Mimicking Symptoms of Pervasive Developmental Disorder." *Infant Mental Health Journal* 20 (1): 60-76.

Shorter, Edward. 1997. *A History of Psychiatry: From the Era of the Asylum to the Age of Prozac*. New York: John Wiley.

Showalter, Elaine. 1998. *Hystories: Hysterical Epidemics and Modern Media*. New York: Columbia University Press.

Siegel, Bryna. 1998. *The World of the Autistic Child: Understanding and Treating Autistic Spectrum Disorders*. Oxford: Oxford University Press.

Silberman, Steve. 2001. "The Geek Syndrome." *Wired Magazine*, December.

Silverman, Chloe. 2004. "A Disorder of Affect: Love, Tragedy, Biomedicine, and Citizenship in American Autism Research, 1943-2003." Ph.D. dissertation. University of Pennsylvania.

Silverman, Chloe, and Martha Hebert. 2003. "Autism and Genetics." *Gene Watch* 16 (1): 1-8.

Simpson, David E., J. J. Hanley, and Gordon Quinn. 2002. *Refrigerator Mothers*. Documentary Film. Boston: Fanlight Productions, 2002.

Singh, J. A. L., and Robert M. Zingg. 1966. *Wolf-Children and Feral Man*. New York: Archon Books.

Snow, John. 1855. *On the Mode of Communication of Cholera*. London: Churchill.

Sontag, Susan. 2001 [1977]. *Illness as Metaphor and AIDS and Its Metaphors*. New York: Picador.

Spiegel, Alix. 2005. "The Dictionary of Disorder." *New Yorker*, January 3, 56-63.

State of California Department of Developmental Services. 1999. *Changes in the Population of Persons with Autism and Pervasive Developmental Disorders in California's Developmental Services System, 1987-1998*. A Report to the Legislature. Sacramento, California.

Steffenburg, S., C. Gillberg, and L. Hellgren, and L. C. Anderson. 1989. "A Twin Study of Autism in Denmark, Finland, Iceland, Norway and Sweden." *Journal of Child Psychology and Psychiatry* 30 (3): 405-416.

Strakowski, S. M., M. Flaum, X. Amdor, H. S. Bracha, A. K. Pandurangi, D. Robinson, and M. Tohen. 1996. "Racial Differences in the Diagnosis of Psychosis." *Schizophrenia Research* 21: 117 -124.

Taylor, E., and J. Green, eds. 2001. *Research and Innovation on the Road to Child Psychiatry*, vol. 2: The Classic Papers of Sir Michael Rutter. London: Gaskell.

Thompson, P. M., C.Vidal, J. N. Giedd, P. Gochman, J. Blumenthal, R. Nicholson, A. W. Toga, and J. L. Rappoport. 2001. "From the Cover: Mapping Adolescent Brain Change Reveals Dynamic Wave of Accelerated

Gray Matter Loss." *Proceedings of the National Academy of Sciences of the United States of America* 98 (2): 11650-11655.

Tonge, Bruce J., and Avril V. Brereton. 1997. "Australia." Pp. 951-953 in Donald J. Cohen and Fred R. Volkmar, eds., *Handbook of Autism and Pervasive Developmental Disorders*, 2d ed. New York: John Wiley and Sons.

Turkle, Sherry. 1992. *Psychoanalytic Politics: Jacques Lacan and Freud's French Revolution*. New York: Guilford.

Tredgold, R. F. and K. Soddy, with the assistance of E. W. Dunkley. 1908. 1963. *Textbook on Mental Deficiency*, 10th ed. [originally published in 1908 as Mental Deficiency]. Baltimore: Williams and Wilkins.

U.S. Department of Health, Education, and Welfare. 1973. "Trends in Breast-Feeding Among American Mothers." National Survey of Family Growth. U.S. Department of Health, Education, and Welfare, Series 23. no. 3.

Veenstra-Vander Weele, J., S. L. Christian, and E. H. J. Cook. 2004. "Autism as a Paradigmatic Complex Genetic Disorder." *Annual Review of Genomics and Human Genetics* 5: 379-405.

Volkmar, Fred R., Ami Klin, and Donald J. Cohen. 1997. "Diagnosis and Classification of Autism and Related Conditions: Consensus and Issues." Pp. 5-40 in Donald J. Cohen and Fred R. Volkmar, eds., *Handbook of Autism and Pervasive Developmental Disorders*, 2d ed. New York: John Wiley and Sons.

Volkmar, Fred R., David Shaffer, and Michael First. 1991. Letter to the Editor. *Journal of the American Academy of Child and Adolescent Psychiatry* 30 (1): 74.

Vygotsky, Lev S. 1986. *Thought and Language*. Cambridge, Mass.: M.I.T. Press.

Waterhouse, Lynn, Robin Morris, Doris Allen, Michelle Dunn, Deborah Fein, Carl Feinstein, Isabelle Rapin, and Lorna Wing. 1996. "Diagnosis and Classification in Autism." *Journal of Autism and Developmental Disorders* 26 (1): 59-86.

Welch, H. Gilbert, Steven Woloshin, and Lisa M. Schwartz. 2005. "Skin Biopsy Rates and Incidence of Melanoma: Population Based Ecological Study." *British Medical Journal* Sep 3; 331 (7515): 481-485; E-publication, August 4, 2005.

Whaley, A. L. 1997. "Ethnicity/Race, Paranoia, and Psychiatric Diagnoses: Clinician Bias Versus Sociocultural Differences." *Journal of Psychopathology and Behavioral Assessment* 19: 1-20.

Whitaker, Robert. 2002. *Mad in America: Bad Science, Bad Medicine, and the Enduring Mistreatment of the Mentally Ill*, New York: Perseus.

Williams, J. G., J. P. T. Higgins, and C. E. G. Brayne. 2006. "Systematic Review of Prevalence Studies of Autism Spectrum Disorders." *Archives of Disease in Childhood* 91: 8-15.

Wilson, Mitchell. 1993. "DSM-III and the Transformation of American Psychiatry: A History." *American Journal of Psychiatry* 150 (3): 399-410.

Wing, Lorna. 1991. "The Relationship Between Asperger's Syndrome and Kanner's Autism." Pp.93-121 in Uta Frith, ed. *Autism and Asperger Syndrome*. Cambridge: Cambridge University Press.

Wong, Albert, Hung Choy, and Hubert H. M. Van Tol. 2003. "Schizophrenia: From Phenomenology to Neurobiology." *Neuroscience and Biobehavioral Reviews* 27: 269-306.

World Health Organization. 1979. *Schizophrenia: An International Follow-up Study*. New York: Wiley.

Yeargin-Allsopp, Marshalyn, and Coleen Boyle. 2002. "Overview: The Epidemiology of Neurodevelopmental Disorders." *Mental Retardation and Developmental Disorders* 8: 113-116.

Yeargin-Allsopp, Marshalyn, et al. 2003. "Prevalence of Autism in a U.S. Metropolitan Area." *Journal of the American Medical Association (JAMA)* 289: 49-55.

【な行】

【は行】

【た行】

【さ行】

【あ行】

【か行】

《事項索引》

索　引

《人名索引》

●監訳者紹介

神尾陽子（かみお ようこ）

医学博士。京都大学医学部卒業、ロンドン大学付属精神医学研究所児童青年精神医学課程修了。京都大学医学部精神神経科助手の後、米国コネティカット大学（フルブライト研究員）で自閉症研究に従事した後、九州大学大学院人間環境学研究院助教授を経て、2006年より国立精神・神経医療研究センター精神保健研究所 児童・思春期精神保健部部長、2010年より山梨大学客員教授を併任。

その他：第23期日本学術会議会員（臨床医学委員会出生・発達分科会委員、脳とこころ分科会委員長、科学者委員会男女共同参画分科会委員）、科学技術振興機構・社会技術研究開発センター運営評価委員、発達障害の情報提供等事業に関する運営会議委員、日本小児保健協会発達障害への対応委員会委員など。

【専門領域】

児童精神医学、特に自閉症に関する研究とその成果を社会システムにつなぐことに力を注いでいる。

【主な著訳書】

『DSM-5を読み解く：伝統的精神病理、DSM-IV、ICD-10をふまえた新時代の精神科診断』（編集、中山書店、2014）、『成人期の自閉症スペクトラム診療実践マニュアル』（編集、医学書院、2012）、『自閉症：幼児期精神病から発達障害へ』（共著、星和書店、2010）、『発達期言語コミュニケーション障害の新しい視点と介入理論』（共著、医学書院、2007）、『脳とソシアル：発達と脳—コミュニケーション・スキルの獲得過程』（共著、医学書院、2010）、『ウタ・フリスの自閉症入門—その世界を理解するために』（監訳、中央法規、2012）、『The Oxford Handbook of Social Neuroscience』（共著、Oxford University Press、2011）、『A Comprehensive Guide to Autism』（共著、Springer、2014）

黒田美保（くろだ みほ）

同志社大学文学部心理学科卒業、東京大学大学院医学系研究科博士課程修了（医学博士・学術博士）。臨床心理士・臨床発達心理士。東京都大田区公務員、よこはま発達クリニックを経て、ロータリー財団奨学金によりノースカロライナ大学医学部TEACCH部門に留学。帰国後、国立精神・神経医療研究センター研究員、東海学院大学、淑徳大学を経て、2014年より福島大学子どものメンタルヘルス支援事業推進室特任教授、東京大学大学院教育学研究科客員教授、昭和大学発達障害医療研究センター客員教授。

【専門領域】

臨床発達心理学、自閉スペクトラム症のアセスメントと支援。

【主な著訳書】

『ADOS-2日本語版』（共監修、金子書房、2015）、『これからの発達障害のアセスメント』（編著、金子書房、2015）、『自閉症スペクトラムのアセスメント必携マニュアル』（共監訳、東京書籍、2014）、『Vineland-II適応行動尺度』（共著、日本文化科学社、2014）、『ADI-R日本語版』（共監修、金子書房、2013）、『SCQ日本語版』（共監訳、金子書房、2013）

●著者紹介

ロイ・リチャード・グリンカー *Roy Richard Grinker*

ジョージ・ワシントン大学文化人類学・人間科学教授、民族学調査研究所所長。高い評価を得た *In the Arms of Africa: The Life of Colin M. Turnbell* をはじめ、4冊の著書がある。各地の大学で広く講義を行い、また自閉症児の家族や関係する専門家たちに対しても講演を行っている。米国メリーランド州在住。

●訳者紹介

佐藤美奈子（さとう みなこ）

名古屋大学文学部文学科卒業。翻訳家。英語の学習参考書、問題集を執筆。主な翻訳書に『わかれからの再出発』、『いやな気分よ、さようなら（増補改訂第2版）』、『みんなで学ぶアスペルガー症候群と高機能自閉症』、『虹の架け橋』、『食も心もマインドフルに』、『家族のための摂食障害ガイドブック』、『認知療法全技法ガイド』、『境界性パーソナリティ障害最新ガイド』、『BPD（＝境界性パーソナリティ障害）をもつ子どもの親へのアドバイス』（いずれも共訳、星和書店）などがある。

自閉症：ありのままに生きる

—未知なる心に寄り添い未知ではない心に—

2016年3月1日　初版第1刷発行

著　者　ロイ・リチャード・グリンカー
監訳者　神尾陽子　黒田美保
訳　者　佐藤美奈子
発行者　石澤雄司
発行所　株式会社 星和書店
〒168-0074　東京都杉並区上高井戸1-2-5
電話　03 (3329) 0031（営業部）／(3329) 0033（編集部）
FAX　03 (5374) 7186
URL　http://www.seiwa-pb.co.jp

Printed in Japan　ISBN978-4-7911-0927-2

自閉症スペクトラムとコミュニケーション

理解コミュニケーションの視覚的支援

リンダ・A・ホジダン 著　門 眞一郎、小川由香、黒澤麻美 訳
B5判　272p　3,700円

自閉症スペクトラムの人に、視覚的方法でコミュニケーションの支援を行う。『自閉症スペクトラムと問題行動』の姉妹本。

自閉症スペクトラムと問題行動

視覚的支援による解決

リンダ・A・ホジダン 著　門 眞一郎、長倉いのり 訳
B5判　288p　3,800円

視聴覚的方法でコミュニケーション支援を行い、アスペルガー症候群や自閉症の問題行動を解決するための方法を具体的に解説する。

虹の架け橋
自閉症・アスペルガー症候群の心の世界を理解するために

ピーター・サットマリ 著　佐藤美奈子、門 眞一郎 訳
四六判　404p　1,900円

本書は、自閉症とアスペルガー症候群の子どもたちの生活を、想像力逞しく、生き生きと再現した物語の集大成である。

発行：星和書店　http://www.seiwa-pb.co.jp　価格は本体(税別)です